Qu'est-ce qu'on mange ?

ISBN : 978-2-412-03463-7
Dépôt légal : avril 2018
Imprimé en France par Pollina - 84517
Direction artistique : Emmanuelle Teyras

Éditions First, un département d'Édi8
12, avenue d'Italie
75013 Paris - France
Tél.: 01 44 16 09 00
Fax: 01 44 16 09 01
E-mail: firstinfo@efirst.com
Site internet: www.lisez.com

ALEXANDRA RETION
EMMANUELLE TEYRAS

Qu'est-ce qu'on mange ?

LE GUIDE D'UNE BONNE ALIMENTATION AU QUOTIDIEN

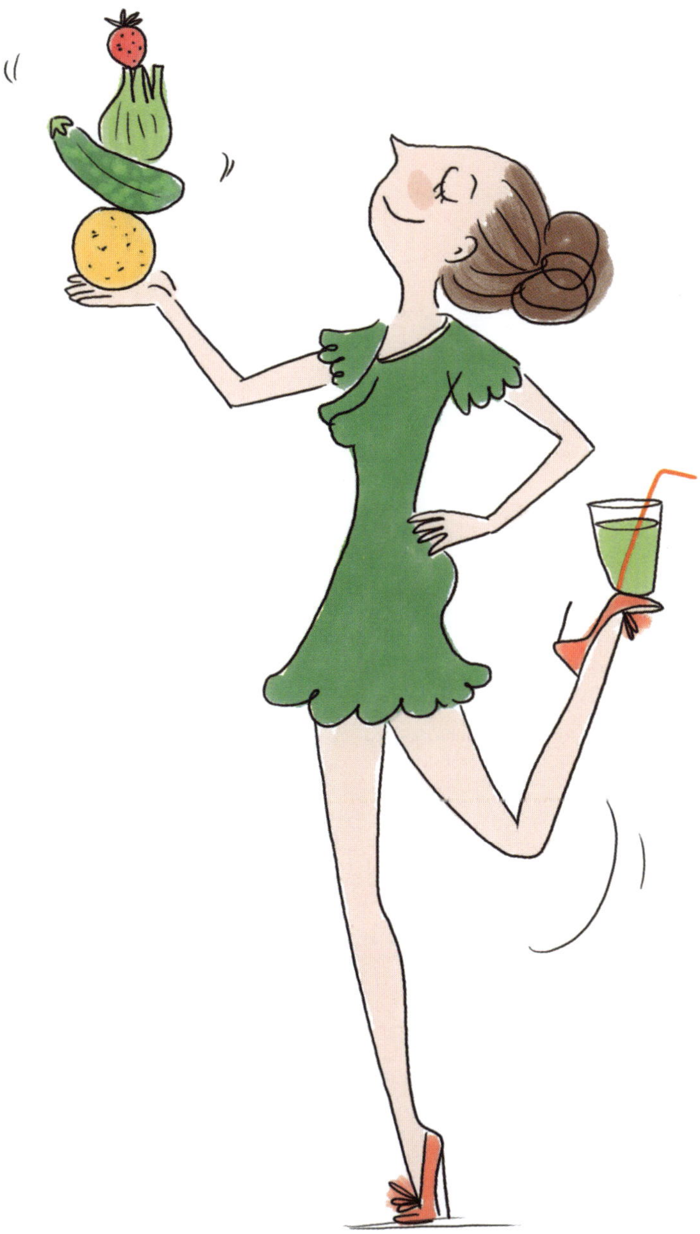

FIRST
ÉDITIONS

SOMMAIRE

AVANT-PROPOS

Manger est l'un des plaisirs de la vie ! Mais au-delà de la notion de plaisir, manger vous procure un bien-être qui contribue à vous construire et à entretenir votre santé.
C'est pourquoi il est essentiel d'apprendre, et d'apprendre à vos enfants, les bonnes habitudes, les bons réflexes, qui sont les meilleurs moyens de préserver son capital santé.

Une alimentation équilibrée, associée à une activité physique régulière, est un excellent moyen de préserver toute votre énergie, de garder votre poids de forme, mais aussi de vous protéger contre certaines pathologies liées à une mauvaise alimentation, désagréments intestinaux, et au-delà cholestérol ou même diabète.

Mais que veut dire « bien manger » ? Qu'est-ce qu'une « alimentation équilibrée » ? Comment s'y retrouver dans le flot d'informations, souvent contradictoires, qui circulent ? En outre, de nombreux facteurs influencent votre alimentation : vos besoins, vos goûts, votre mode de vie, vos habitudes familiales, votre culture, votre religion, vos difficultés alimentaires... Les rythmes de vie d'aujourd'hui entraînent un manque de temps, et par conséquent un certain laisser-aller au niveau de l'alimentation.

Heureusement, il existe des solutions face à chaque situation pour favoriser une alimentation équilibrée, variée, garante d'une bonne santé. Il s'agit avant tout d'adopter une bonne hygiène de vie et de revoir les essentiels. En tant que diététicienne-nutritionniste, je suis là pour vous aider au mieux. Mon métier consiste à vous accompagner vers une meilleure alimentation quotidienne, sans frustration, à vous donner tous les conseils pour que vous puissiez composer vos repas de manière optimale, et surtout avec plaisir !
C'est l'objectif de cet ouvrage : traduire vos besoins nutritionnels en aliments et en menus pratiques grâce à un accompagnement personnalisé qui respecte votre corps.

Alexandra Retion,
diététicienne-nutritionniste

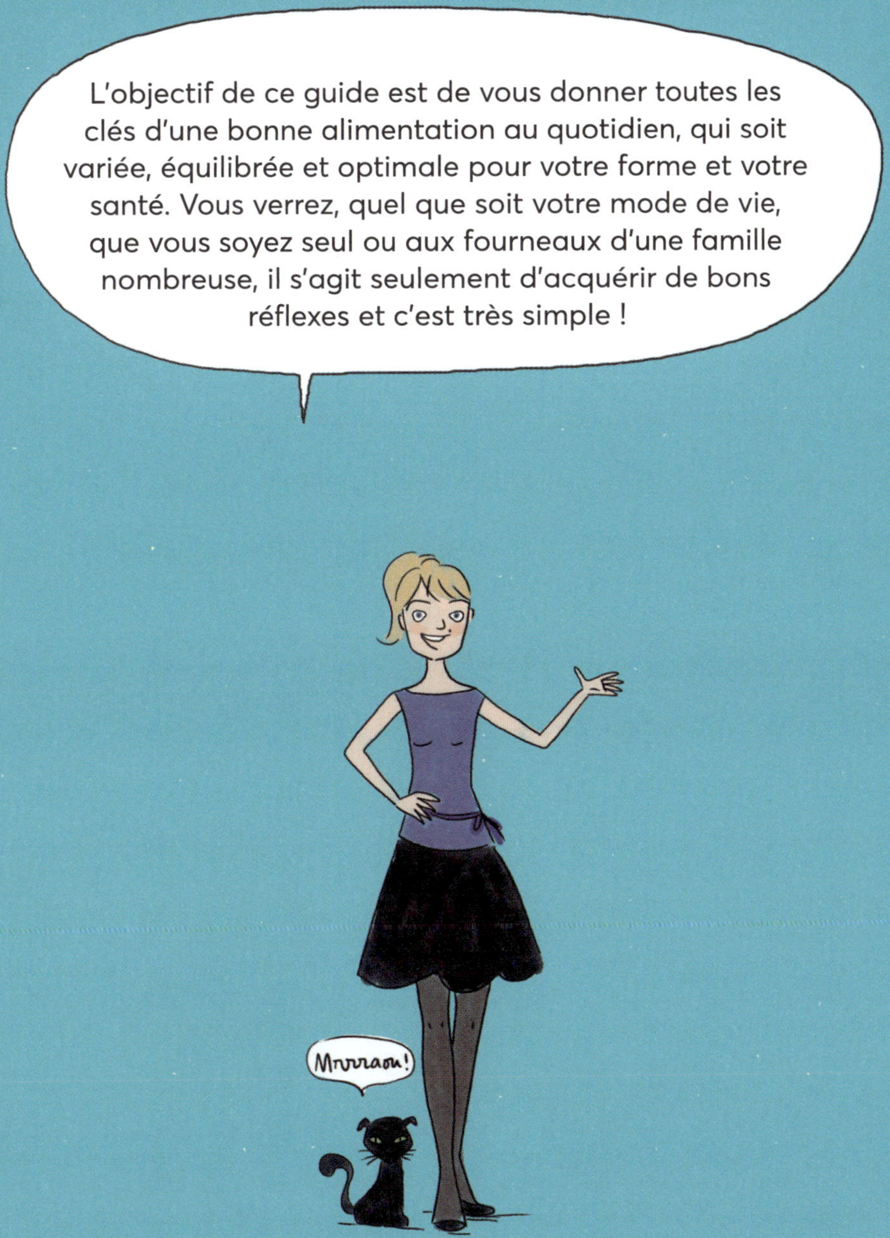
L'objectif de ce guide est de vous donner toutes les clés d'une bonne alimentation au quotidien, qui soit variée, équilibrée et optimale pour votre forme et votre santé. Vous verrez, quel que soit votre mode de vie, que vous soyez seul ou aux fourneaux d'une famille nombreuse, il s'agit seulement d'acquérir de bons réflexes et c'est très simple !
Mrrraou!

Au quotidien, il est simple d'adopter de bonnes habitudes alimentaires ! Comprendre votre organisme et connaître les aliments constituent les bases pour atteindre vos objectifs, en termes de santé ou de poids. Ensuite, déterminer vos besoins vous aidera à établir vos repas.

Ce guide va vous aider à acquérir les bons réflexes : bien faire vos courses, comprendre les étiquetages nutritionnels, choisir vos aliments et vos produits pour gagner du temps, connaître les avantages et les inconvénients des différents modes de cuisson, gérer les stocks pour éviter le gaspillage.

Chaque repas vous apporte de l'énergie, de la force, de la vitalité grâce aux nutriments des aliments, mais savez-vous vraiment ce qu'il faut mettre dans votre assiette, au petit déjeuner, au déjeuner et au dîner, pour rester au top de votre forme ? Vous apprendrez ici à bien composer vos assiettes au quotidien, pour vous seul, mais aussi pour vos enfants, vos convives… Et si vous êtes en vacances, au bureau, ou même dans l'avion, cet ouvrage vous accompagne avec plein d'astuces et de bons conseils pour vous aider à manger mieux. Suivez le guide !

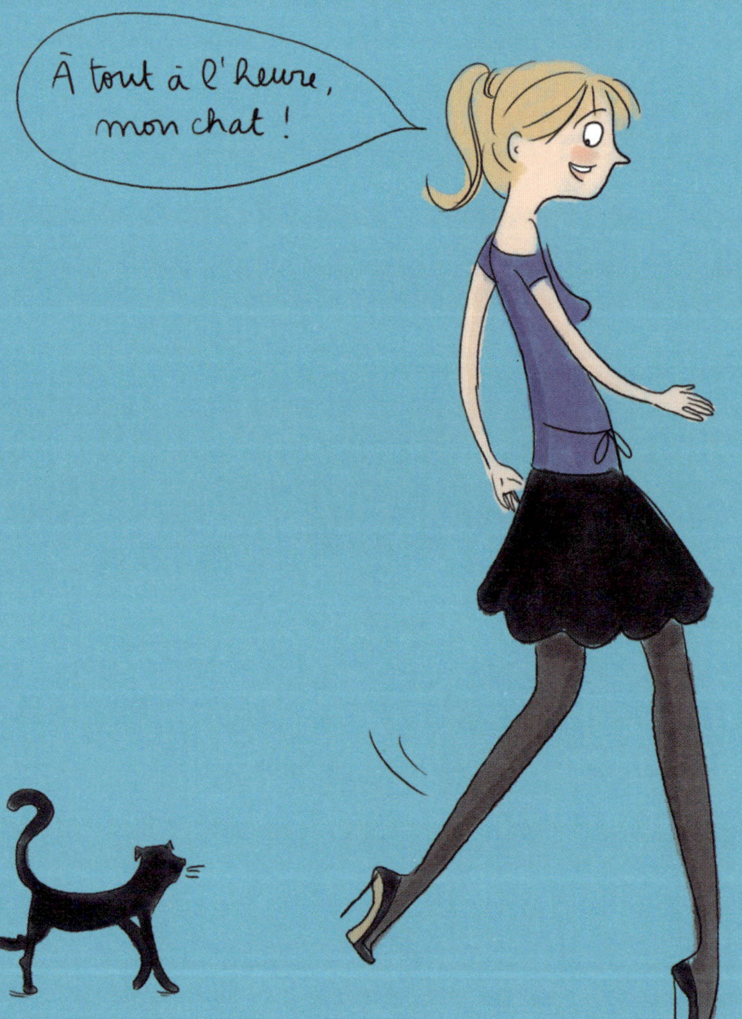

LES AUTEURS

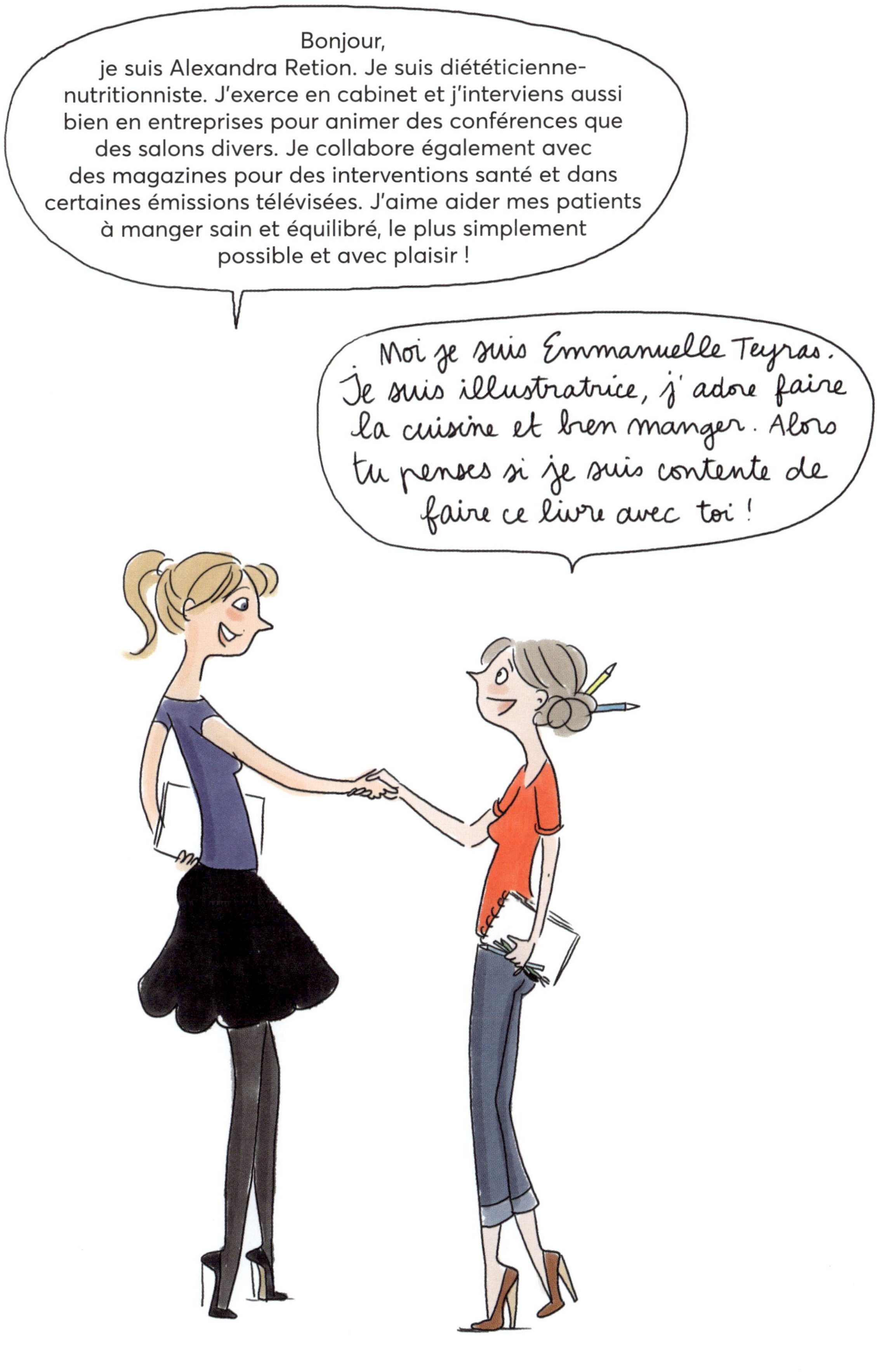
Bonjour,
je suis Alexandra Retion. Je suis diététicienne-nutritionniste. J'exerce en cabinet et j'interviens aussi bien en entreprises pour animer des conférences que des salons divers. Je collabore également avec des magazines pour des interventions santé et dans certaines émissions télévisées. J'aime aider mes patients à manger sain et équilibré, le plus simplement possible et avec plaisir !
Moi je suis Emmanuelle Teyras. Je suis illustratrice, j'adore faire la cuisine et bien manger. Alors tu penses si je suis contente de faire ce livre avec toi !

VOTRE SYSTÈME DIGESTIF

Le corps humain maintient les fonctions vitales et assure son équilibre grâce à des éléments contenus dans les aliments : ce sont les nutriments ! C'est grâce à eux que votre corps fonctionne. Mais les nutriments ne sont pas utilisables tels quels. Pour les assimiler, ils doivent passer par chaque étape de la digestion. Avoir quelques notions de physiologie vous permettra de mieux comprendre ia façon dont votre système digestif digère et absorbe les nutriments qui sont essentiels à votre bonne santé.

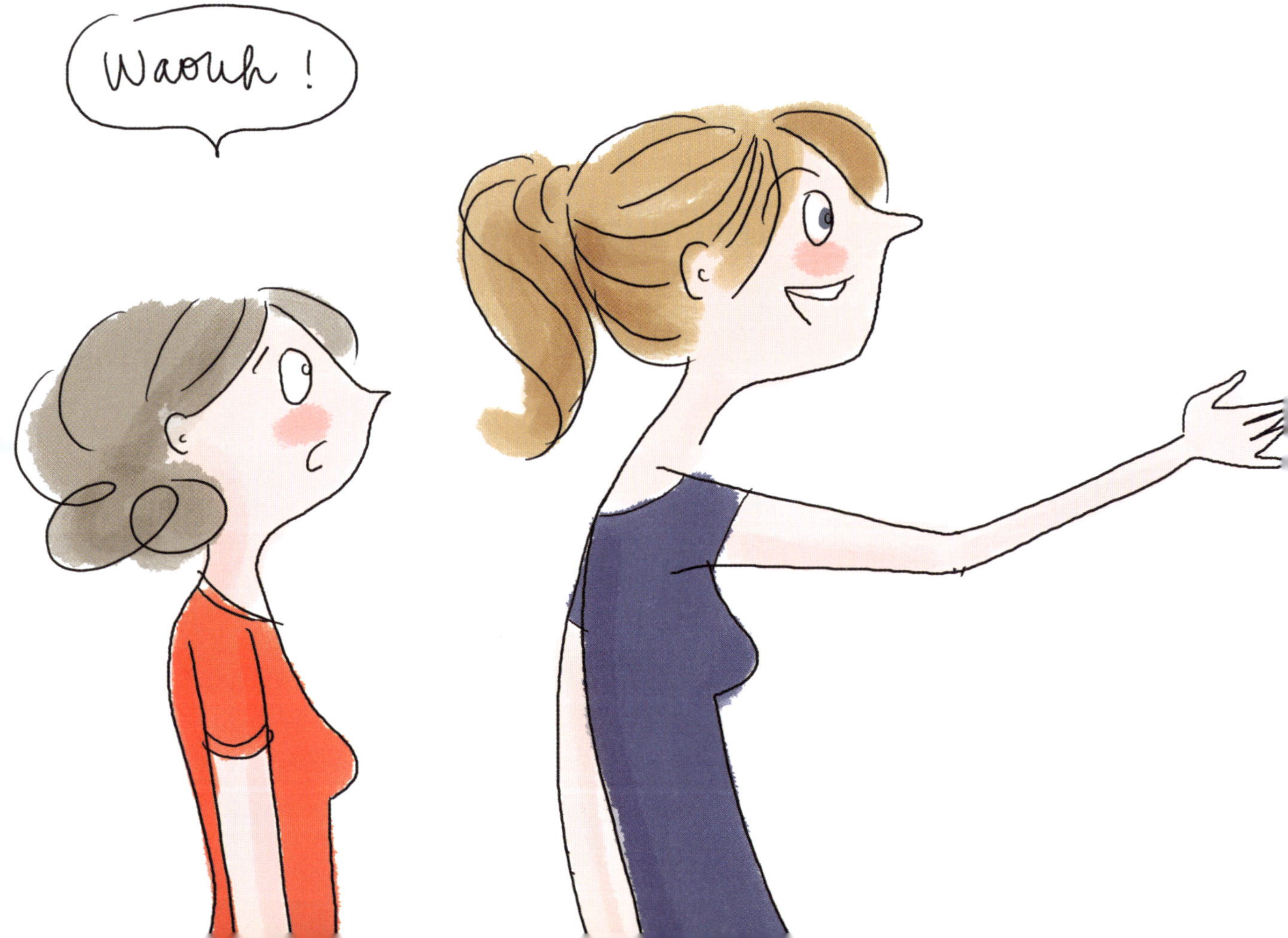

L'appareil digestif est en réalité un tube de 7 mètres de long dont les fonctions essentielles sont le fractionnement, la digestion des aliments grâce aux 7 litres de sucs digestifs sécrétés par jour, et l'absorption des nutriments organiques, de l'eau et des minéraux. Les résidus sont évacués par la défécation.
Du point de vue anatomique, on a, dans l'ordre : la bouche, l'œsophage, l'estomac, l'intestin grêle (3 segments : duodénum, jéjunum, iléon) et le gros intestin, ou côlon.

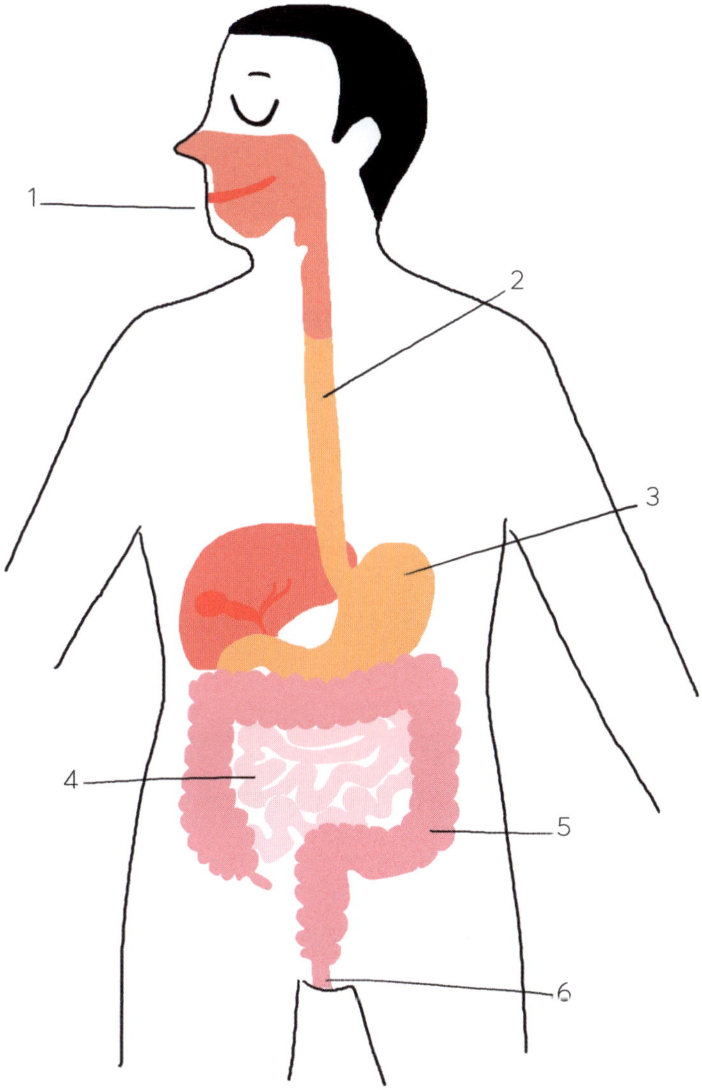

1. Bouche : mastication et déglutition des aliments. Les aliments sont broyés et découpés par les dents, la salive se charge de les ramollir. La salive débute également la digestion des sucres et des féculents grâce à l'action d'enzymes.
2. Œsophage : liaison entre bouche et estomac. L'œsophage est un lieu de passage.
3. Estomac : brassage des aliments transformés en bouillie par l'intervention chimique des sucs gastriques.
Bon à savoir : le contenu de l'estomac est brassé et mélangé durant 4 heures.
4. Intestin grêle : réduction des aliments en fines particules et absorption des nutriments qui vont passer dans le sang à travers la paroi intestinale et être transportés dans tout le corps pour apporter de l'énergie aux organes.
5. Gros intestin = côlon : rejet des particules qui ne sont pas assimilées et transport des déchets.
6. Anus : évacuation des déchets.

LES BESOINS NUTRITIONNELS

Les besoins nutritionnels varient selon votre sexe, votre âge, votre taille, votre poids, votre niveau d'activité physique quotidienne et votre état de santé. Il existe des recommandations nutritionnelles moyennes garantissant un équilibre alimentaire. L'objectif est de vous assurer un bon état de santé général et d'éviter les carences.
Les apports nutritionnels sont souvent exprimés en pourcentage de l'apport calorique total. Ainsi, chaque jour 55 % des calories ingérées doivent être issues des glucides, 30 % doivent provenir des lipides et 15 % doivent être apportées par les protéines. Ce sont des nutriments énergétiques.
Il existe également des recommandations pour des nutriments non énergétiques, dans lesquels vous retrouvez les vitamines, les minéraux, les oligoéléments, les polyphénols, les fibres et l'eau !
Pour répondre à ces besoins et éviter toute carence, il vous suffit de manger équilibré.
Un adulte a besoin en moyenne de 2 000 calories par jour pour être en forme. Un repas équilibré apporte en moyenne 700 calories.

Dans une journée, cela représente, à peu près :

Au petit déjeuner

1 thé ou café non sucré

1 produit laitier, sous forme de yaourt ou de lait végétal nature

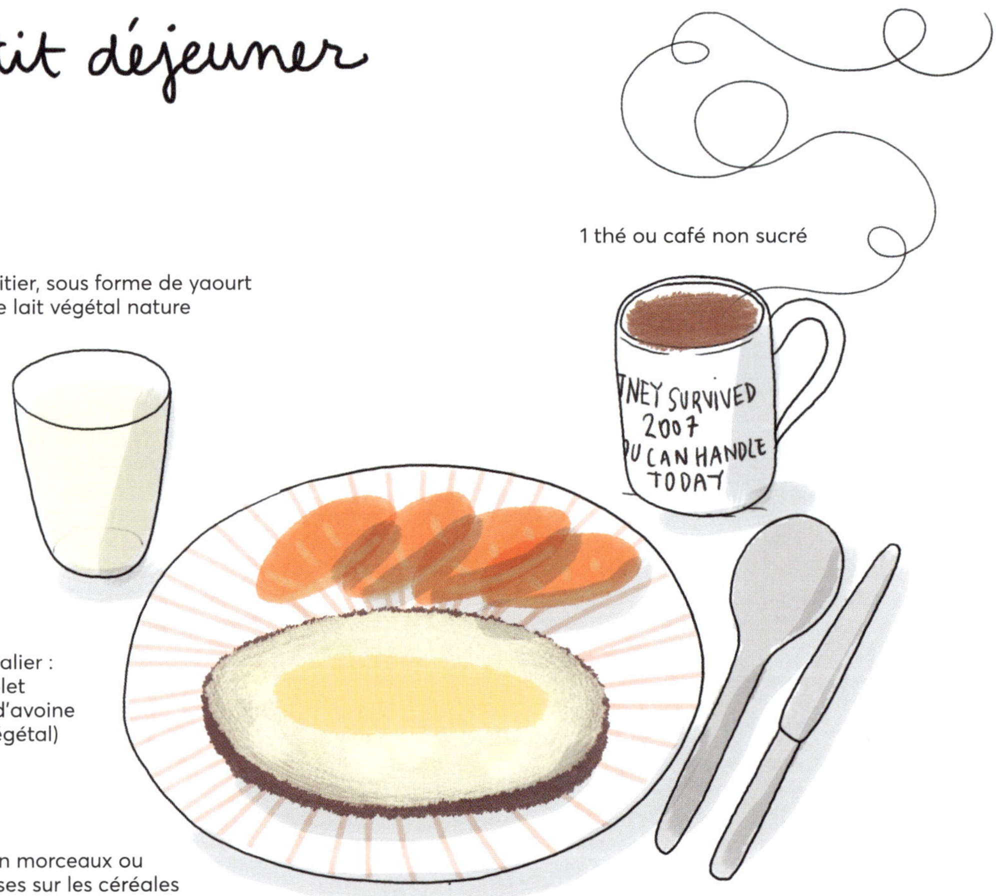

1 produit céréalier : pain complet ou des flocons d'avoine (avec le lait végétal)

1 fruit coupé en morceaux ou quelques framboises sur les céréales

si pain : un peu de beurre,
si céréales : un peu de graines oléagineuses

Au déjeuner

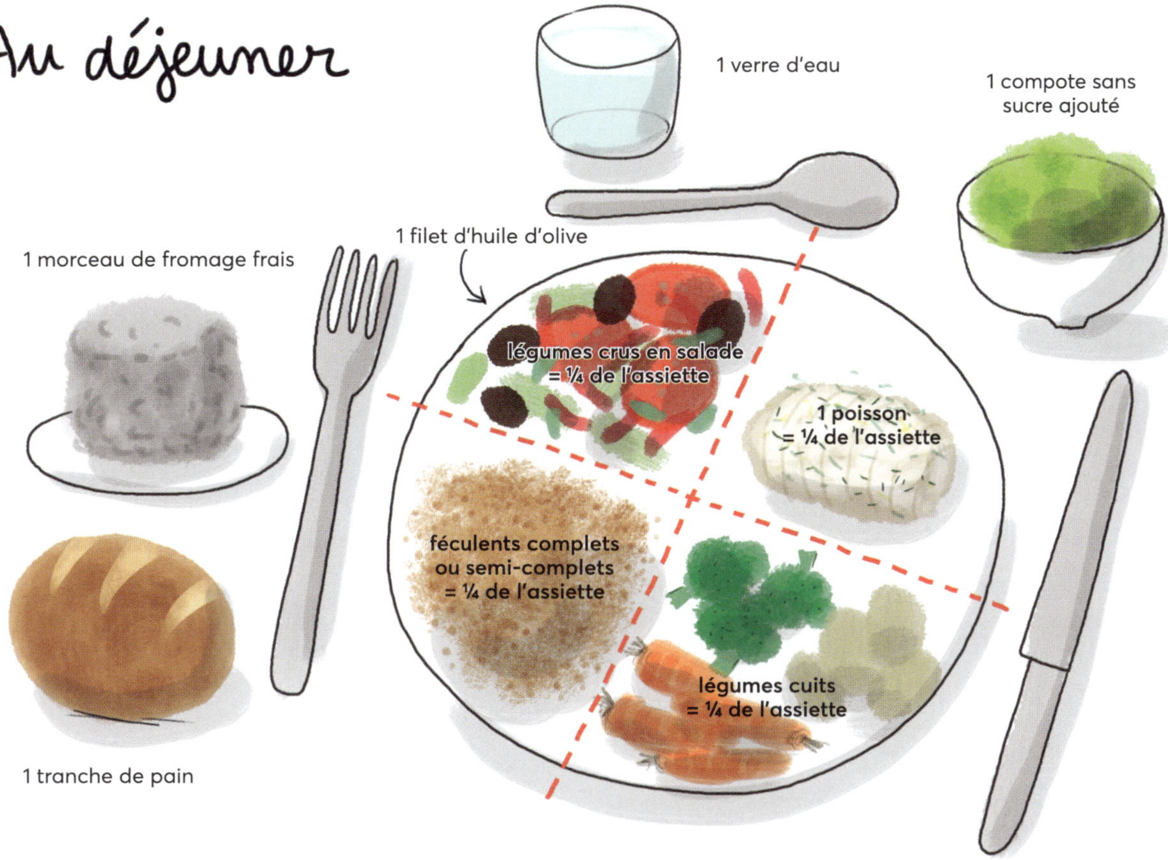
1 verre d'eau
1 compote sans sucre ajouté
1 filet d'huile d'olive
1 morceau de fromage frais
légumes crus en salade = ¼ de l'assiette
1 poisson = ¼ de l'assiette
féculents complets ou semi-complets = ¼ de l'assiette
légumes cuits = ¼ de l'assiette
1 tranche de pain

Pour vous donner une idée de la quantité de nourriture nécessaire, une assiette remplie suffit, accompagnée de pain, d'un produit laitier et d'un fruit.

Au dîner

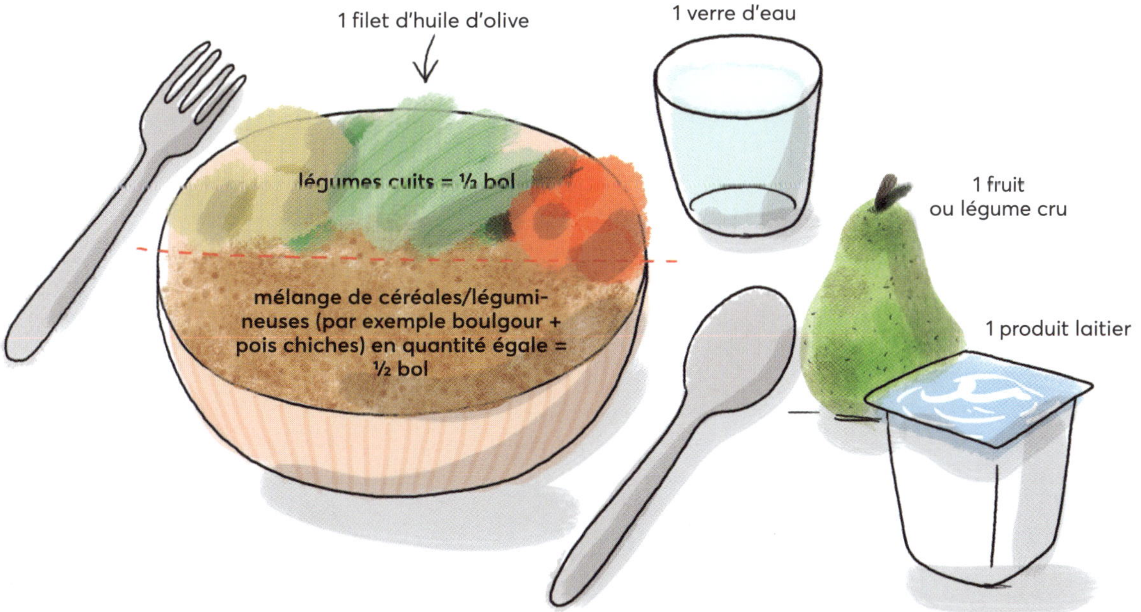
1 filet d'huile d'olive
1 verre d'eau
légumes cuits = ½ bol
1 fruit ou légume cru
mélange de céréales/légumineuses (par exemple boulgour + pois chiches) en quantité égale = ½ bol
1 produit laitier

Si vous suivez ces quelques conseils simples, vous mangerez plus équilibré, vous n'aurez pas envie de grignoter et vous serez en pleine forme toute la journée !

LES GRANDS GROUPES D'ALIMENTS

Dans un repas équilibré, on vient de le voir, on doit retrouver tous les groupes d'aliments. Si on est vegan, bien sûr, cela implique des adaptations !
Il existe 7 groupes d'aliments, dont 6 sont indispensables au bon fonctionnement de l'organisme.

1. Les viandes, poissons et œufs

1 à 2 portions par jour vous apportent des protéines complètes, des lipides (graisses cachées) et du fer.
Attention : la charcuterie contient du sel et des lipides, maximum une fois par semaine !
Pour les végétariens, il est tout à fait possible de se passer de ce groupe d'aliments à condition de faire de bonnes associations de céréales et légumineuses pour obtenir des protéines complètes. On retrouve les mêmes protéines dans les produits laitiers.

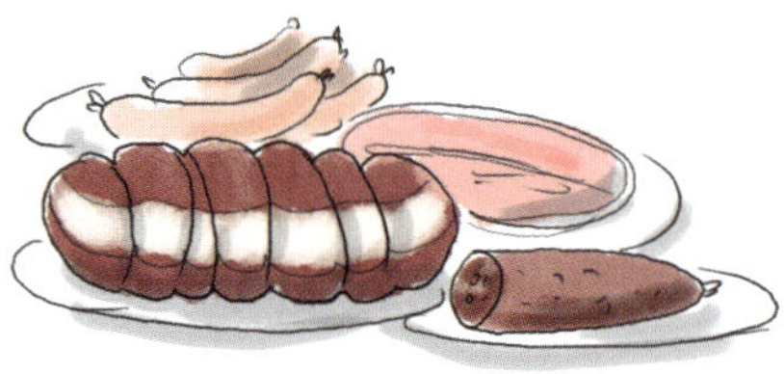
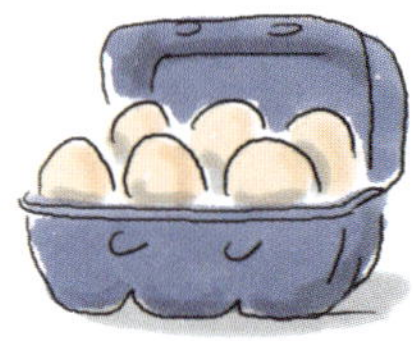
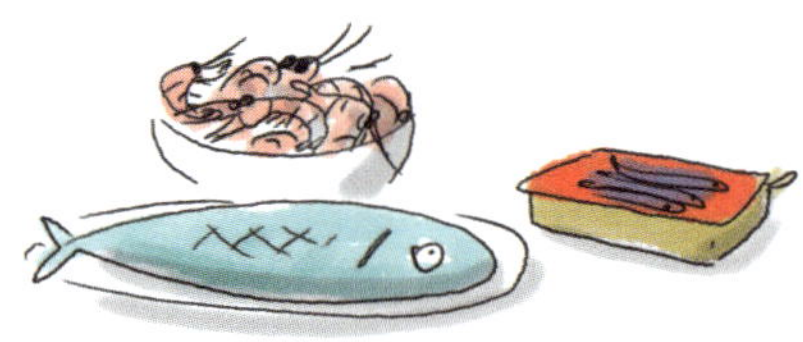

2. Les laitages

3 à 4 portions par jour vous apportent du calcium, des protéines complètes, des vitamines A et D (sauf écrémé pour la vitamine D), des glucides simples (lactose) et des lipides (graisses cachées).
Attention : le fromage contient du cholestérol, du sel et des lipides. Une seule portion par jour suffit. Sa richesse en protéines est un bon atout contre les fringales !
Pour les végétariens, privilégiez des fromages frais de chèvre et brebis, plus légers !

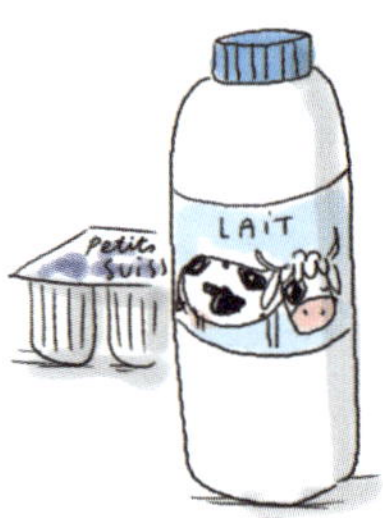

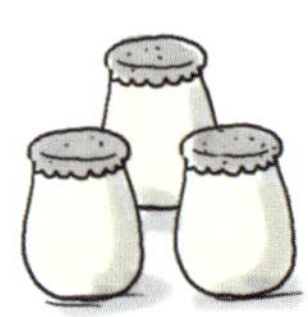
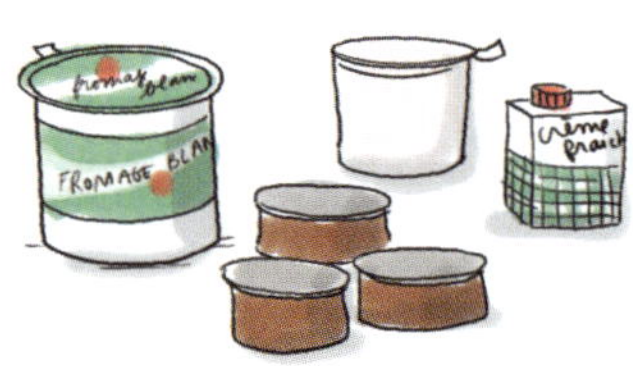

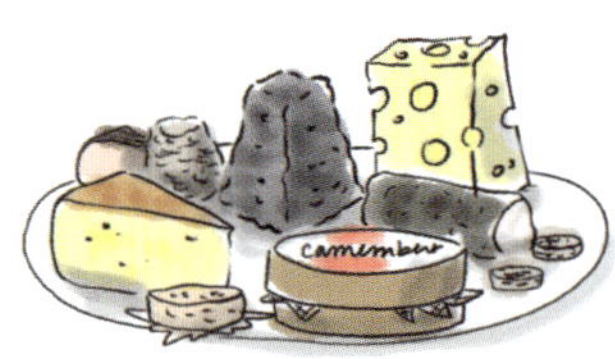

3. Les fruits et légumes

5 portions par jour (soit 3 fruits et des légumes à chaque repas), dont 1 à 2 crues, vous apportent des fibres, de l'eau, des minéraux, des vitamines et des glucides simples. Consommés quotidiennement, en quantité suffisante et de qualité, ils pourraient aider à prévenir certaines maladies cardio-vasculaires, diabète et cancers. Les fibres sont très importantes pour faciliter un bon transit. Elles favorisent aussi la satiété en ralentissant la digestion. Attention cependant à ne pas manger que des fruits, qui contiennent du sucre…

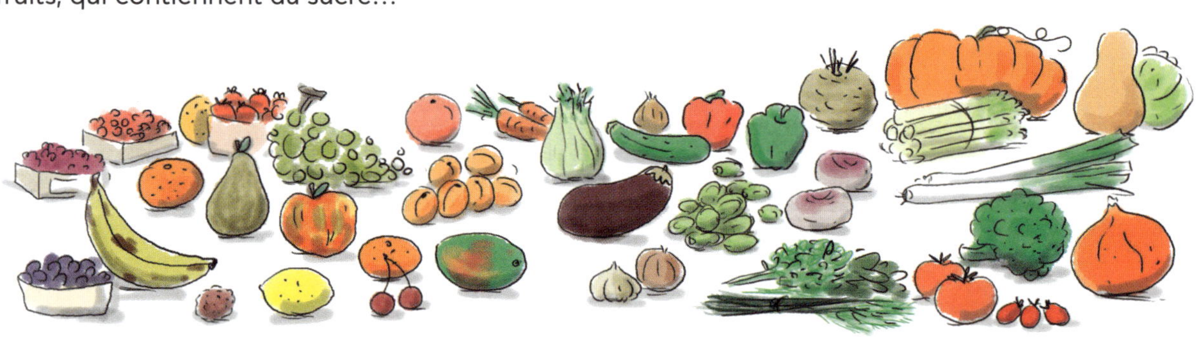

4. Les féculents et les céréales

À chaque repas et en quantité contrôlée (en moyenne 150-200 g poids cuit), les produits céréaliers vous apportent des glucides complexes, des vitamines du groupe B, des fibres quand ils sont complets, de même que pour les légumineuses, et des protéines végétales.
Ils sont essentiels contrairement à ce que l'on pense, très importants pour la satiété et pour avoir suffisamment d'énergie toute la journée ! En version complète, les féculents sont plus intéressants pour la santé grâce aux fibres qu'ils contiennent.

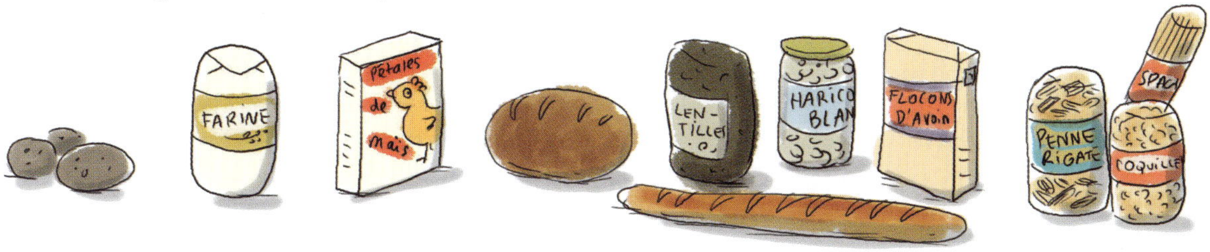

5. Les matières grasses

En quantité contrôlée et à chaque repas, la matière grasse apporte des lipides, des vitamines A, E et D. Les huiles possèdent toutes une qualité différente d'acides gras.
Attention : toutes les huiles sont 100 % lipides, il n'y a pas d'huile plus grasse qu'une autre !

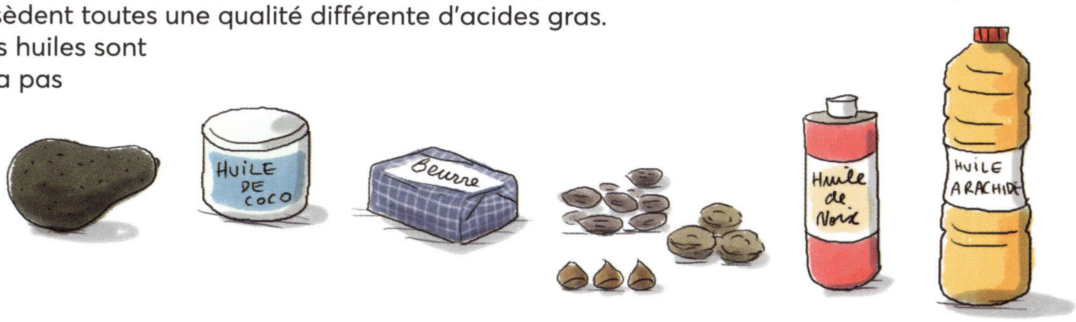

6. Les boissons

Elles vous apportent de l'eau ! L'eau est d'ailleurs la seule boisson indispensable pour une bonne hydratation. Il est conseillé d'en boire environ **1,5 litre par jour**, de préférence en dehors des repas et par petites gorgées.
Attention : 1 % de déshydratation entraîne une diminution de 10 % des performances intellectuelles et physiques !

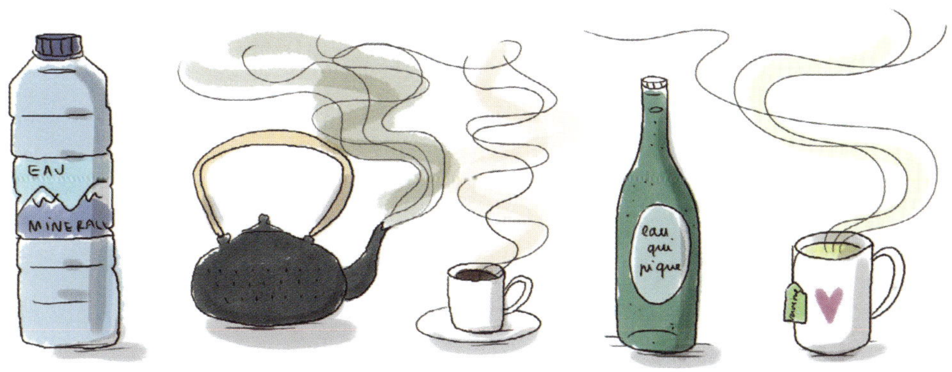

7. Les produits sucrés

Ils n'ont aucun intérêt nutritionnel, ce sont des aliments plaisir ! Ils sont donc à consommer avec une grande modération ! Le sucre blanc (raffiné industriellement), avec tous ses dérivés, étant le pire de tous…

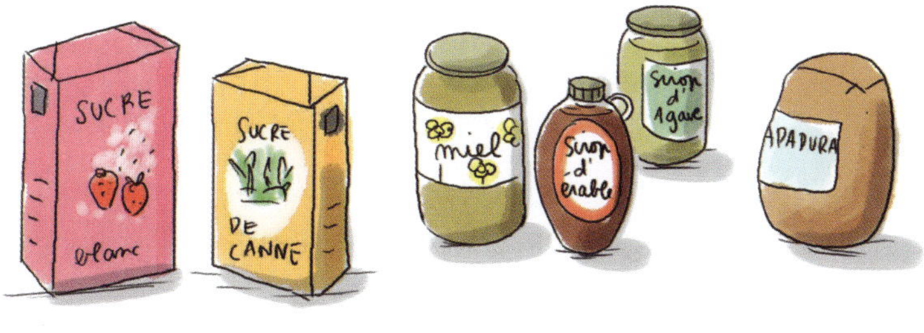

LES NUTRIMENTS ÉNERGÉTIQUES

Les nutriments énergétiques, que l'on appelle également macronutriments, sont des substances qui nourrissent votre corps. Les protides, lipides et glucides sont les seuls à pouvoir fournir de l'énergie.

Les protéines

Les protéines, ou protides, sont des nutriments énergétiques. Elles représentent 11 à 15 % de notre apport énergétique total. 1 g de protéines apporte 4 kcal.
Ce sont des **éléments « bâtisseurs »**, elles ont plusieurs fonctions essentielles. En effet, elles sont composées d'acides aminés qui construisent et entretiennent nos cellules, comme la peau, les muscles, les os… Mais ces mêmes acides aminés construisent également des molécules indispensables au bon fonctionnement de notre organisme, telles que des hormones, des enzymes, des neurotransmetteurs… Notons que l'organisme et son fonctionnement entraînent des pertes qu'il est nécessaire de compenser. Il existe des protéines animales et des protéines végétales.

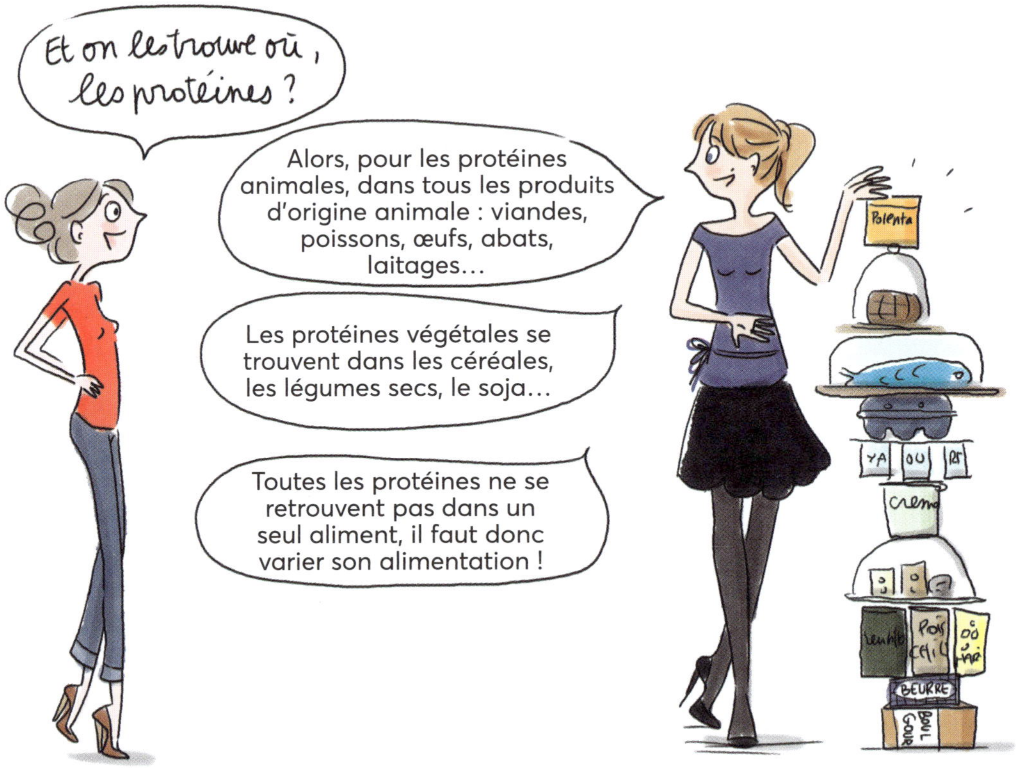
Et on les trouve où, les protéines ?
Alors, pour les protéines animales, dans tous les produits d'origine animale : viandes, poissons, œufs, abats, laitages…
Les protéines végétales se trouvent dans les céréales, les légumes secs, le soja…
Toutes les protéines ne se retrouvent pas dans un seul aliment, il faut donc varier son alimentation !
Polenta
BEURRE

Les lipides

Les lipides sont des nutriments énergétiques. Ils représentent 35 à 40 % de notre apport énergétique. 1 g de lipides apporte 9 kcal.
Ils représentent notre plus grande **source d'énergie (sous forme de réserve)**, notre carburant pour l'effort prolongé. Attention, leur stockage est illimité ! Ce qui signifie que si vous en consommez en trop grande quantité par rapport à vos besoins, vous risquez de prendre du poids.
Ils sont indispensables pour notre cerveau, pour notre cœur et nos artères car ils entrent dans la composition de nos cellules et ils permettent à certaines vitamines (A, D et E) d'être transportées et assimilées dans notre organisme.
Il existe différents acides gras avec une utilité plus ou moins intéressante.

Dans notre organisme, les graisses se trouvent sous forme de cholestérol et de triglycérides.

Les acides gras saturés (AGS) qui favorisent le mauvais cholestérol se trouvent dans les aliments comme les viandes grasses (mouton, bœuf), les charcuteries, les produits laitiers, les fromages, le beurre, la crème fraîche, et certaines huiles végétales solides à température ambiante comme l'huile de coco.

Les acides gras monoinsaturés (AGMI) qui protègent nos artères et diminuent le mauvais cholestérol se retrouvent dans les aliments comme certaines viandes blanches (porc, volaille), les œufs, certaines margarines, certaines huiles végétales (huile d'olive) et l'avocat.

Les acides gras polyinsaturés (AGPI) sont essentiels car votre organisme n'est pas capable de les produire, il doivent donc venir de l'alimentation. Ils protègent des maladies cardio-vasculaires et diminuent le mauvais cholestérol.
Il existe 2 sortes d'AGPI :
- **les oméga-6** contenus dans les poissons, les huiles de tournesol, de maïs, de soja, de pépins de raisin… ;
- **les oméga-3** contenus dans les poissons gras type saumon, sardines, les huiles de noix, soja, colza…

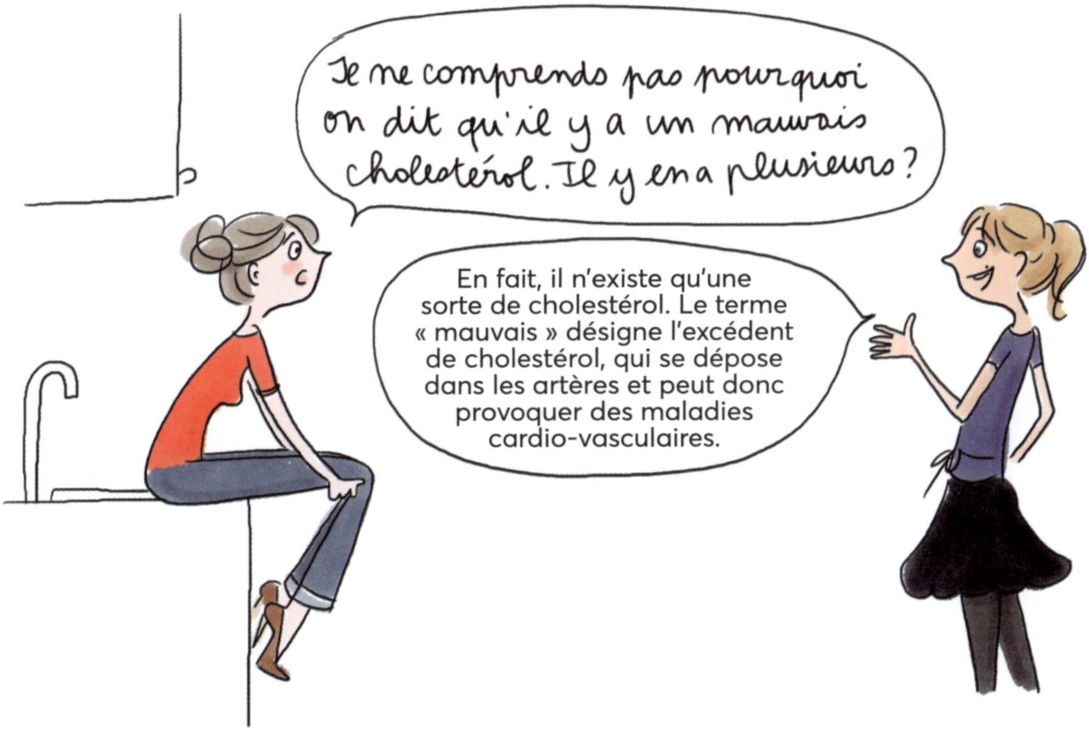
Je ne comprends pas pourquoi on dit qu'il y a un mauvais cholestérol. Il y en a plusieurs ?
En fait, il n'existe qu'une sorte de cholestérol. Le terme « mauvais » désigne l'excédent de cholestérol, qui se dépose dans les artères et peut donc provoquer des maladies cardio-vasculaires.

Pour bénéficier des atouts nutritionnels des acides gras, consommez-les crus ! Un filet d'huile sur vos pâtes à la place du beurre, un filet d'huile dans vos salades. Pour la cuisson, essuyez votre poêle avec un papier absorbant imbibé d'huile.

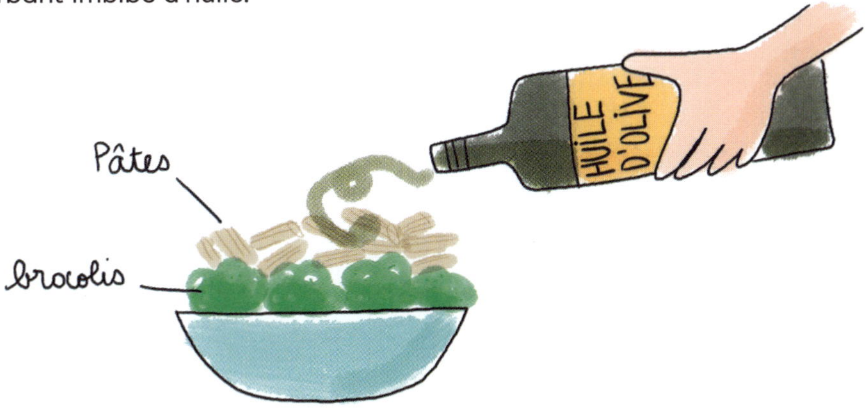
HUILE D'OLIVE
Pâtes
brocolis

Les glucides

Les glucides sont des nutriments énergétiques. Ils représentent 50 à 55 % de notre apport énergétique total. 1 g de glucides apporte 4 kcal.
Les glucides représentent la **source d'énergie essentielle pour les cellules**, par exemple les muscles, mais ils sont surtout quasiment la seule source énergétique pour certains organes comme le cerveau ou encore le système nerveux. En bref, ils sont les principaux nutriments nous permettant la contraction musculaire et le travail intellectuel.

Rappelez-vous, les protéines subissent des pertes avec le fonctionnement de votre organisme, donc les glucides vous permettent notamment d'épargner vos protéines comme source d'énergie !

On distingue 2 types de glucides :
- **les glucides complexes** qui sont plus lents à la digestion et apportent une énergie constante et continue. Ils permettent de diminuer la sensation de faim entre les repas ;
- **les glucides simples** qui sont rapides à la digestion et apportent une énergie immédiate.

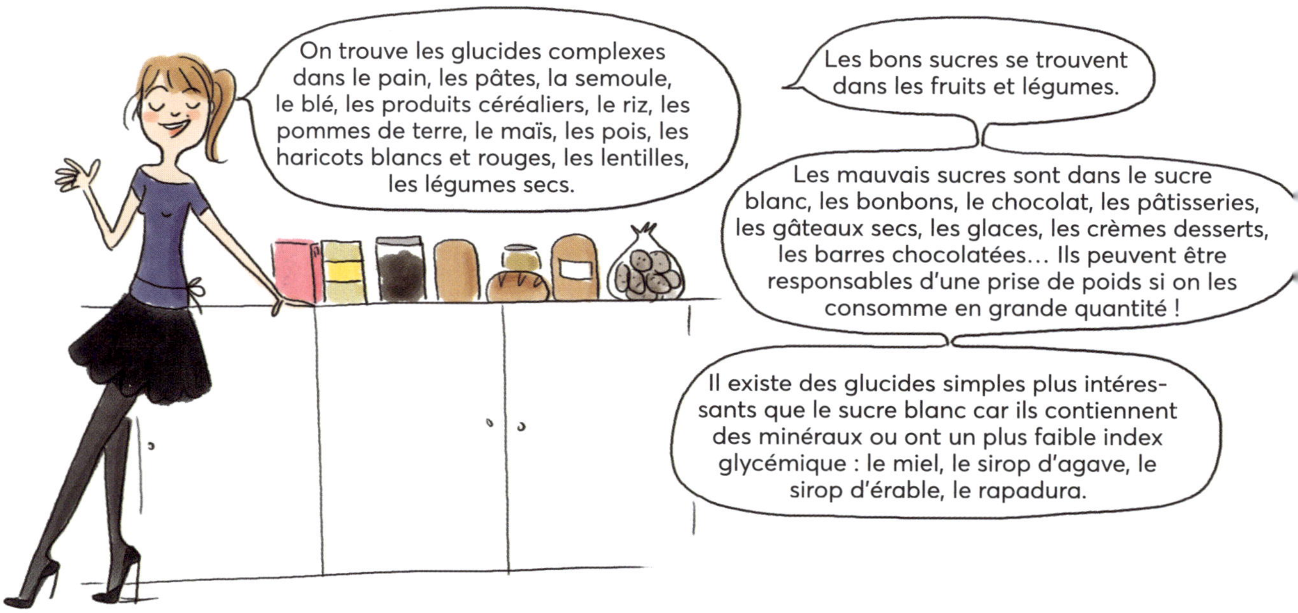
On trouve les glucides complexes dans le pain, les pâtes, la semoule, le blé, les produits céréaliers, le riz, les pommes de terre, le maïs, les pois, les haricots blancs et rouges, les lentilles, les légumes secs.
Les bons sucres se trouvent dans les fruits et légumes.
Les mauvais sucres sont dans le sucre blanc, les bonbons, le chocolat, les pâtisseries, les gâteaux secs, les glaces, les crèmes desserts, les barres chocolatées... Ils peuvent être responsables d'une prise de poids si on les consomme en grande quantité !
Il existe des glucides simples plus intéressants que le sucre blanc car ils contiennent des minéraux ou ont un plus faible index glycémique : le miel, le sirop d'agave, le sirop d'érable, le rapadura.

Quand on parle de sucre, il peut s'agir de glucose, de fructose et de saccharose. Ils ont tous le pouvoir de fournir de l'énergie à nos cellules et sont rapidement assimilés par notre organisme. Et ça tombe bien puisque nos cellules ont constamment besoin d'énergie pour faire fonctionner nos organes ! En revanche, nos cellules n'assimilent que la quantité de sucre dont elles ont besoin. Et ces trois sucres ont le pouvoir d'être stockés sous forme de graisse s'ils sont consommés en excès. Alors, soyez raisonnable !

Explication technique

La glycémie

C'est le « taux de sucre » dans le sang, sous forme de glucose. Le glucose est le carburant de nos cellules. À jeun, il existe 3 états de la glycémie :

- **l'hypoglycémie**, qui correspond à une insuffisance de glucose dans le sang et peut provoquer des malaises ;
- **la glycémie stable**, qui traduit un juste équilibre entre le glucose que vous avez avalé et son utilisation dans votre organisme ;
- et enfin, **l'hyperglycémie**, qui correspond à un taux trop élevé de glucose dans votre sang. Dans ce cas, il y a un risque de diabète.

Plusieurs facteurs influencent la glycémie : nos hormones (insuline, glucagon, adrénaline, hormone de croissance) peuvent diminuer ou augmenter notre glycémie ; notre activité physique : intense, elle aurait tendance à la diminuer (d'où l'importance de consommer un aliment riche en glucides après le sport pour éviter de faire un malaise). Nos émotions peuvent aussi augmenter la glycémie. Et enfin, bien sûr, notre alimentation.

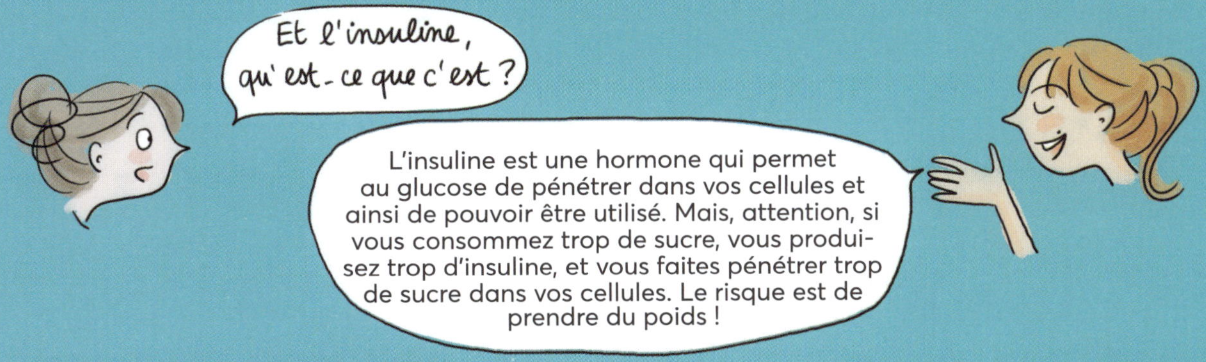

L'index glycémique

Tous les aliments contenant du sucre ne sont pas absorbés à la même vitesse, ils possèdent tous un index glycémique (IG), qui permet de mesurer cette vitesse d'absorption.

Les aliments à IG bas et moyen sont assimilés lentement et apportent une énergie sur du long terme. Les aliments à IG bas sont les légumes secs (lentilles, pois chiches…), les pâtes complètes cuites *al dente*, les pains aux céréales, les pains au son, les fruits frais… Les aliments à IG moyen sont les pâtes, le riz basmati, le riz thaï, le riz brun ou complet, le pain de seigle, le müesli, les flocons d'avoine.

Les aliments à IG élevé sont assimilés trop rapidement, ils provoquent une élévation de la glycémie qui peut perturber l'organisme ; l'énergie apportée est à court terme. Les aliments à IG élevé sont le miel, les jus de fruits, les sodas, le sucre, le pain de mie, les pâtes blanches, le riz blanc, la purée de pommes de terre, le pain blanc, les céréales soufflées…

L'index glycémique peut également être modifié : la cuisson (dans la farine ou la panure), le raffinage industriel, les traitements industriels, un repas pauvre en fibres et pauvre en protéines, un repas trop riche en calories, la gélification (comme des pâtes trop cuites) ou la forme liquide (boissons sucrées ou soupes) élèvent l'IG des aliments.

Comment manger à IG bas ?

Favorisez les légumes crus ou cuits en morceaux pour vous obliger à mastiquer. Le filet d'huile d'olive dans votre salade aussi vous aide à le diminuer. Privilégiez des aliments riches en fibres comme les pâtes complètes, pour diminuer leur IG. Si vous devez manger un aliment à IG élevé, accompagnez-le d'une protéine, cela abaissera son IG.

Le meilleur conseil pour les pâtes : les cuire *al dente* ! Car plus les pâtes sont cuites, plus elles seront assimilées rapidement, comme du sucre !…

ZOOM SUR

Les oeufs

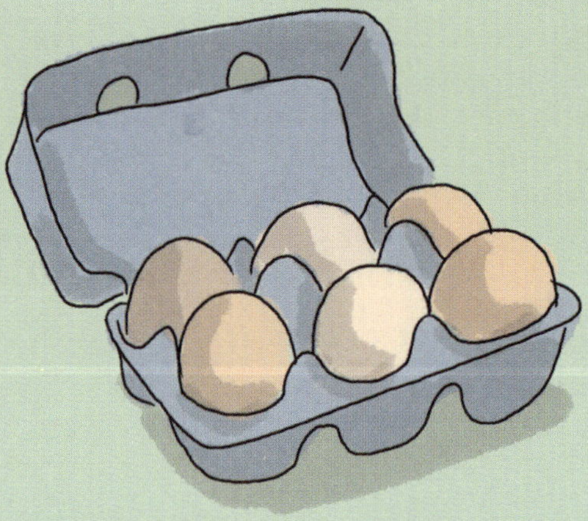

que vous apporte l'oeuf ?

L'œuf est une importante source de protéines, lesquelles sont essentielles à notre organisme. Elles favorisent le bon fonctionnement des muscles, stimulent le système immunitaire, garantissent la bonne santé des cheveux, des ongles et l'équilibre du système cardio-vasculaire et hormonal. Elles apportent des acides aminés essentiels, que notre organisme est incapable de fabriquer seul, dans des proportions adaptées à nos besoins. Elles sont très digestes.

On trouve dans 2 œufs autant de protéines que dans 100 g de viande ou de poisson. Sa richesse en protéines fait de l'œuf un aliment plus intéressant pour la satiété que les produits céréaliers.

Valeur nutritive de 100 g d'oeuf

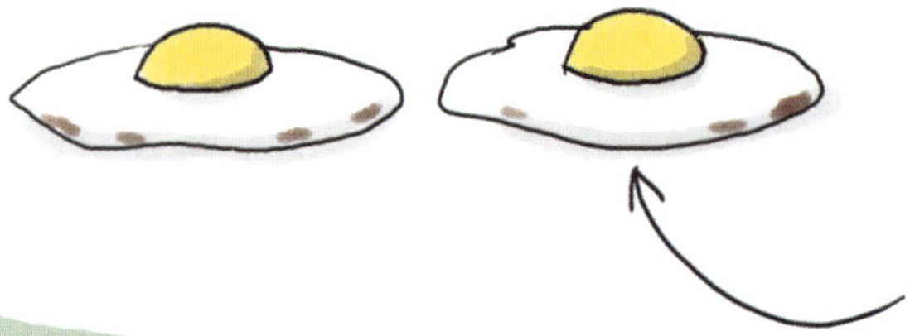

145 kcal
76 g d'eau
12 g de protéines
0,7 g de glucides
10 g de lipides

Le jaune d'oeuf

Il contient tous les lipides de l'œuf, en majorité des triglycérides. Si vous choisissez des œufs bio, de poules élevées en plein air, vous augmentez vos chances d'avoir dans le jaune des acides gras insaturés, bons pour votre corps. En revanche, les œufs de batterie contiennent principalement des acides gras saturés, les « mauvais » gras.

Le cholestérol

L'œuf est naturellement riche en cholestérol. Le cholestérol est un élément indispensable à la fabrication des cellules, des hormones et de la vitamine D. L'organisme en bonne santé régule son cholestérol. Si l'alimentation en apporte en excès, sa production sera alors réduite.
Un taux de cholestérol élevé dans le sang est dû en majorité à la production venant de votre foie, et peut être causé par une alimentation déséquilibrée, riche en graisses saturée, en produits industriels et pauvre en acides gras insaturés (comme les oméga-3 et 6). Vous pouvez donc manger des œufs sans problème !

Conservation de l'oeuf

Plus l'œuf est frais, plus ses propriétés naturelles antibactériennes sont efficaces.
Jusque 9 jours après la ponte, l'œuf est considéré comme « extra-frais » et peut être consommé à la coque. Ensuite, il reste « frais » jusqu'à 28 jours suivant la ponte. Pour vérifier si un œuf est encore frais, plongez-le dans un verre rempli d'eau. S'il coule, il est frais. S'il flotte, il ne l'est plus vraiment.

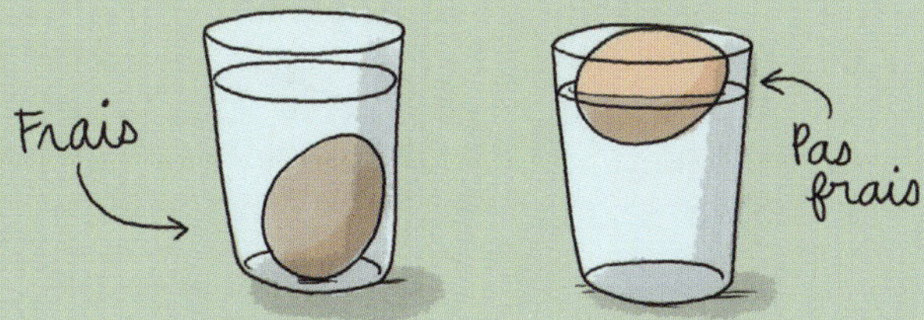
Frais
Pas frais

Les allergies

Avec les poissons de mer, les cacahuètes, le lait de vache…, l'œuf fait partie des allergènes alimentaires les plus fréquents. Il doit donc impérativement apparaître sur l'étiquetage obligatoire des produits de consommation courante.
Son pouvoir allergène concerne essentiellement les jeunes enfants.

L'étiquetage

Les œufs portent un numéro lié au type d'élevage dont ils proviennent :
0 : élevage biologique : les poules sont élevées en plein air, leur alimentation répond aux normes de l'agriculture biologique
1 : plein air : les volailles disposent d'une surface herbeuse de 2,5 m² minimum
2 : sol : les poules sont en liberté dans un bâtiment clos (1 m² pour 7)
3 : cage
Catégorie A : œufs de première qualité, « œufs frais » destinés à la consommation humaine.
Catégorie B : œufs conservés qui peuvent être vendus au public
Catégorie C : œufs de deuxième qualité, déclassés, destinés aux entreprises de l'industrie alimentaire et non alimentaire
Il existe des catégories de poids : XL, L, M, S.
Label Rouge : ce label atteste que les poules sont élevées dans les bâtiments où la densité est limitée à 9 individus par m², avec un accès de 5 m² par poule pour le « plein air » et de 10 m² pour le « libre parcours ». L'alimentation est garantie 100 % végétale et composée de céréales à 65 % minimum.
Label AB : œufs issus de l'agriculture biologique.

Pour la cuisson

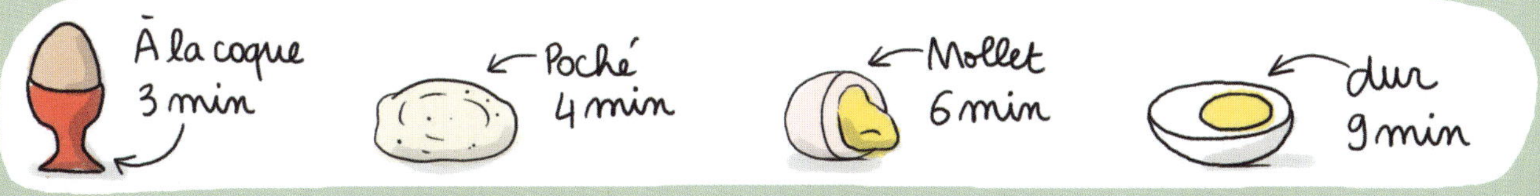
À la coque
3 min
Poché
4 min
Mollet
6 min
dur
9 min

Y a-t-il un poussin dans l'oeuf ?

Rassurez-vous, les œufs que nous mangeons ne sont pas fécondés et ne contiennent pas d'embryon de poussins !

LES NUTRIMENTS NON ÉNERGÉTIQUES

Les nutriments non énergétiques, que l'on appelle également les micronutriments, sont des substances qui n'apportent pas d'énergie à l'organisme mais qui sont indispensables à son bon fonctionnement. Ce sont les vitamines, les minéraux, les oligoéléments, les polyphénols, les fibres et l'eau.

Les minéraux

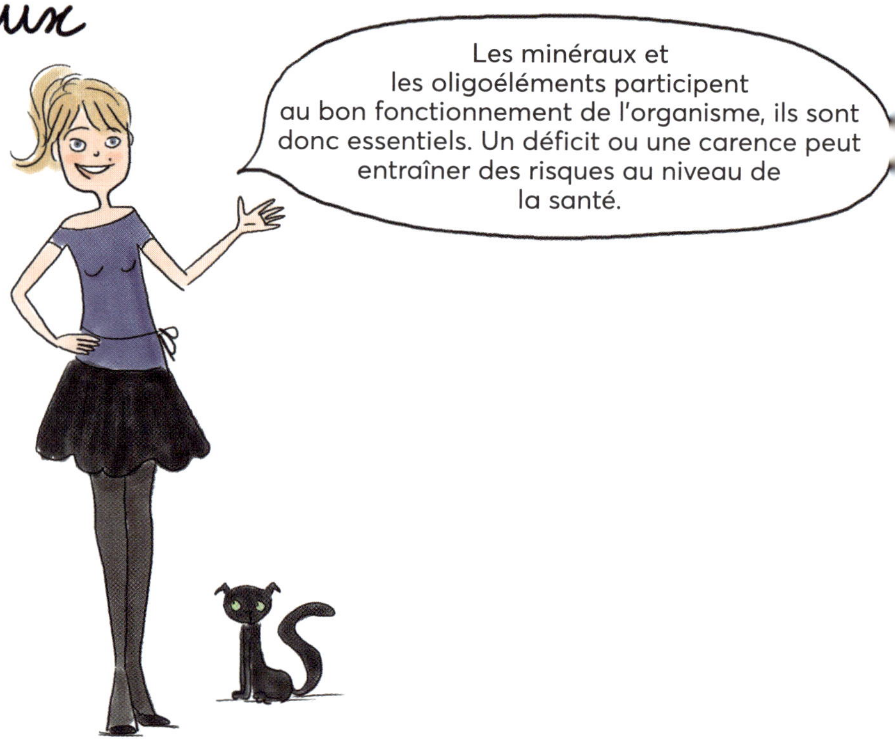
Les minéraux et les oligoéléments participent au bon fonctionnement de l'organisme, ils sont donc essentiels. Un déficit ou une carence peut entraîner des risques au niveau de la santé.

Le potassium

Il permet un équilibre des concentrations entre l'intérieur et l'extérieur de vos cellules, ce qui est essentiel à la contraction musculaire, notamment du cœur.

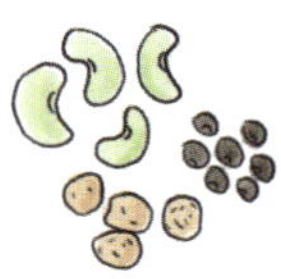
légumes secs

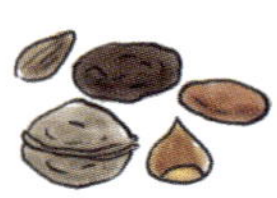
fruits secs

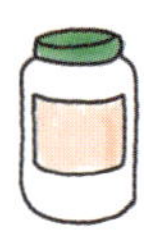
germe de blé

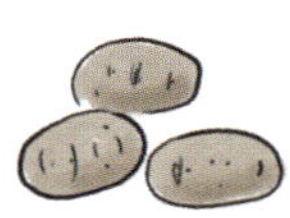
pommes de terre

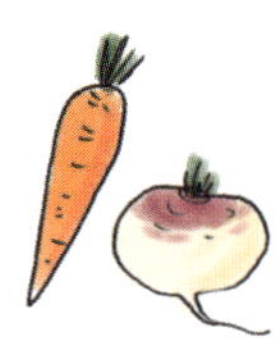
légumes

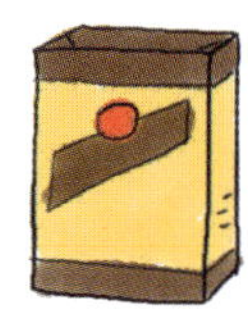
cacao

Le phosphore

Il participe à la production de l'énergie, et entre dans la constitution osseuse.

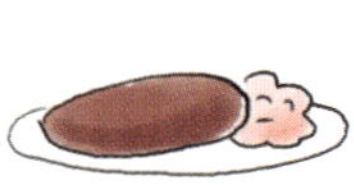
abats

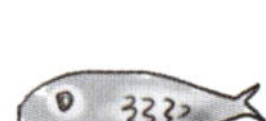
poissons

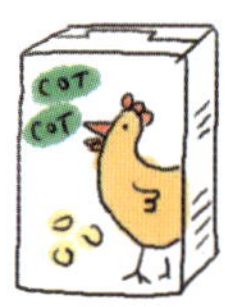
céréales

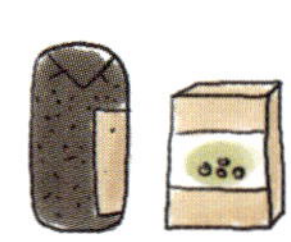
légumes secs

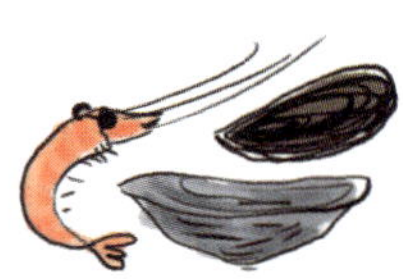
fruits de mer, crustacés

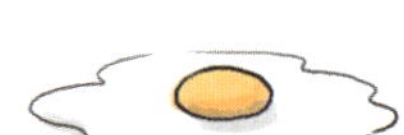
jaune d'œuf

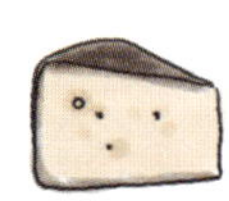
fromage

Le calcium

Il permet une solidité osseuse et dentaire, participe à la coagulation du sang et à la contraction musculaire.

lait, fromages, yaourts — légumes secs — fruits et légumes — certaines eaux minérales (Hépar®, Contrex®) — crevettes

Le magnésium

Il transmet l'influx nerveux et agit comme un myorelaxant (décontracte les muscles), il permet un équilibre neuromusculaire. C'est également un régulateur métabolique et il aide à lutter contre les effets délétères du stress.

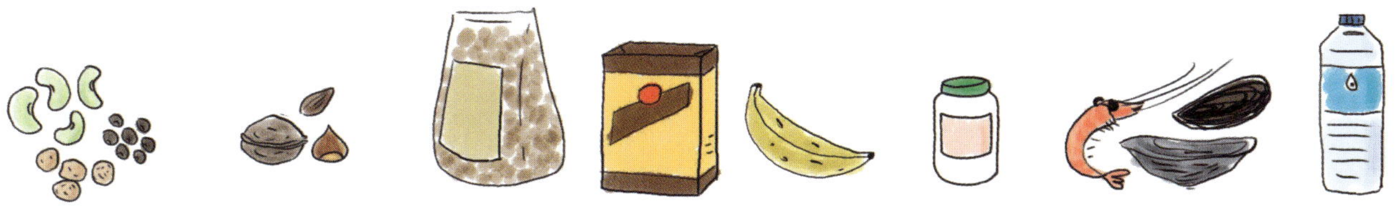

légumes secs — graines oléagineuses (noix, noisettes…) — céréales complètes — cacao — banane — germe de blé — crustacés — eau Hépar®

Le fer

Il a un rôle essentiel dans le transport de l'oxygène, et permet la formation d'hémoglobine. Il existe sous deux formes différentes, le fer héminique, qui provient des aliments d'origine animale, et le fer non héminique, issu des aliments d'origine végétale.

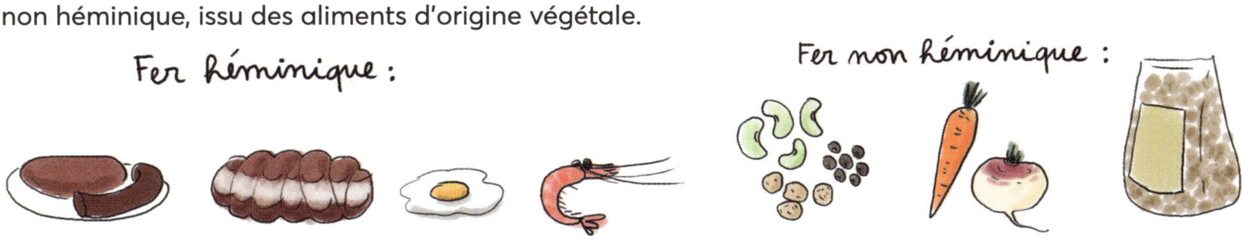

abats (foie, boudin noir…) — viandes — jaune d'œuf — crustacés — légumes secs — légumes — céréales complètes

Pour bien fixer le fer, pensez à consommer un aliment riche en vitamine C au cours du même repas !

Le sodium

Il permet un bon équilibre hydrique, et participe à l'activité cellulaire.

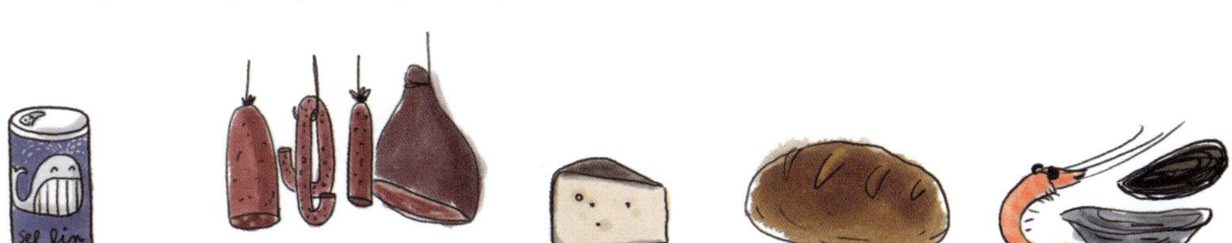

sel de table — charcuteries — fromages — pain — fruits de mer

Les vitamines

Il existe une quantité importante de vitamines. Et, contrairement à ce que l'on pense, on les retrouve certes dans les fruits et légumes, mais également dans les céréales, certains produits d'origine animale… Elles sont essentielles au bon fonctionnement de notre organisme !

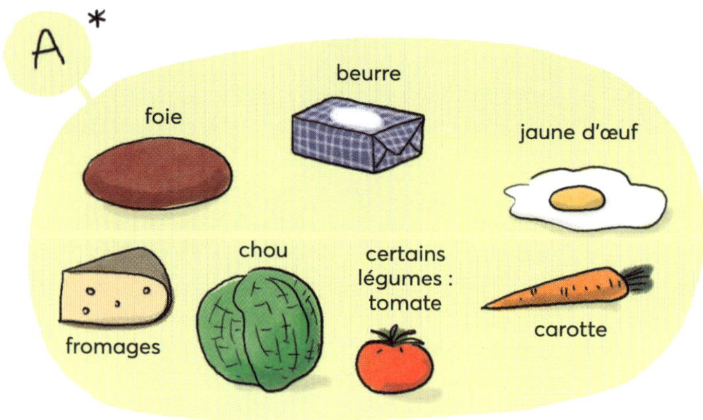

Elle permet d'avoir une belle peau et une bonne vue.

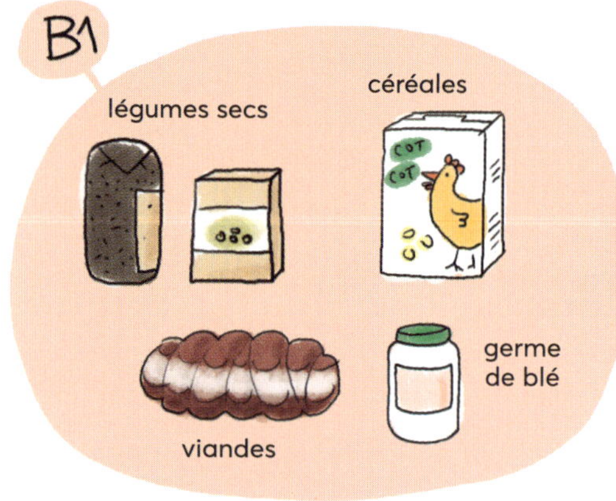

Elle favorise un bon fonctionnement nerveux et musculaire.

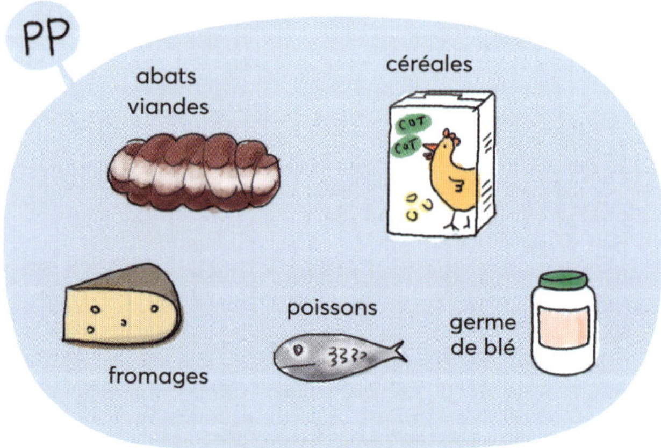

Elle est nécessaire pour une bonne croissance.

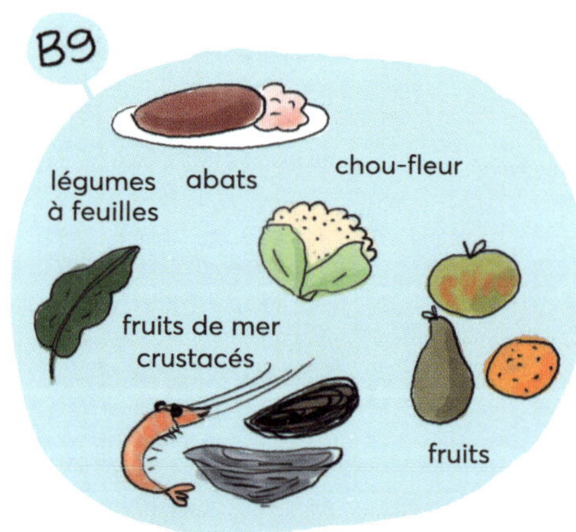

Elle est nécessaire au renouvellement cellulaire au niveau sanguin et nerveux.

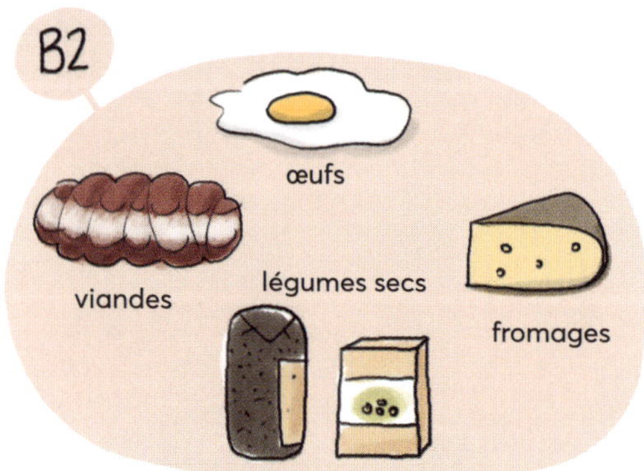

Elle participe à un bon état des muqueuses, de la vision et de la peau.

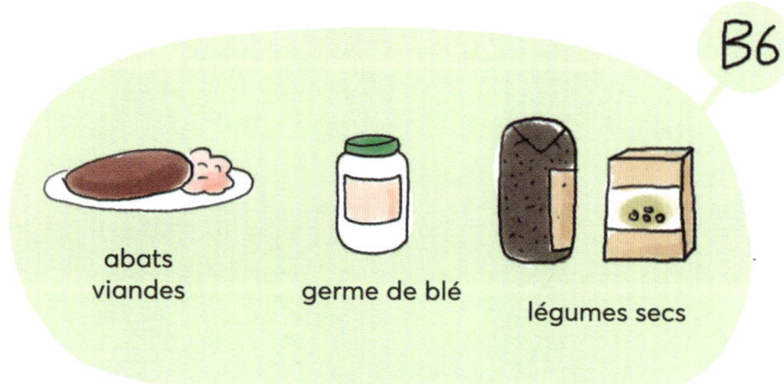

Elle est essentielle pour transporter le fer dans les globules rouges.

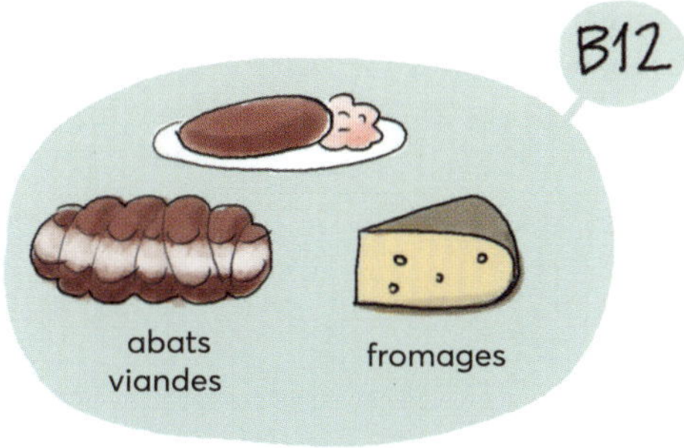

Elle est essentielle pour absorber le fer, fabriquer de l'hémoglobine et réguler l'ensemble.

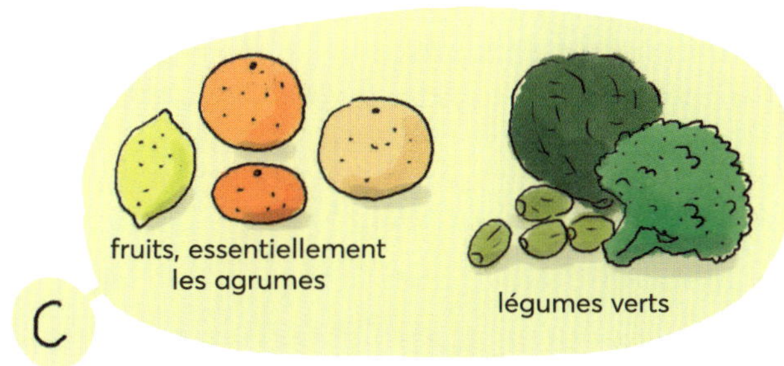

Elle favorise la défense immunitaire de l'organisme, l'absorption du fer et tonifie.

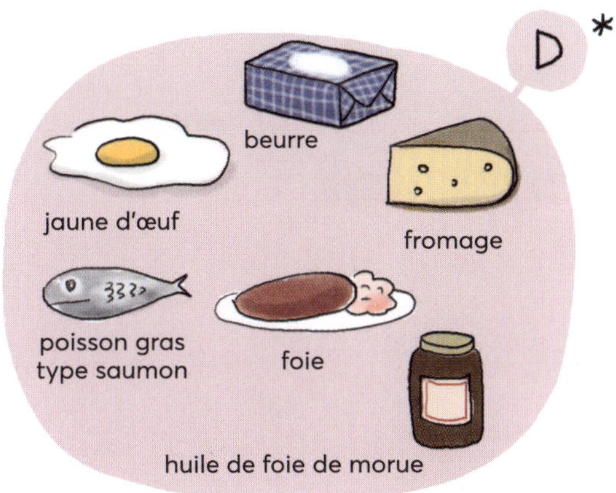

Elle favorise l'absorption et la fixation du calcium sur les os. Elle est aussi nécessaire à la croissance.

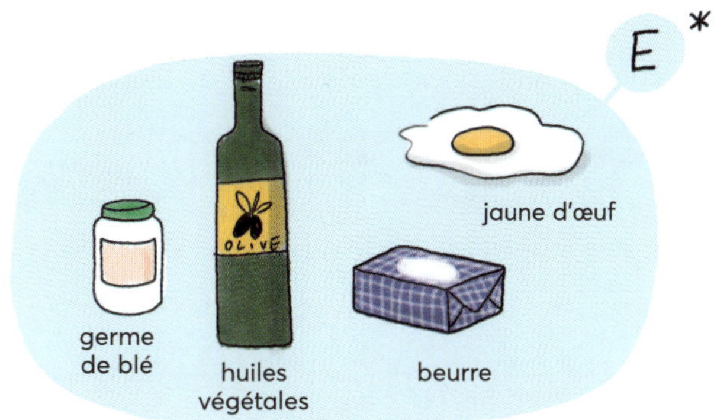

Elle est un puissant antioxydant et protège des maladies cardio-vasculaires, de certains cancers et participe à diminuer le cholestérol.

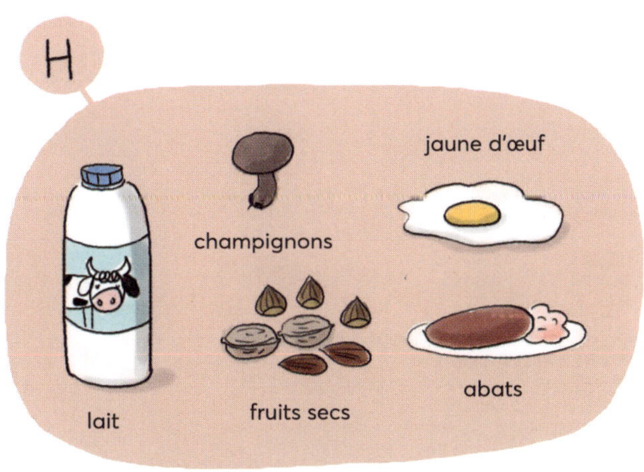

Elle joue un rôle dans l'équilibre global de l'organisme, et notamment la beauté de la peau et des cheveux.

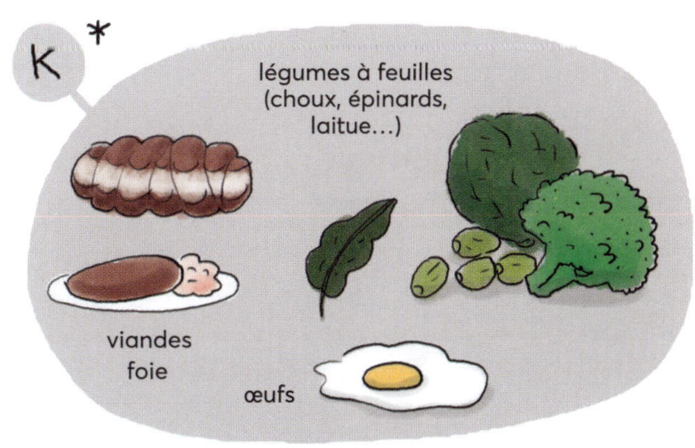

Elle est antihémorragique.

* Les vitamines A, D, E et K sont des vitamines liposolubles, ce qui veut dire qu'elles ne peuvent être assimilées par l'organisme que grâce aux acides gras qui les transportent dans notre corps. D'où l'intérêt de consommer des lipides...

Les vitamines sont fragiles, alors pour les conserver au maximum :

- achetez des légumes et fruits à maturité et stockez-les au réfrigérateur à l'abri de la lumière pour les consommer le plus rapidement possible après achat ;
- lavez-les rapidement juste avant leur consommation mais ne les laissez pas tremper dans l'eau ;
- coupez-les le plus gros possible à la dernière minute pour les consommer tout de suite ;
- si vous les faites cuire à l'eau, plongez-les dans l'eau bouillante pour leur éviter le temps de chauffe préalable, et couvrez le récipient ;
- préférez la cuisson à la vapeur pour les légumes ;
- stockez vos huiles à l'abri de la lumière.

Les oligoéléments

Les oligoéléments sont, comme les minéraux, des micronutriments qui participent au bon fonctionnement de l'organisme, ils sont donc essentiels. Ils sont différenciés des minéraux car ils sont présents en moindre quantité dans votre organisme.

Cuivre

Il renforce l'effet antianémiant du fer, il est un antioxydant et maintient la fonction gustative.

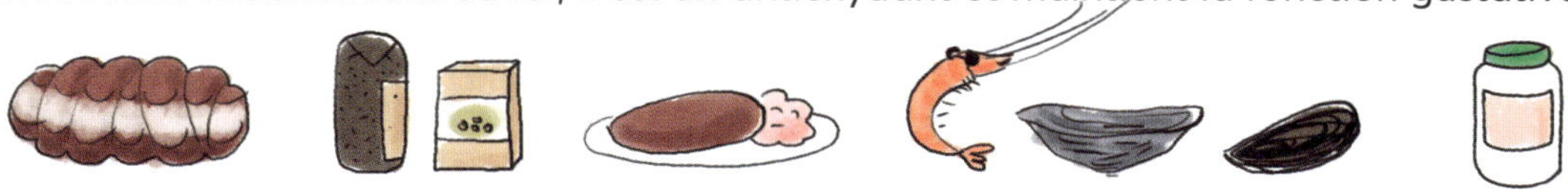

viandes — légumes secs — foie — crustacés — huîtres — fruits de mer — germe de blé

Zinc

Il a son rôle dans la reproduction cellulaire, la synthèse de l'insuline, et est également un antioxydant.

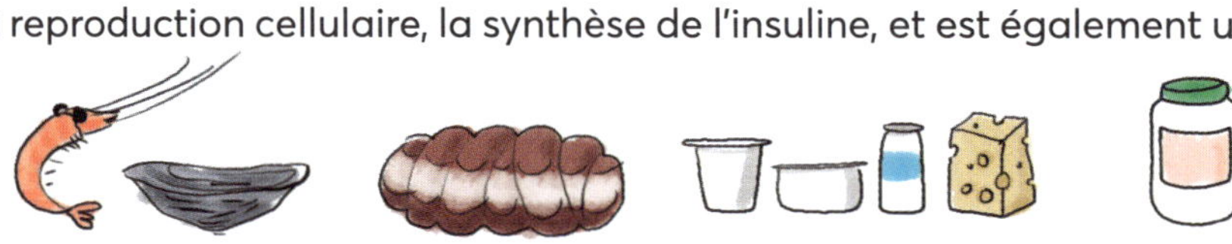

crustacés — huîtres — viandes — laitages — germe de blé

Chrome

Il renforce l'action de l'insuline.

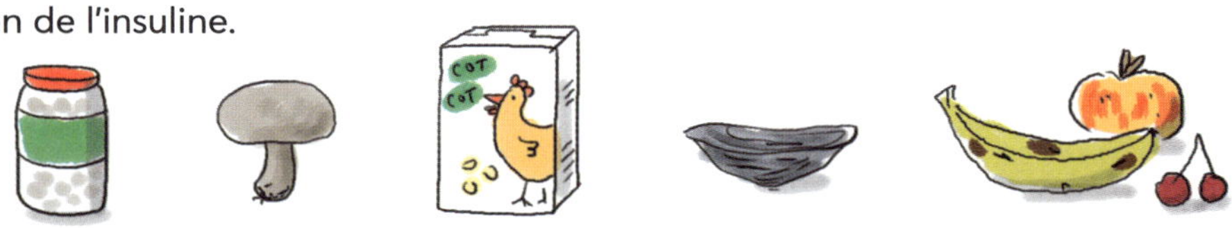

levure de bière — champignons — céréales — huîtres — fruits

Sélénium

C'est un antioxydant, il intervient dans le système immunitaire.

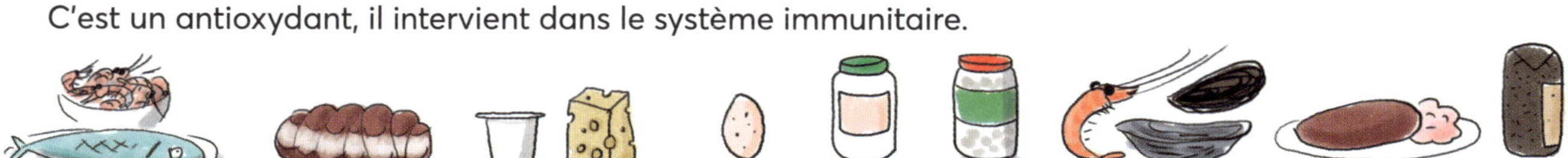

poissons — crustacés — viandes — produits laitiers — œufs — germe de blé — levure de bière — fruits de mer — abats — légumes secs

Manganèse

Il participe au métabolisme osseux, et au métabolisme du système nerveux.

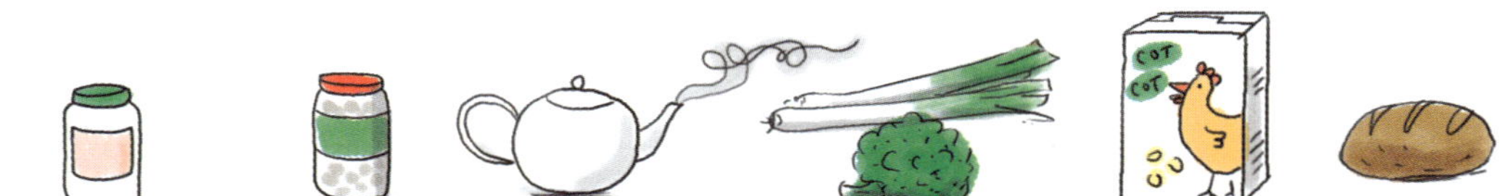

germe de blé — levure de bière — thé — légumes verts — céréales — pain

Fluor

Il est un constituant essentiel de l'émail dentaire, il est anticariogène et bactéricide.

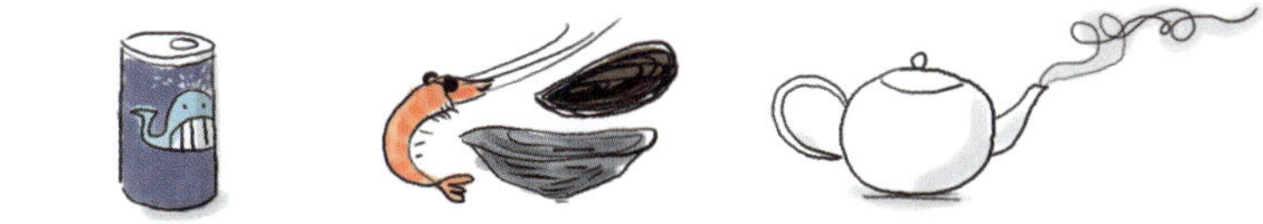

sel de table fluoré — fruits de mer — thé

Iode

Il participe à la synthèse des hormones thyroïdiennes.

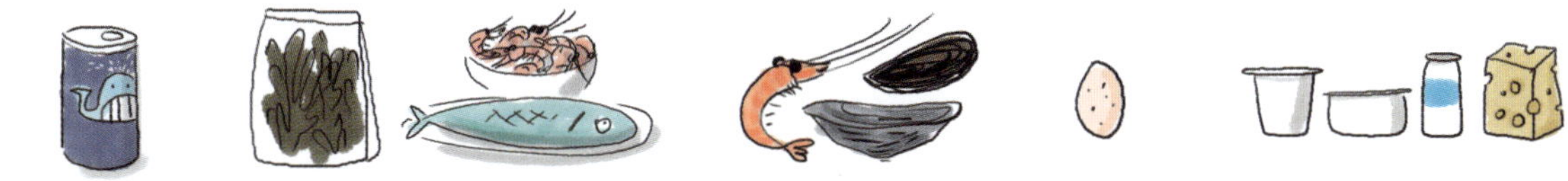

sel de table iodé — algues — poissons - fruits de mer — crustacés — œufs — produits laitiers

Cobalt et lithium

Tous deux permettent la formation de vitamine B12 et participent à des réactions endocriniennes.

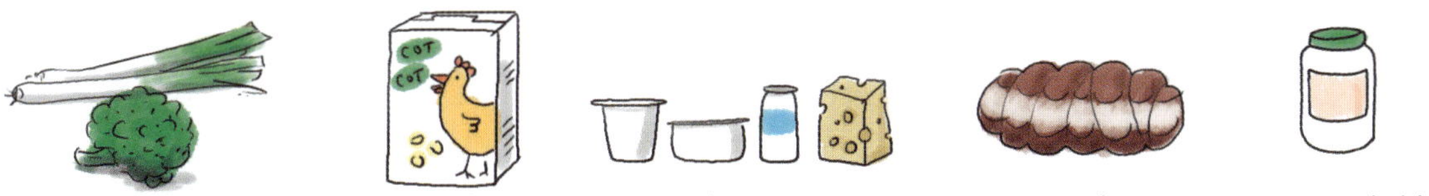

légumes verts — céréales — laitages — viandes — germe de blé

Soufre

Il est anti-inflammatoire.

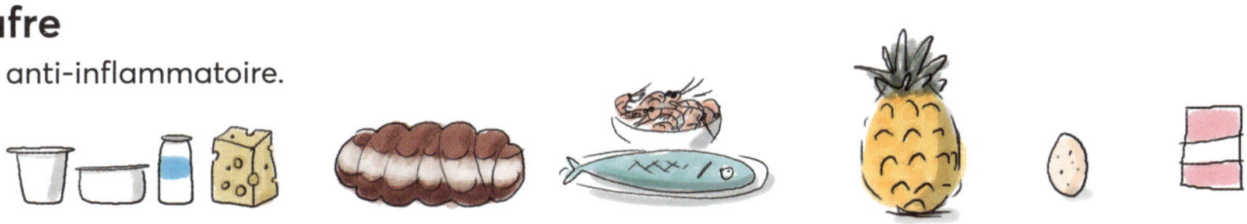

laitages — viandes — poissons — ananas — œuf — levure

Les polyphénols

Molécules aux propriétés anti-inflammatoires, antivirales, antiseptiques, elles peuvent modifier l'action de certaines enzymes et réduire le risque de thrombose. Leur action antioxydante préserverait notre santé.

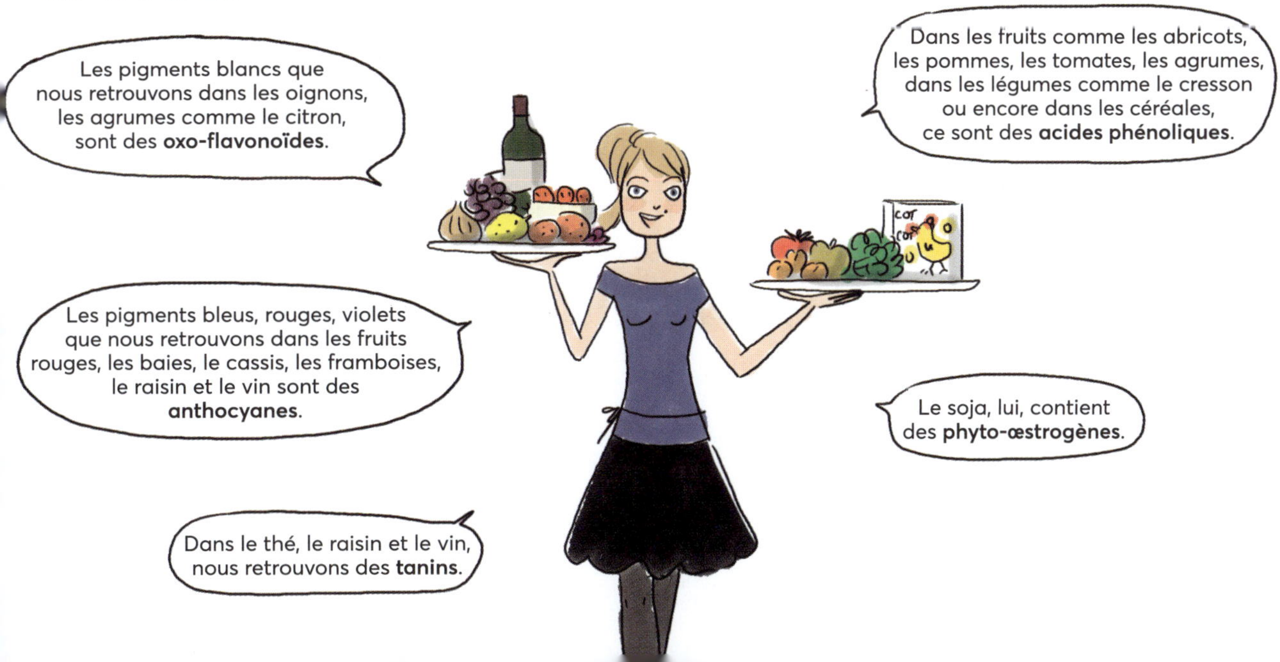
Les pigments blancs que nous retrouvons dans les oignons, les agrumes comme le citron, sont des **oxo-flavonoïdes**.
Dans les fruits comme les abricots, les pommes, les tomates, les agrumes, dans les légumes comme le cresson ou encore dans les céréales, ce sont des **acides phénoliques**.
Les pigments bleus, rouges, violets que nous retrouvons dans les fruits rouges, les baies, le cassis, les framboises, le raisin et le vin sont des **anthocyanes**.
Le soja, lui, contient des **phyto-œstrogènes**.
Dans le thé, le raisin et le vin, nous retrouvons des **tanins**.

Les fibres

les fibres sont des éléments qui ne sont pas digérés ni absorbés dans l'organisme et ne fournissent pas d'énergie. On leur attribue des vertus au niveau du transit intestinal essentiellement. Elles freinent l'absorption des graisses et réduisent le taux de cholestérol, des triglycérides. Elles ralentissent l'évacuation de l'estomac, ce qui permet une satiété prolongée. Certaines fibres ont également la propriété d'accélérer le transit intestinal. On les retrouve dans les fruits et légumes, les aliments complets, les légumes secs…

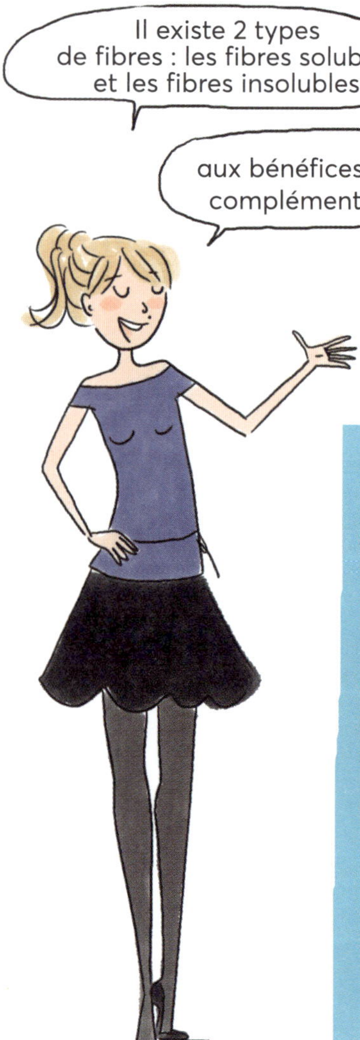
Il existe 2 types de fibres : les fibres solubles et les fibres insolubles
aux bénéfices santé complémentaires.

Les fibres solubles

Au contact de l'eau, elles forment une sorte de gel pendant la digestion, ce qui favorise l'avancée des selles. Ainsi, elles préviennent la constipation. Elles contribuent également à diminuer le taux de cholestérol et les graisses alimentaires, et ainsi réduire le risque de maladies cardio-vasculaires.
Elles ralentissent enfin la digestion des glucides, donc permettent de diminuer l'index glycémique des aliments.

Vous avez l'intestin fragile ou un côlon irritable ?

Ces fibres sont douces pour vos intestins, elles sont donc conseillées. Elles stimulent moins le transit que les fibres insolubles et favorisent un équilibre de la flore intestinale.

Où les trouver ?

- Avoine (flocons, son, farine), orge, seigle
- Fruits riches en pectine (pomme, orange, coing)
- Légumes frais (courgette, carotte, tête d'asperge)
- Graines de chia

Les fibres insolubles

Elles se gorgent d'eau dans votre estomac et augmentent ainsi le volume des selles. Elles ont une action sur les contractions intestinales, lesquelles stimulent et accélèrent votre transit ainsi que la fréquence des selles. Leur capacité à gonfler facilite la réduction des prises alimentaires et favorise ainsi la satiété.

Vous avez l'intestin fragile ou un côlon irritable ?

Ces fibres sont plus dures pour vos intestins, elles sont à consommer avec modération ! Elles sont surtout déconseillées en cas de diarrhée ou de selles molles.

Où les trouver ?

- Céréales complètes (blé complet, pain intégral, son de blé, germe de blé, pâtes complètes, boulgour)
- Légumes secs (lentilles, pois chiches, haricots rouges)
- Graines oléagineuses (noix, amandes, noisettes)
- Graines de lin
- Légumes (brocoli, chou de Bruxelles, asperge)
- Fruits (rhubarbe, poire, datte, figue séchée)

Attention !
Une prise excessive de fibres n'est pas nocive pour votre santé mais peut entraîner des effets indésirables, comme des flatulences, des ballonnements et des diarrhées. En effet, les fibres irritent les intestins des personnes sensibles. Si c'est votre cas, préférez des fruits et légumes cuits, la cuisson adoucit les fibres.

QUELQUES CONSEILS HYGIÉNO-DIÉTÉTIQUES

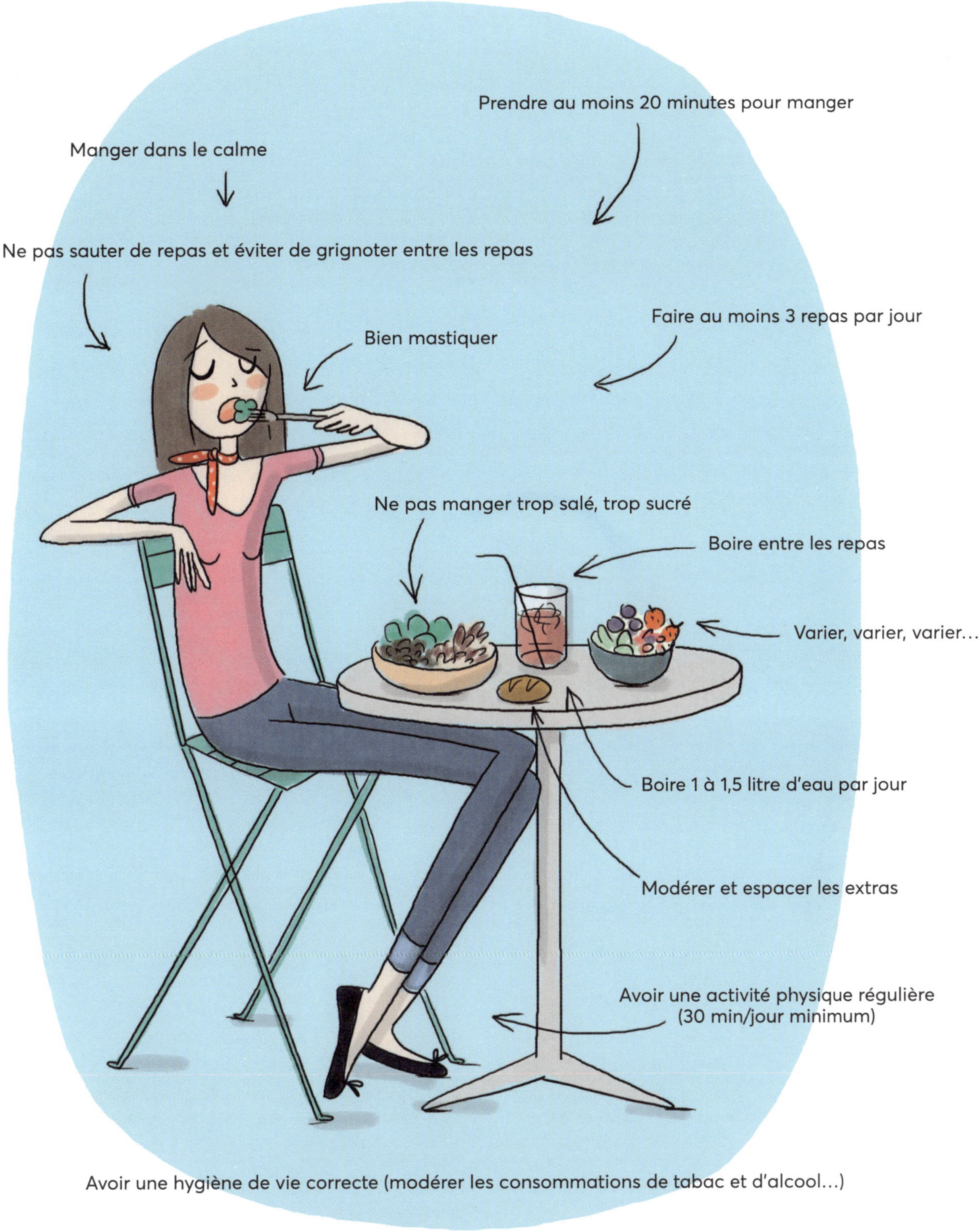

Prendre au moins 20 minutes pour manger
Manger dans le calme
Ne pas sauter de repas et éviter de grignoter entre les repas
Bien mastiquer
Faire au moins 3 repas par jour
Ne pas manger trop salé, trop sucré
Boire entre les repas
Varier, varier, varier…
Boire 1 à 1,5 litre d'eau par jour
Modérer et espacer les extras
Avoir une activité physique régulière (30 min/jour minimum)
Avoir une hygiène de vie correcte (modérer les consommations de tabac et d'alcool…)

Les erreurs à éviter

- Sauter un repas !
- Supprimer des aliments essentiels de vos repas, les féculents par exemple !

ZOOM SUR

Le pain

En France, le pain fait partie de nos repas quotidiens. Il existe une infinie variété de pains, et de multiples façons de le consommer. En cas de fringale et en quantité raisonnable, il vous permet d'avoir de l'énergie à long terme sans provoquer de pic de glycémie. Il fait donc partie d'une alimentation équilibrée, à condition de choisir le bon pain !

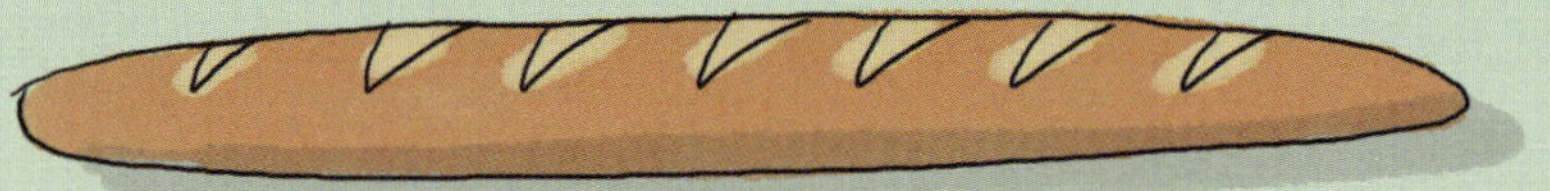

Que vous apporte le pain ?

Le pain est composé de farine, d'eau, de levure ou de levain, du sel et d'un grand savoir-faire !
Il contient principalement des glucides sous forme d'amidon (environ 50 %), des protéines végétales (9 %), des fibres (3 à 9 % selon le degré de raffinage de la farine utilisée), des vitamines du groupe B et des minéraux comme le phosphore, le potassium, le sodium et des lipides (1 à 4 % selon la teneur en graines). Il contient des micronutriments essentiels pour votre organisme.

Quelle quantité consommer ?

Les apports journaliers varient d'une personne à l'autre en fonction de ses besoins. Mais vous pouvez en consommer à chaque repas.
Par exemple : un petit morceau de pain pour accompagner un fromage ou en fin de repas.
Attention tout de même, la satiété sera plus durable avec des féculents qu'avec du pain.
Pour info : 60 g de pain vous apporte environ la même quantité de glucides complexes que 200 g de pâtes cuites.

Le pain fait-il grossir ?

La question est importante. Aucun aliment ne fait grossir, seul l'excès peut perturber l'équilibre alimentaire. Le pain fait partie d'une alimentation équilibrée. En revanche, plus l'index glycémique de votre pain est élevé, plus vite celui-ci sera digéré. L'IG des pains peut varier selon la qualité de la farine utilisée ou des céréales et graines qui peuvent être ajoutées. Par exemple : l'IG du pain épeautre est de 45 contre 57 pour la tradition et 80 pour la baguette.

Quel pain choisir ?

D'une manière générale, les pains spéciaux (farines brunes : seigle, orge…) sont plus intéressants que les pains blancs (farine blanche, raffinée). Le pain de mie contient du gras et du sucre qu'on ne retrouve pas dans une miche. De plus, il est mou, ce qui ne favorise pas la mastication (et la digestion). Si vous en consommez, achetez-le plutôt frais chez votre boulanger.

Pour 100 g

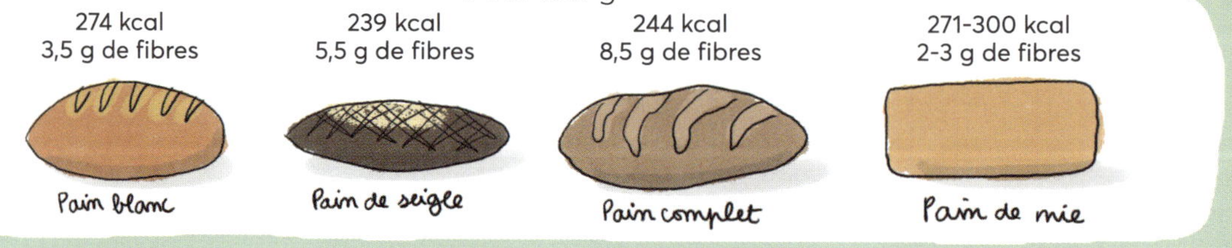
274 kcal
3,5 g de fibres
Pain blanc
239 kcal
5,5 g de fibres
Pain de seigle
244 kcal
8,5 g de fibres
Pain complet
271-300 kcal
2-3 g de fibres
Pain de mie

Le pain nordique (ou Viking) est composé de trois farines (blé, seigle et orge) qui lui confèrent une richesse en fibres, en vitamines et en minéraux 2 à 3 fois supérieure à la baguette traditionnelle. De plus, il est enrichi en graines de tournesol, sésame, lin, millet, sources d'acides gras essentiels qui diminuent son indice glycémique.

Et le gluten dans tout ça ?

Le gluten est un complexe protéique composé de deux protéines : les gliadines et les gluténines. Grâce à ses propriétés collagènes, il permet à la pâte à pain de lever et lui donne son élasticité. Il se « forme » au contact de l'eau.
Le blé d'aujourd'hui serait plus riche en gliadine (allergène) que les blés anciens. L'industrie agro-alimentaire impose la culture d'un blé standardisé, répondant principalement à des critères de rentabilité, qui reçoit des traitements chimiques en abondance. L'évolution des variétés et le temps de fermentation participent également à rendre le gluten des céréales indigeste.
La pâte d'un pain industriel lève aujourd'hui 2 heures. En comparaison, le pain des boulangers d'avant-guerre levait de 24 à 48 heures.

Faut-il que je supprime le gluten de mon alimentation ?

Non, si vous n'êtes pas malade cœliaque, c'est-à-dire totalement intolérant au gluten. Mais pour éviter de consommer en excès des céréales riches en gluten, il est bon de diversifier son alimentation, et donc ses céréales ! Ne consommez pas uniquement du blé ou de l'avoine, variez avec des céréales à base de millet, de maïs, avec des légumineuses (lentilles…). Privilégiez des produits locaux et artisanaux, vous pourrez ainsi vous renseigner sur l'origine des produits et la qualité des ingrédients.

Comment remplacer la farine de blé en cuisine ?

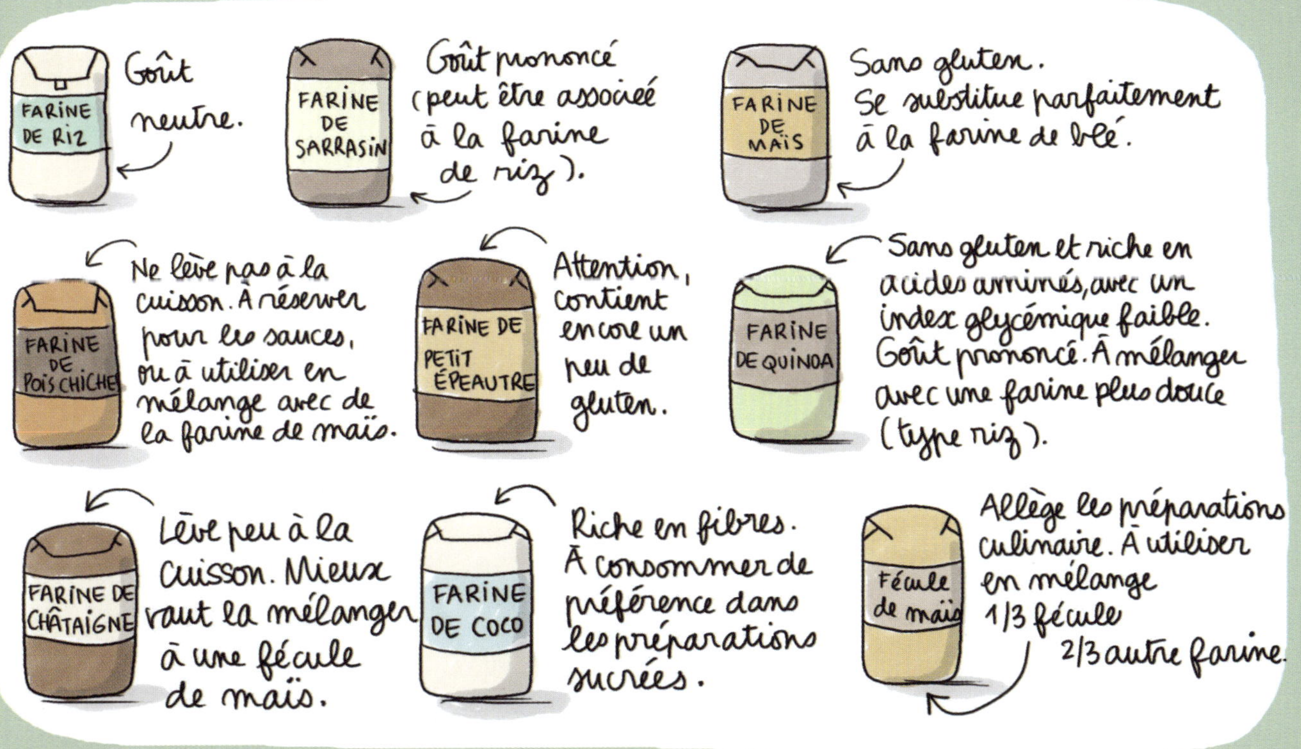
FARINE DE RIZ
Goût neutre.
FARINE DE SARRASIN
Goût prononcé (peut être associée à la farine de riz).
FARINE DE MAÏS
Sans gluten. Se substitue parfaitement à la farine de blé.
FARINE DE POIS CHICHE
Ne lève pas à la cuisson. À réserver pour les sauces, ou à utiliser en mélange avec de la farine de maïs.
FARINE DE PETIT ÉPEAUTRE
Attention, contient encore un peu de gluten.
FARINE DE QUINOA
Sans gluten et riche en acides aminés, avec un index glycémique faible. Goût prononcé. À mélanger avec une farine plus douce (type riz).
FARINE DE CHÂTAIGNE
Lève peu à la cuisson. Mieux vaut la mélanger à une fécule de maïs.
FARINE DE COCO
Riche en fibres. À consommer de préférence dans les préparations sucrées.
Fécule de maïs
Allège les préparations culinaire. À utiliser en mélange 1/3 fécule 2/3 autre farine.

En cas de contre-indications (maladie cœliaque, hypertension…), demandez conseil à votre médecin traitant.

De nos jours, il existe différents lieux pour faire ses achats. Les supermarchés, les marchés, les magasins bio… Faire ses courses peut vite devenir un casse-tête. Quel magasin choisir ? À quel moment aller au marché ? Que choisir au magasin bio ? Quels sont les fruits et légumes de saison ? Comment faire pour gagner du temps ? Informations nutritionnelles, étiquetages, comment s'y retrouver dans toutes ces informations ?
Il est important de se préparer à faire ses courses pour gagner du temps, comprendre les données nutritionnelles pour manger équilibré et de saison.
Alors, avant de faire vos courses, lisez ces quelques conseils.

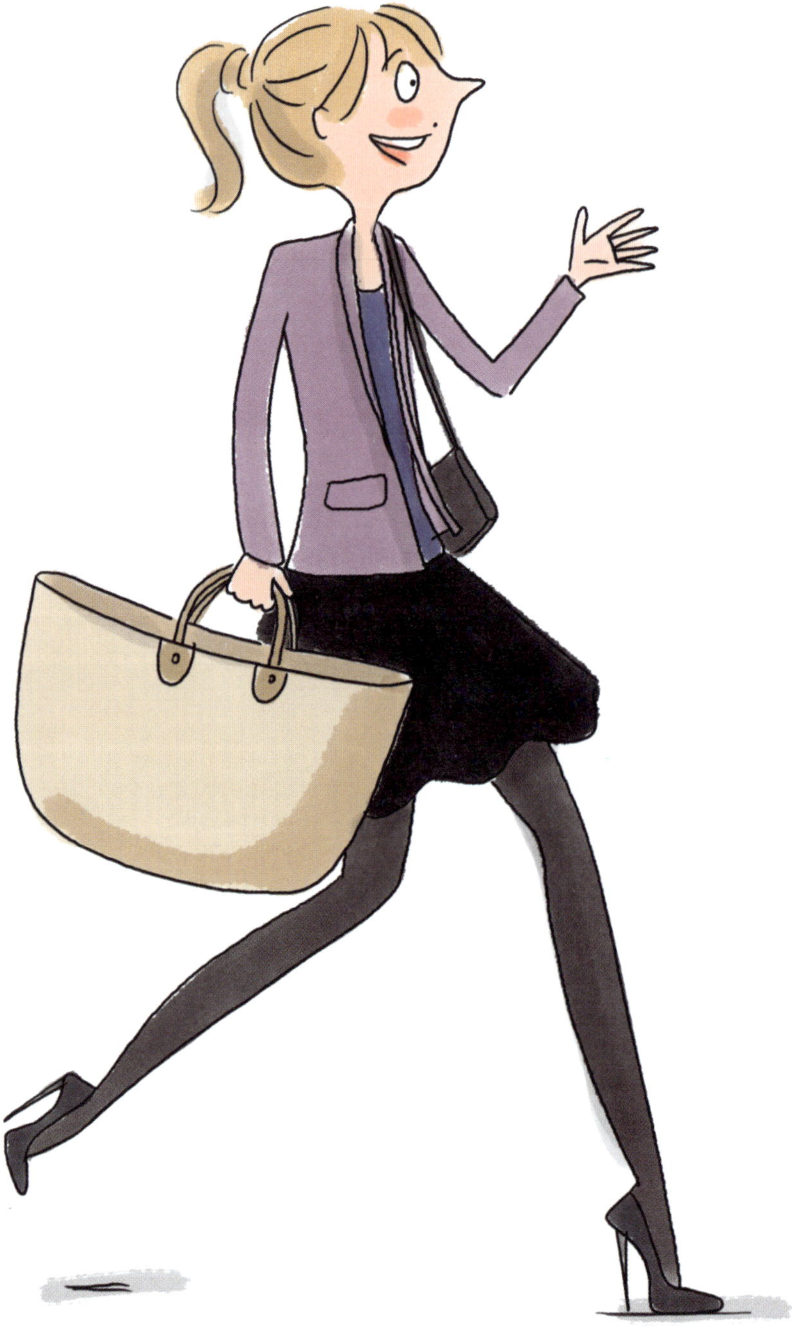

FAIRE SES COURSES

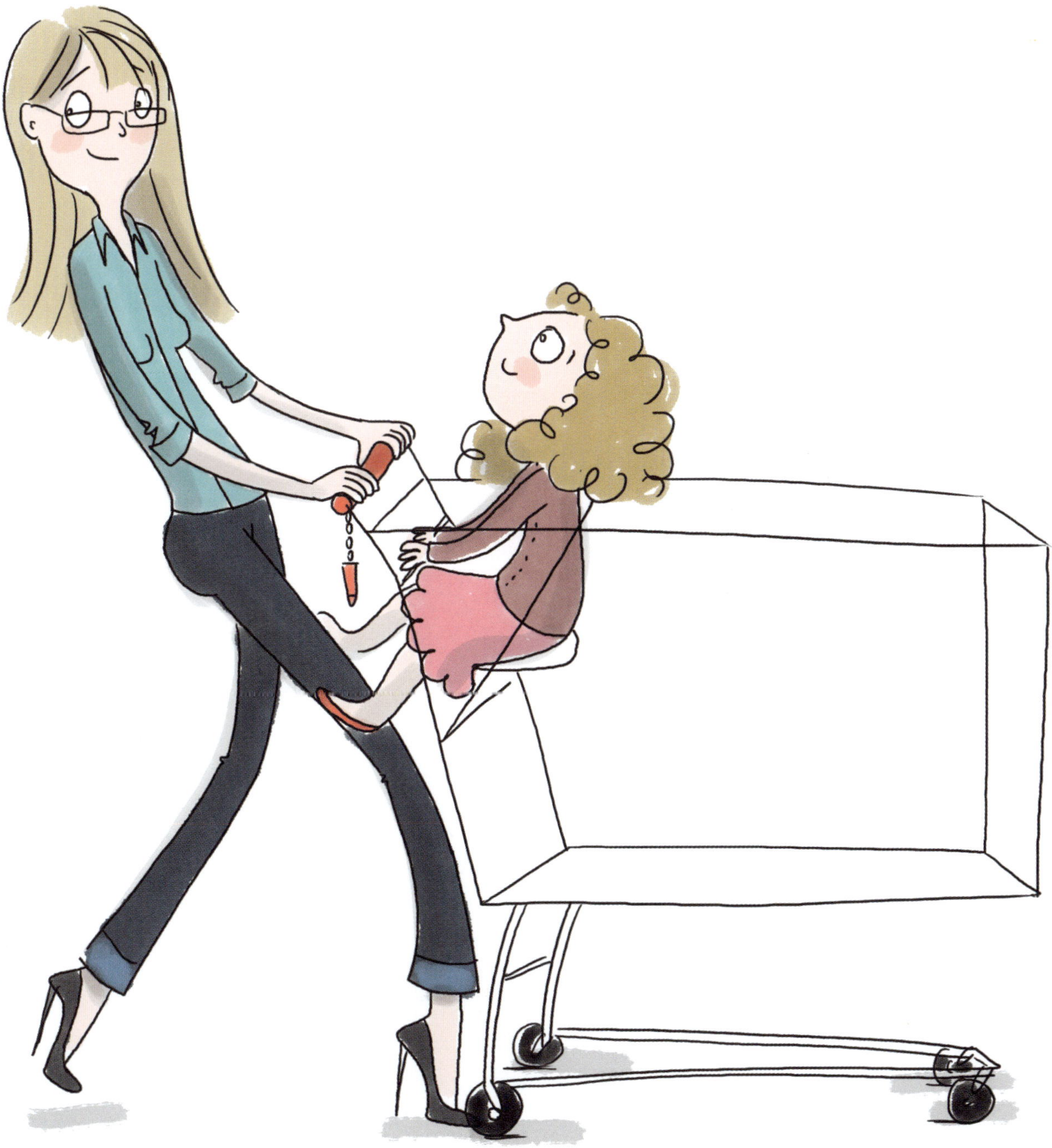

AU SUPERMARCHÉ

Lorsqu'on part faire des courses au supermarché, il est toujours préférable d'avoir une liste et de s'y tenir pour éviter au maximum les produits transformés. Voici une liste de courses idéale pour avoir toujours chez vous les ingrédients indispensables à un bon équilibre alimentaire.

Votre liste de courses idéale

Épicerie

- Farines complètes
- Huile de colza
- Huile d'olive
- Huile de coco
- Infusions
- Lait demi-écrémé
- Moutarde
- Sardines en boîte au naturel
- Vinaigre balsamique

Rayon frais

- Fromages blancs nature fermiers
- Yaourts nature fermiers
- Petits-suisses nature demi-écrémés
- Fromage frais type chèvre, Carré frais®, brebis...

Au rayon conserves

- Pois chiches
- Lentilles au naturel
- Haricots verts, épinards, petits pois au naturel

(évitez les préparations type ratatouille)

Féculents, légumineuses

- Pâtes complètes ou semi-complètes
- Lentilles sèches
- Mélange quinoa/boulgour
- Haricots rouges
- Pois chiches secs
- Mélange 3 riz
- Riz complet

Épices

- Toutes sortes
- Sel non raffiné
- Extrait de vanille
- Gousses de vanille

Herbes et aromates

- Aneth
- Basilic
- Ciboulette
- Persil
- Menthe
- Coriandre
- Thym

Oléagineux

- Amandes
- Noix entières
- Graines de courge
- Noisettes

Fruits et légumes

- Ail
- Oignons
- Échalotes
- Citrons

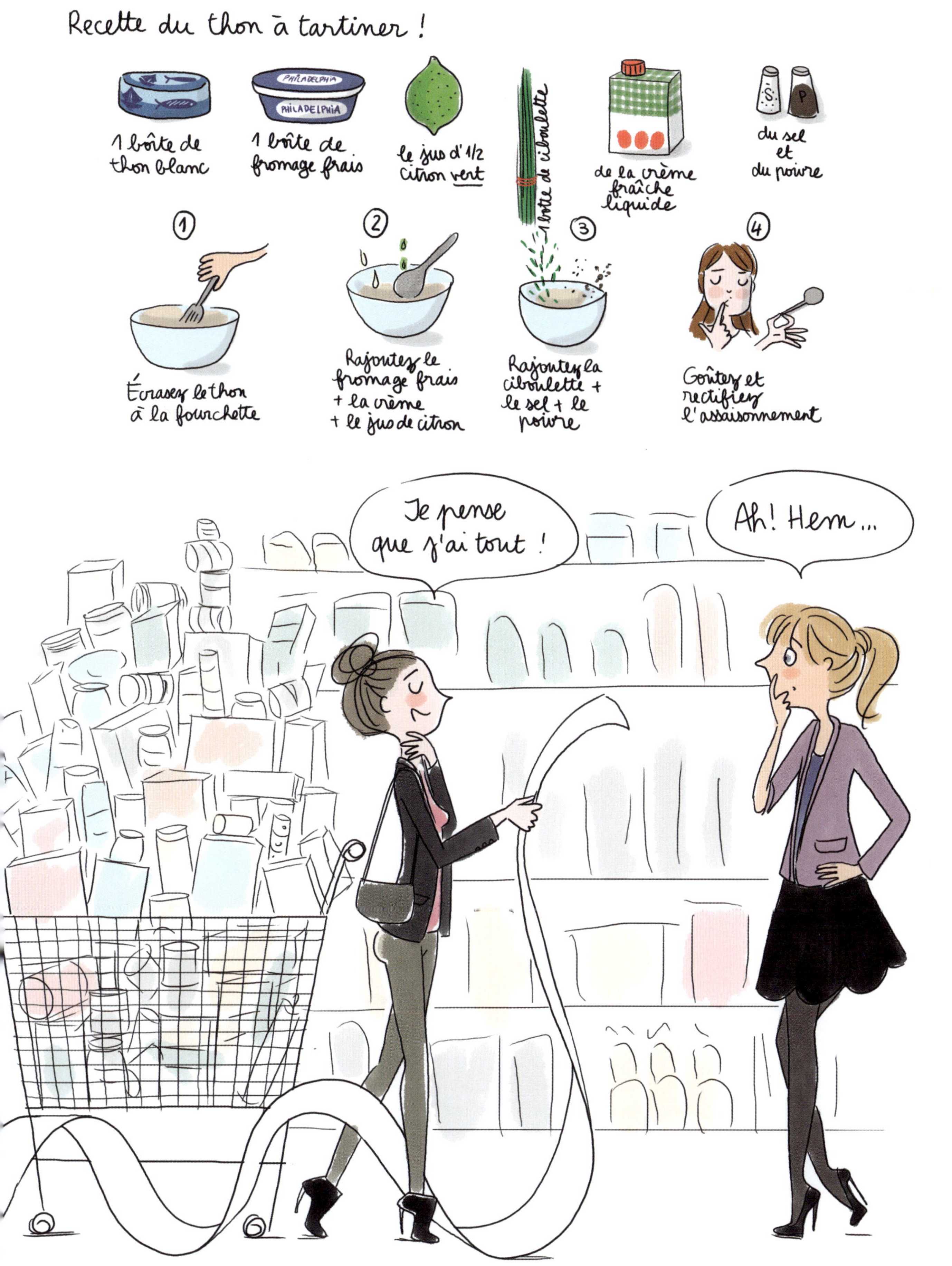

Recette du thon à tartiner !
PHILADELPHIA
PHILADELPHIA
1 boîte de thon blanc
1 boîte de fromage frais
le jus d'1/2 citron vert
1 botte de ciboulette
de la crème fraîche liquide
S
P
du sel et du poivre
1
Écrasez le thon à la fourchette
2
Rajoutez le fromage frais + la crème + le jus de citron
3
Rajoutez la ciboulette + le sel + le poivre
4
Goûtez et rectifiez l'assaisonnement
Je pense que j'ai tout !
Ah! Hem...

L'étiquetage

Si vous achetez des produits industriels, il est important de prendre l'habitude de lire les étiquettes, cela vous aidera pour vous y retrouver en termes de qualité nutritionnelle.
Il existe 2 types d'étiquetage sur un produit.

L'étiquetage obligatoire

Dans la liste des ingrédients, la particularité est que les aliments apparaissent dans l'ordre décroissant, ce qui signifie du plus important au moins important en quantité.
Il est donc primordial de bien contrôler les 3 premiers ingrédients !

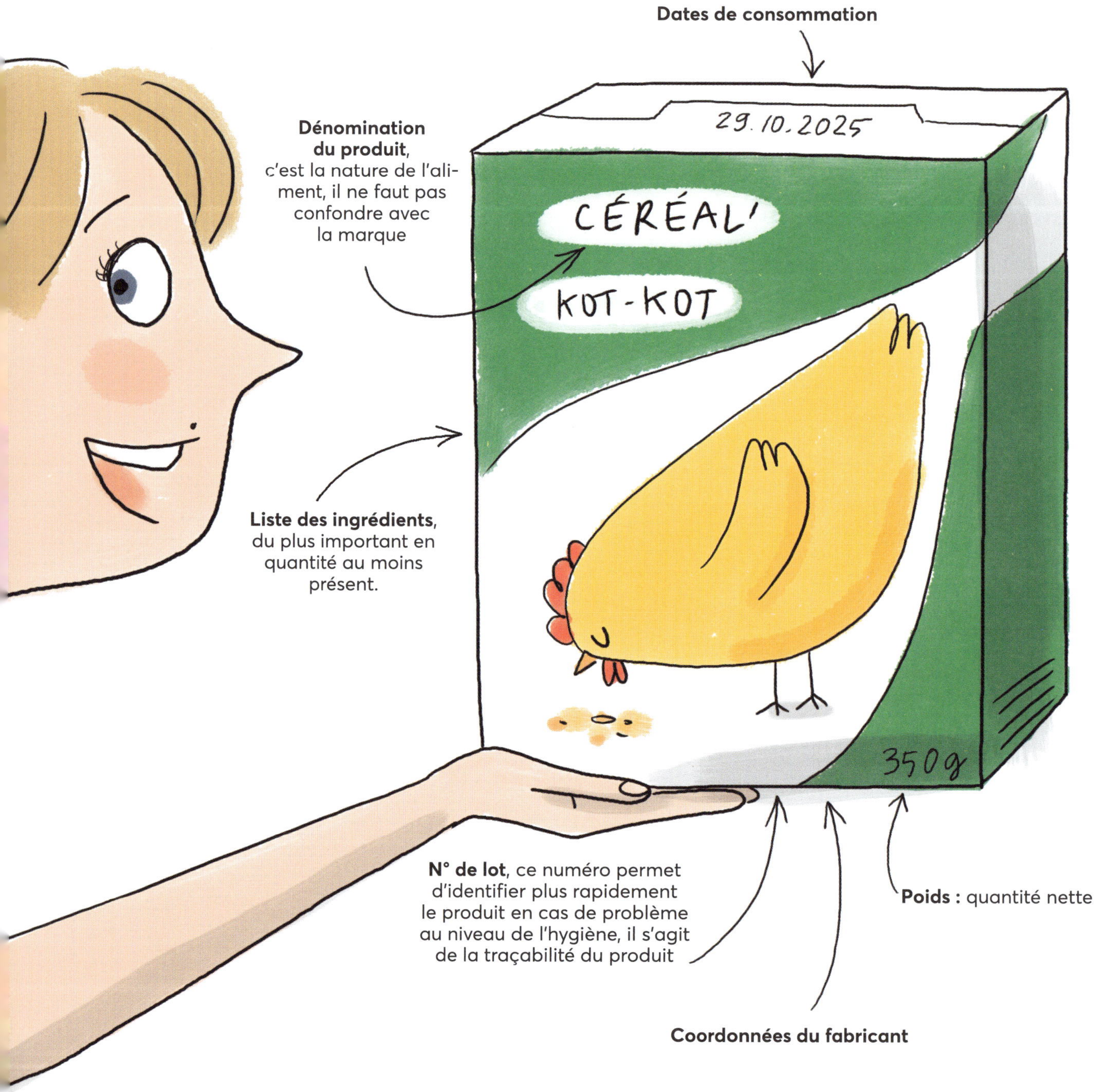

L'étiquetage non obligatoire

Dans le cas où l'industriel précise sur le produit une allégation du type « enrichi en », « allégé en », l'étiquetage qui suit devient alors obligatoire.
Sur l'étiquetage nutritionnel, la valeur de référence est toujours donnée pour 100 g de produit, mais vous pouvez également trouver les valeurs pour une portion.
Quelles sont les informations ?
- Calories : valeur énergétique
- Lipides : graisses : attention à l'huile de palme, aux graisses hydrogénées dans la liste des ingrédients
- Glucides : distinction entre l'amidon (glucides complexes) et le sucre (glucides simples)
- Protéines

Dans quel cas regarder l'étiquetage

Les exemples qui suivent vous montrent à quel point il est important de bien faire attention à ce que contient le produit que vous achetez.

Les laitages

47 kcal*

34 kcal*
Vous vous dites que vous avez gagné 13 calories avec le lait écrémé. Mais, attention, l'intérêt nutritionnel du lait est le calcium ! Pour fixer le calcium dans l'organisme, il faut de la vitamine D. Cette vitamine D est elle-même assimilée grâce à la matière grasse. Donc, si votre lait ne contient pas de gras, vous ne pourrez pas fixer le calcium qu'il contient.

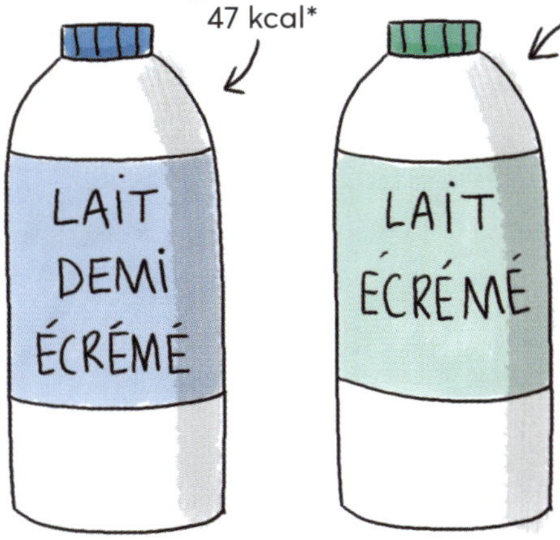

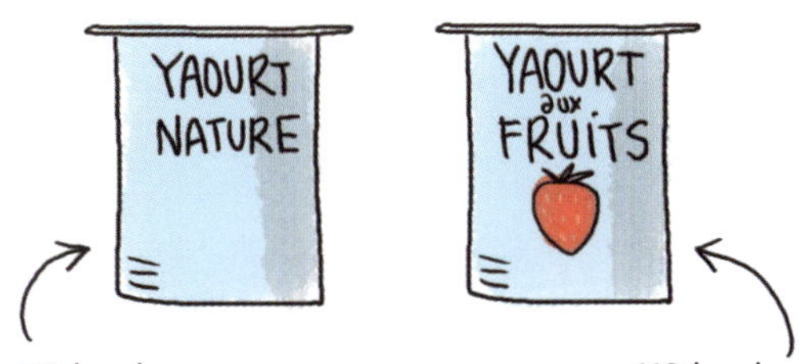

50 kcal

113 kcal
Trop sucré !

Les plats cuisinés

Choisissez celui qui contient plus de protéines que de lipides, l'idéal étant 10 à 15 g* de protéines minimum. De même, choisissez les moins riches en graisses : 5 à 10 g* maximum pour les lipides !

Les produits allégés

Par exemple, les céréales : repérez la quantité de glucides complexes et choisissez les céréales qui ont une quantité de glucides complexes (amidon) supérieure à celle des lipides.
La différence entre des céréales nature et des céréales nature allégées :

Pour 100 g
Lipides : 0,9 g
Glucides : 84 g
Amidon : 76 g
Sucres : 8 g
Calories : 378 kcal

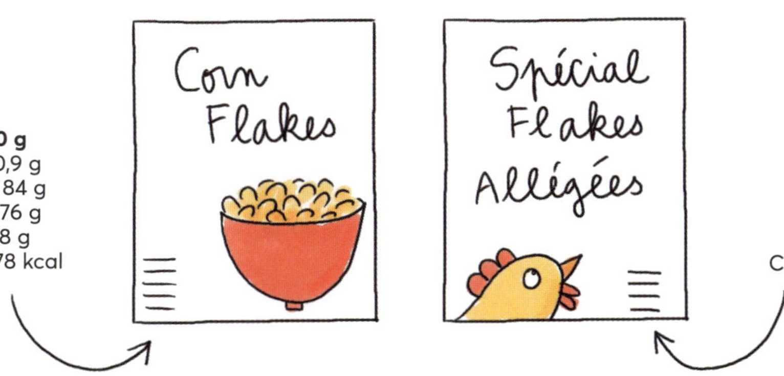

Pour 100 g
Lipides : 1,5 g
Glucides : 79 g
Amidon : 62 g
Sucres : 17 g
Calories : 375 kcal

* Toutes ces valeurs étant pour 100 g de produit.

Les dates limites

Il existe 2 types de date limite.

DLC : date limite de consommation. Cela concerne les produits périssables, réfrigérés, potentiellement dangereux pour la santé lorsqu'ils se dégradent à cause du développement de bactéries indésirables. Cela veut dire que si vous dépassez la date, vous prenez le risque.

DLUO : date limite d'utilisation optimale. Cela concerne les produits d'épicerie, les produits stables, secs, fumés, stérilisés, lyophilisés, congelés, surgelés. Si vous dépassez la date limite, la qualité gustative et nutritionnelle n'est plus garantie.

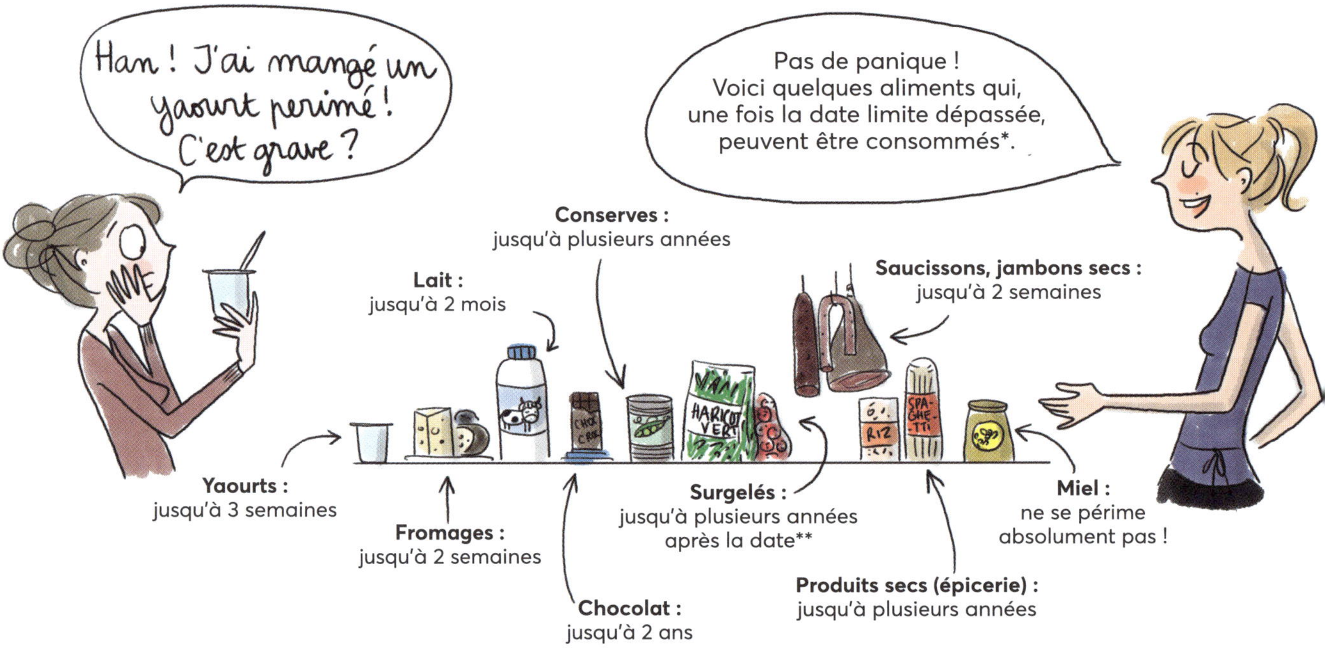

Han ! J'ai mangé un yaourt périmé ! C'est grave ?
Pas de panique ! Voici quelques aliments qui, une fois la date limite dépassée, peuvent être consommés*.
Conserves : jusqu'à plusieurs années
Lait : jusqu'à 2 mois
Saucissons, jambons secs : jusqu'à 2 semaines
Yaourts : jusqu'à 3 semaines
Fromages : jusqu'à 2 semaines
Surgelés : jusqu'à plusieurs années après la date**
Miel : ne se périme absolument pas !
Produits secs (épicerie) : jusqu'à plusieurs années
Chocolat : jusqu'à 2 ans
HARICOT VERT
RIZ
SPAGHETTI

Le gâteau au yaourt périmé

(le fameux gâteau dont le pot sert de doseur)

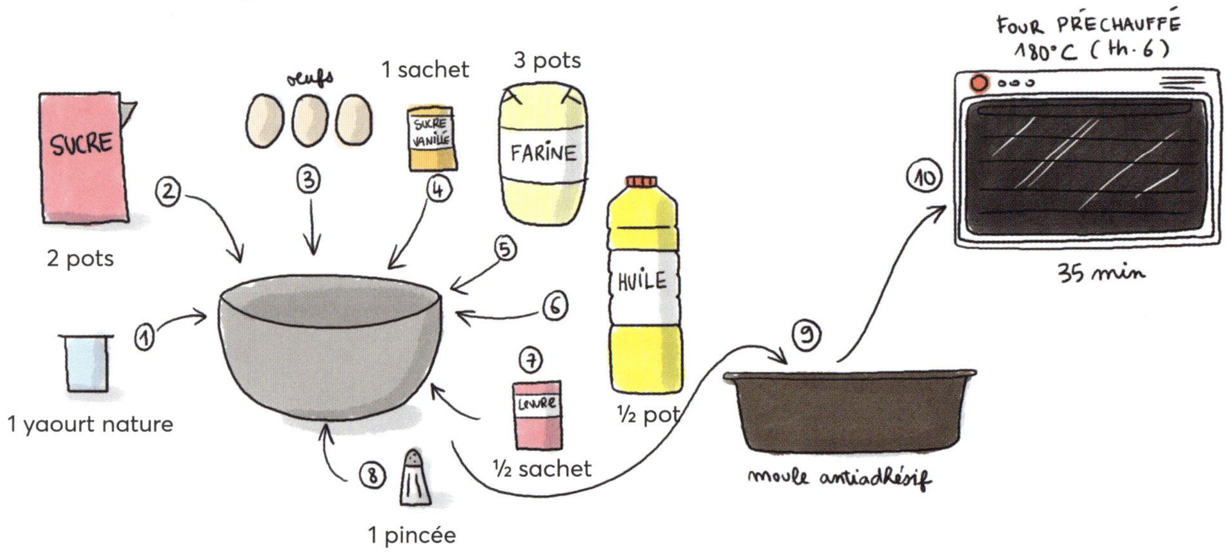

* À éviter pour les personnes sensibles, fragiles, ayant un problème de santé.
** À condition de ne pas décongeler et recongeler.

Les additifs alimentaires

Les additifs alimentaires sont des substances chimiques ajoutées intentionnellement dans les aliments industriels afin d'exercer des fonctions technologiques spécifiques, comme colorer, sucrer ou conserver. Ils sont toujours indiqués dans la liste des ingrédients puisque c'est obligatoire ! L'étiquetage doit comporter la fonction du produit (colorant, conservateur, stabilisateur, émulsifiant, agent gélifiant et épaississant et édulcorant) et la substance spécifique se référant au numéro E correspondant à son nom (E415).

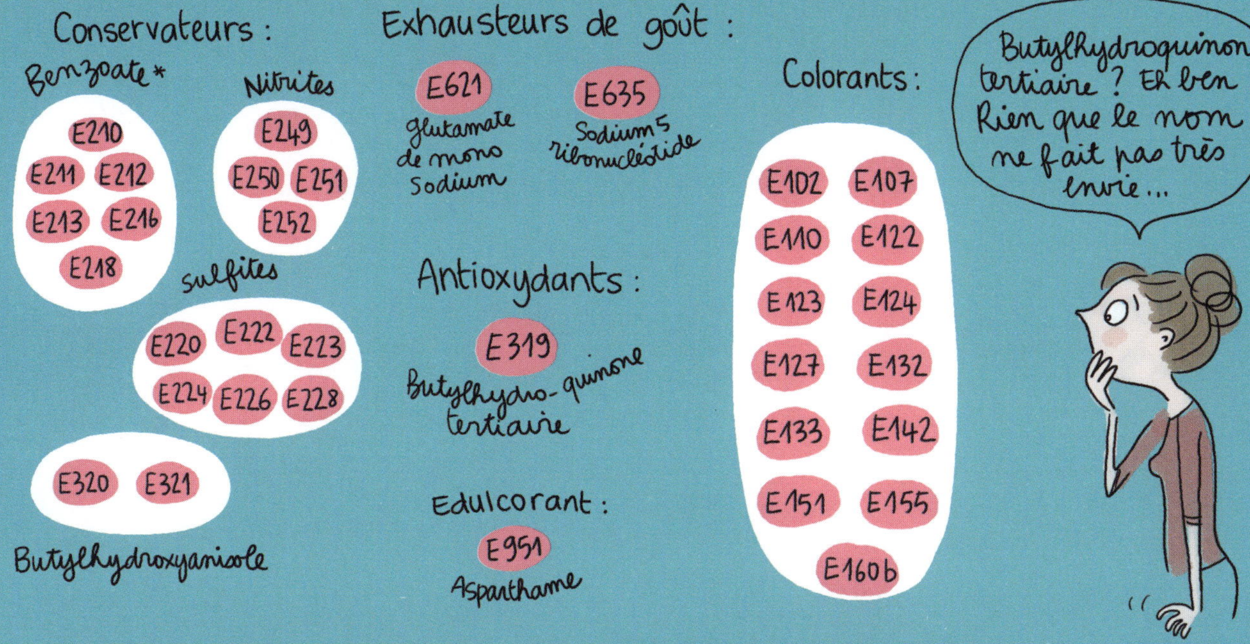

Les additifs alimentaires sont autorisés dans une certaine mesure, mais avez-vous déjà essayé de calculer la quantité que vous ingérez ? Non ! Alors, privilégiez des aliments qui en contiennent peu ou pas du tout ! C'est leur excès qui est néfaste pour la santé, cela peut provoquer des troubles divers, comme de l'hyperactivité, des migraines, des problèmes respiratoires, des allergies, et un effet cancérigène est même suspecté…

En privilégiant une alimentation bio, vous éviterez les additifs alimentaires chimiques.

Les croûtons à l'ail

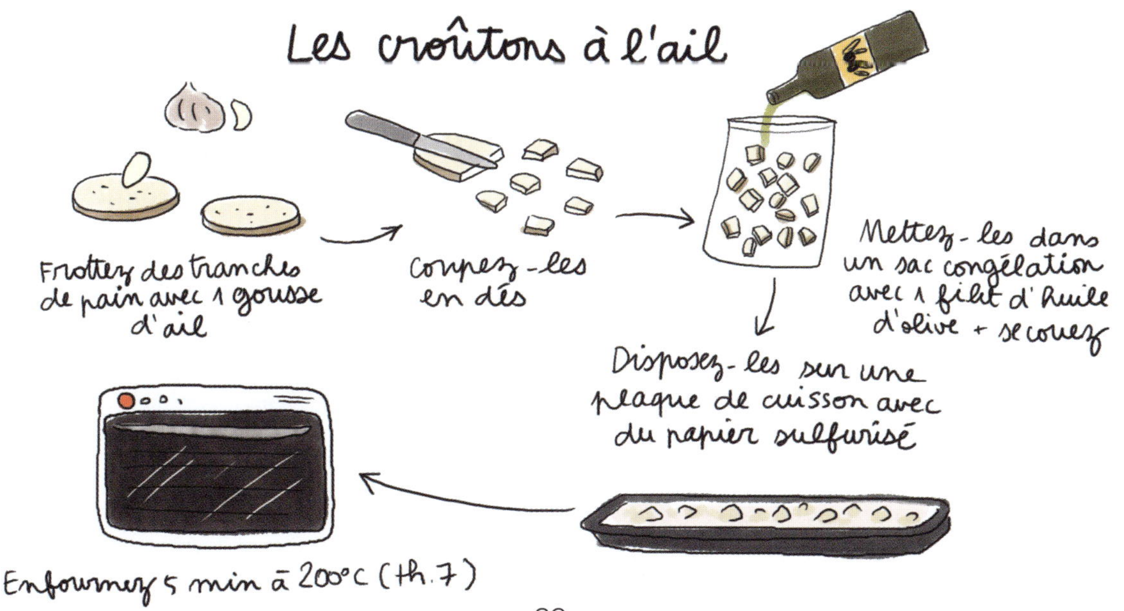

ZOOM SUR

Les jus de fruits

Les jus de fruits frais vous apportent presque autant de vitamines et minéraux qu'un fruit. La grande différence se fait au niveau des fibres et de la mastication. En effet, le fruit contient des fibres intactes, qui obligent à mâcher et permettent d'être rassasié. De plus, une bonne digestion commence dans la bouche, par une bonne mastication.
Le jus de fruits est donc moins intéressant qu'un fruit mais vaudra toujours mieux qu'un soda ! Voici quelques conseils pour bien le choisir.

Jus de fruits 100 % pressé

Obtenu à partir d'une simple pression des fruits mûrs et frais. Aucun additif autorisé, ni colorant, ni conservateur. L'ajout de sucre est indiqué sur le paquet. Sans sucre ajouté, la composition nutritionnelle est proche du fruit. La différence réside dans la vitamine C (il y a perte de vitamines par manipulation du fruit, exposition à la lumière et à l'air) et dans les fibres (inexistantes, surtout dans le « sans pulpe »). S'il y a enrichissement en vitamines, elles ne seront pas assimilées de la même manière que les vitamines naturelles.

Jus de fruits à base de concentré

Jus de fruits pressé dont on a retiré 80 % d'eau et qui sera reconstitué. Composition nutritionnelle proche de celle du fruit (s'il n'y a pas d'ajout de sucre). La vitamine C et les fibres sont peu présentes.

Nectar de fruits

C'est un jus ou une purée de fruits contenant 25 à 50 % d'eau et jusqu'à 20 % de sucre. La teneur en fruits est toujours précisée. Sa composition est éloignée du fruit, la quantité de glucides est élevée. L'ajout de sucre le rend majoritaire dans la composition. Pas de vitamines, ni de fibres, ni de minéraux.

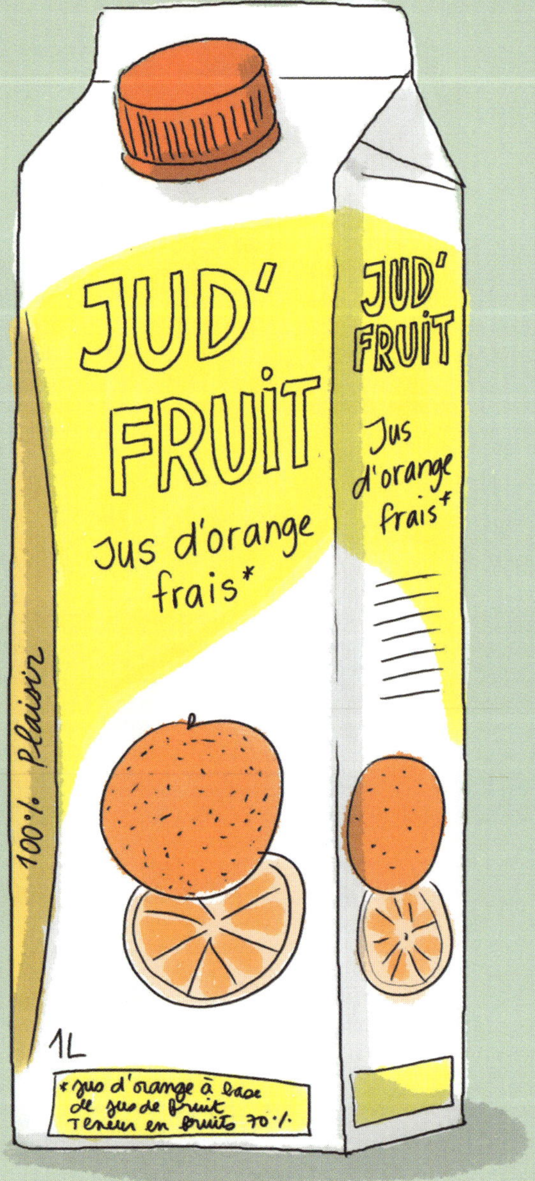

Idée reçue

Les jus de fruits qui ne portent pas la dénomination « pur jus » ou qui ne sont pas fabriqués à partir de jus pressé ne comptent pas comme une portion de fruits. Les boissons aromatisées aux fruits, les nectars de fruits, les sodas apportent beaucoup de sucre et peu ou pas de fibres. Pas plus qu'un yaourt aux fruits.

LES SAISONS

Pourquoi manger des fruits et légumes de saison ? Parce que c'est meilleur pour vous ! Ils ont plus de goût, ils regorgent de vitamines et minéraux, ils répondent au bon moment à vos besoins nutritionnels, ils sont plus riches en antioxydants, ils sont moins traités, et enfin ils sont moins chers.
Hors saison, un fruit ou un légume viendra probablement d'une récolte sous serre, où il aura été aspergé de pesticides pour l'aider à pousser et pour compenser le manque de soleil et de nutriments dans le sol… N'oubliez pas que consommer de saison est meilleur pour l'environnement, grâce à un meilleur respect des terres.

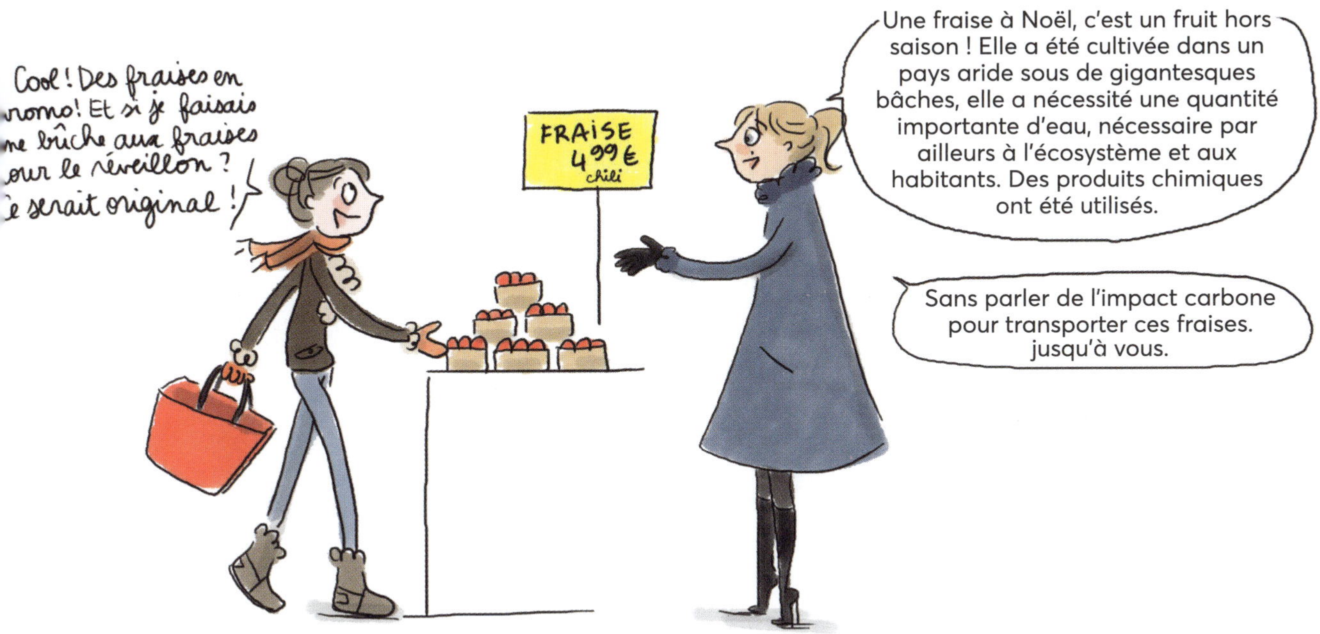
Cool ! Des fraises en
romo ! Et si je faisais
ne bûche aux fraises
our le réveillon ?
e serait original !
FRAISE 4,99 € chili
Une fraise à Noël, c'est un fruit hors saison ! Elle a été cultivée dans un pays aride sous de gigantesques bâches, elle a nécessité une quantité importante d'eau, nécessaire par ailleurs à l'écosystème et aux habitants. Des produits chimiques ont été utilisés.
Sans parler de l'impact carbone pour transporter ces fraises. jusqu'à vous.

Lorsque c'est possible, privilégiez « la cueillette » et le marché ! Mais parfois, même au marché, on trouve des fruits et légumes hors saison, c'est pourquoi il sera important de vous reporter au calendrier page suivante pour vérifier la saisonnalité des fruits et légumes !

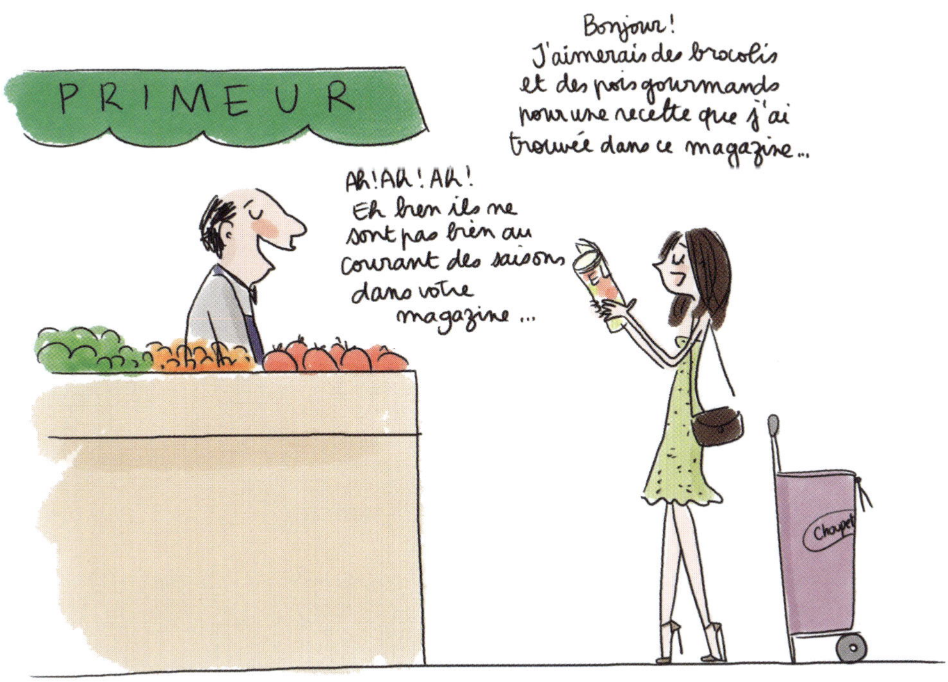
PRIMEUR
Bonjour ! J'aimerais des brocolis et des pois gourmands pour une recette que j'ai trouvée dans ce magazine…
Ah ! Ah ! Ah ! Eh bien ils ne sont pas bien au courant des saisons dans votre magazine…

Janvier

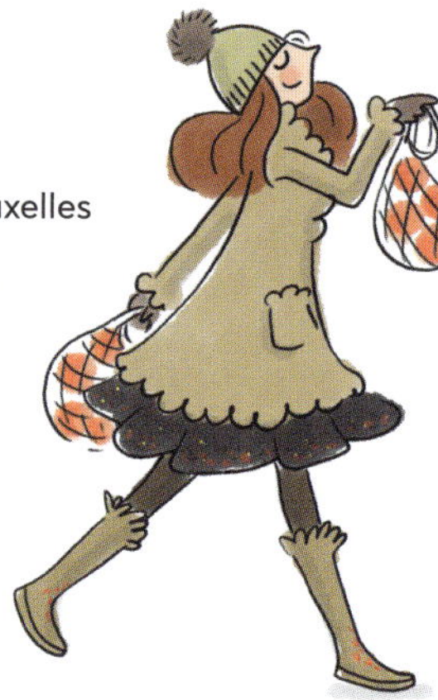

Ail
Avocat
Carotte
Céleri
Chou de Bruxelles
Chou kale
Chou rouge
Chou vert
Citron
Clémentine
Datte
Échalote
Endive
Kiwi
Mâche
Mandarine
Mangue
Navet
Noix
Oignon
Orange
Pamplemousse
Panais
Poireau
Pomme
Pomme de terre
Salsifis
Topinambour

Février

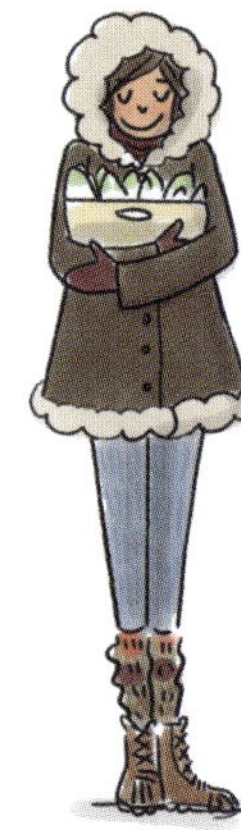

Avocat
Carotte
Céleri
Chou kale
Chou rouge
Chou vert
Citron
Clémentine
Cresson
Échalote
Endive
Mâche
Mandarine
Noix
Oignon
Orange
Pamplemousse
Panais
Poireau
Pomme
Salsifis
Topinambour

Mars

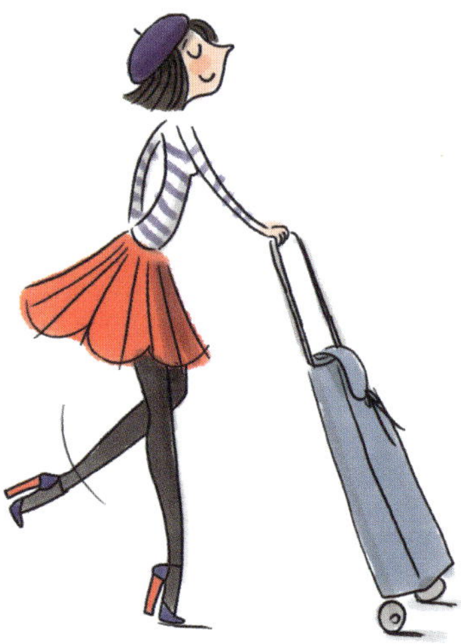

Céleri
Chou kale
Chou-rave
Chou vert
Citron
Cresson
Échalote
Mâche
Mandarine
Morille
Noix
Oignon
Panais
Pamplemousse
Poireau
Salsifis
Topinambour

Avril

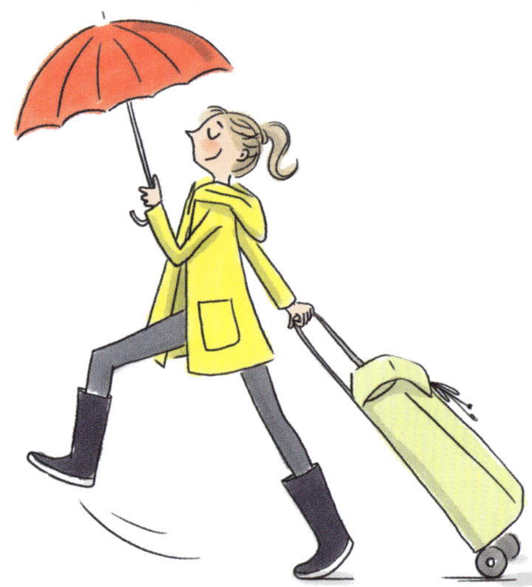

Ail nouveau
Cerfeuil
Chou-rave
Chou vert
Cresson
Échalote
Épinards
Fève
Laitue
Morille
Noix
Oignon
Oseille
Pissenlit

Mai

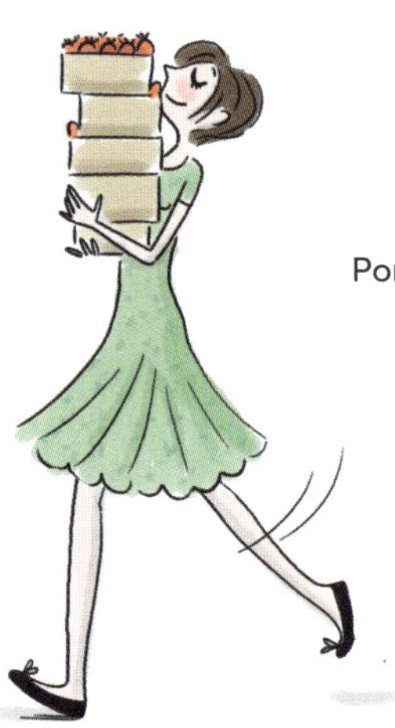

Ail nouveau
Artichaut poivrade
Asperge
Blette
Carotte
Cerfeuil
Cerise
Chou-rave
Cresson
Échalote
Épinards
Fenouil
Fève
Fraise
Frisée
Laitue
Navet
Oignon
Oseille
Persil
Petit pois
Pomme de terre
Pissenlit
Radis
Rhubarbe
Roquette

Juin

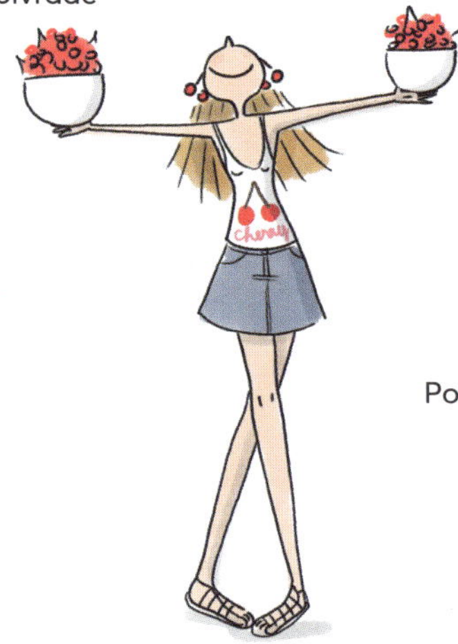

Abricot
Ail nouveau
Aneth
Artichaut
Artichaut poivrade
Asperge
Basilic
Blette
Carotte
Cerfeuil
Cerise
Chou-rave
Ciboulette
Concombre
Coriandre
Courgette
Cresson
Échalote
Épinards
Estragon
Fenouil
Fève
Fraise
Framboise
Haricot vert
Laitue
Laurier
Melon
Menthe
Myrtille
Navet
Oignon
Origan
Oseille
Persil
Petit pois
Poivron
Pomme de terre
Radis
Rhubarbe
Romarin
Thym

Juillet

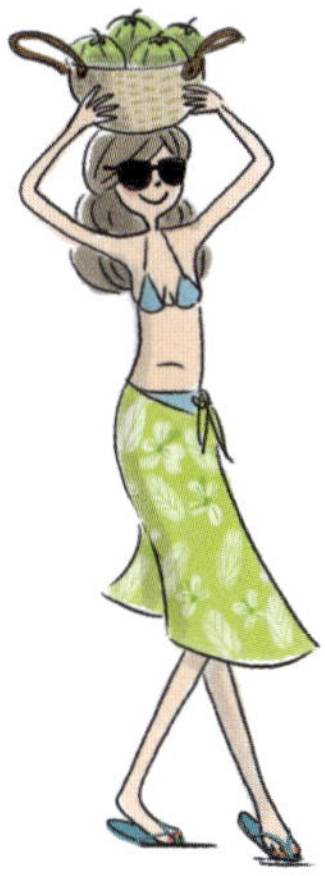

Abricot
Ail
Aneth
Artichaut
Aubergine
Basilic
Betterave
Blette
Carotte
Cassis
Cerfeuil
Cerise
Chou-rave
Ciboulette
Concombre
Coriandre
Courgette
Cresson
Échalote
Épinards
Estragon
Fenouil
Fève
Figue
Framboise
Girolle
Groseille
Haricot vert
Laitue
Laurier
Maïs
Melon
Menthe
Myrtille
Navet
Oignon
Origan
Oseille
Pastèque
Pêche
Persil
Petit pois
Poireau
Poivron
Pomme de terre
Prune
Radis
Romarin
Thym
Tomate

Août

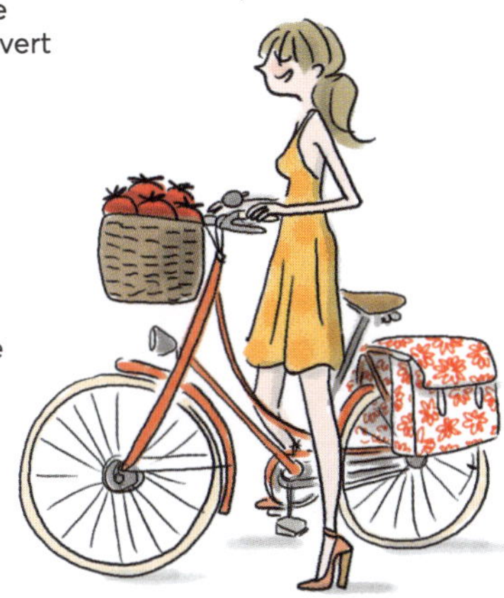

Aneth
Artichaut
Aubergine
Basilic
Betterave
Blette
Brocoli
Carotte
Cassis
Céleri
Cèpe
Cerfeuil
Chou-rave
Ciboulette
Concombre
Courgette
Coriandre
Cresson
Échalote
Épinards
Estragon
Fenouil
Fève
Figue
Framboise
Girolle
Groseille
Haricot vert
Laitue
Laurier
Maïs
Melon
Menthe
Mûre
Myrtille
Navet
Noisette
Oignon
Origan
Oseille
Pastèque
Pêche
Persil
Poire
Poireau
Poivron
Pomme
Pomme de terre
Prune
Raisin
Romarin
Thym
Tomate

Septembre

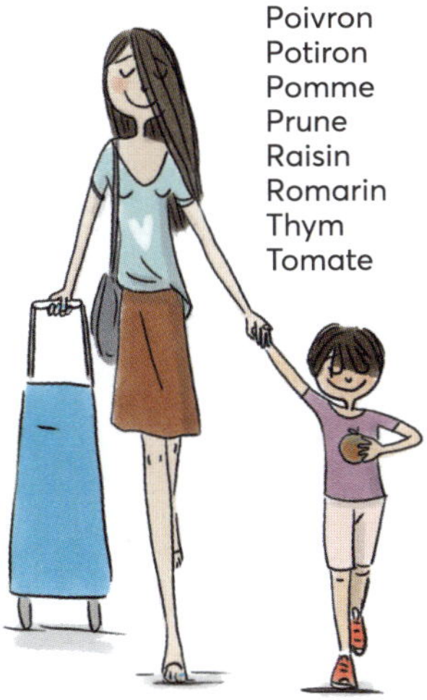

Ail
Amande
Aneth
Aubergine
Betterave
Blette
Bolet
Brocoli
Carotte
Cassis
Céleri
Cèpe
Cerfeuil
Chou-fleur
Chou frisé
Chou-rave
Ciboulette
Concombre
Courgette
Cresson
Fenouil
Échalote
Estragon
Figue
Fraise
Girolle
Grenade
Groseilles
Laurier
Maïs
Mirabelle
Mûre
Navet
Noisette
Oignon
Origan
Oseille
Patate douce
Pâtisson
Pêche
Persil
Poire
Poireau
Poivron
Potiron
Pomme
Prune
Raisin
Romarin
Thym
Tomate

Octobre

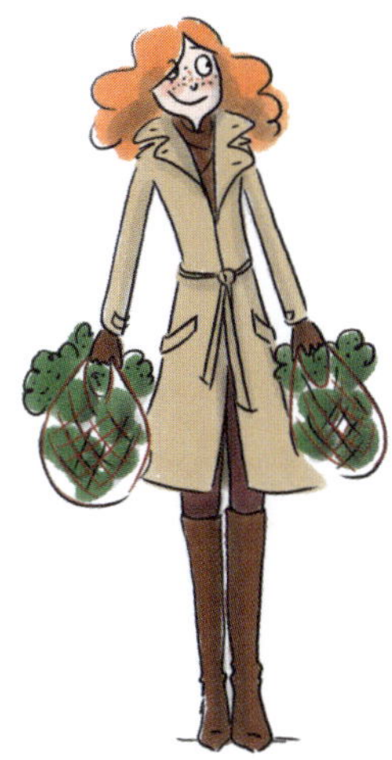

Ail
Amande
Aubergine
Betterave
Blette
Bolet
Brocoli
Carotte
Céleri
Cèpe
Châtaigne
Chou de Bruxelles
Chou-fleur
Chou frisé
Chou kale
Chou-rave
Chou vert
Citron
Clémentine
Courge
Coing
Datte fraîche
Échalote
Endive
Épinards
Fenouil
Figue
Fraise
Girolle
Grenade
Kaki
Kiwi
Laitue
Mâche
Mûre
Navet
Noisette
Noix
Oignon
Patate douce
Poireau
Poivron
Pomme
Prune
Raisin
Tomate

Novembre

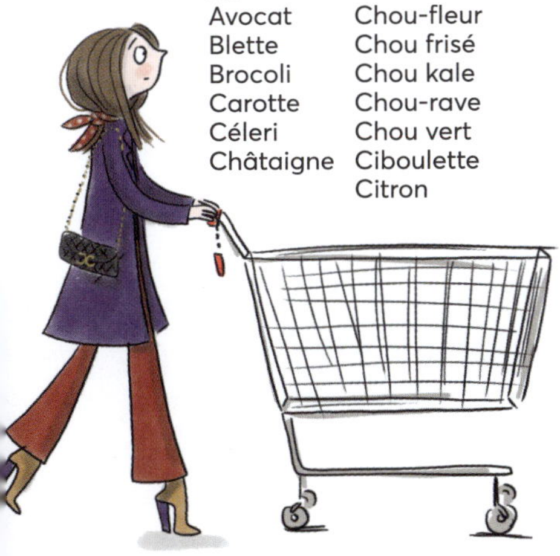

Ail
Avocat
Blette
Brocoli
Carotte
Céleri
Châtaigne
Chou de Bruxelles
Chou-fleur
Chou frisé
Chou kale
Chou-rave
Chou vert
Ciboulette
Citron
Clémentine
Coing
Courge
Datte fraîche
Échalote
Endive
Épinards
Fenouil
Figue
Girolle
Grenade
Kaki
Kiwi
Laurier
Mâche
Navet
Noix
Oignon
Panais
Patate douce
Poireau
Pomme
Romarin
Salsifis
Topinambour

Décembre

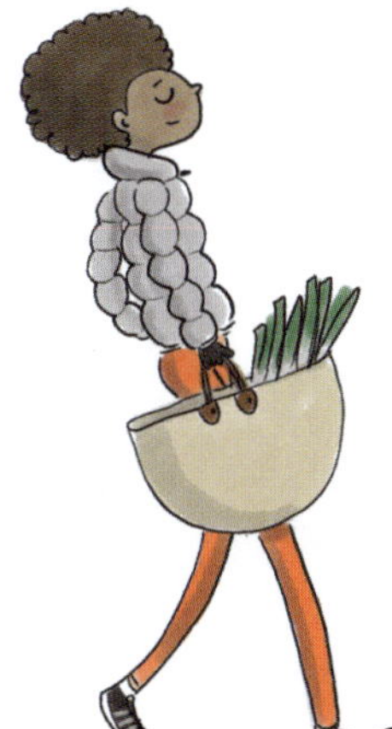

Ananas
Avocat
Carotte
Céleri
Clémentine
Châtaigne
Chou de Bruxelles
Chou kale
Chou rouge
Chou vert
Citron
Échalote
Endive
Kaki
Kiwi
Laurier
Litchis
Mâche
Mandarine
Noix
Oignon
Orange
Pamplemousse
Panais
Poireau
Pomme
Salsifis
Topinambour

AU MARCHÉ

Faire ses courses au marché, c'est bon pour la santé, pour l'activité physique, pour la tête, pour le porte-monnaie, pour encourager les producteurs locaux et pour votre environnement !

Pourquoi favoriser le marché ?

Sur le marché, vous trouverez des fruits et légumes de saison. Les saisons sont adaptées à vos besoins nutritionnels. Donc, en hiver, des fruits et légumes riches en vitamine C et minéraux pour lutter contre les coups de fatigue et le manque d'énergie.
En été, des fruits et légumes gorgés d'eau pour vous hydrater.
C'est aussi un endroit où vous pourrez échanger avec le producteur ou le commerçant sur l'origine des produits, sur des recettes, des astuces pour cuisiner… Vous pouvez parfois retrouver des légumes oubliés comme le butternut, le panais…
Acheter ses fruits et légumes sur le marché, c'est économique ! Les produits sont locaux, il y a moins d'intermédiaires. Si vous faites les fins de marché, les commerçants bradent pour ne pas repartir avec du stock ! Une aubaine pour les petits budgets !
De plus, sur le marché, les produits sont de meilleure qualité. Les produits sont frais ! Ils ont donc une meilleure densité nutritionnelle.
Faire le marché, c'est enfin un moment de plaisir pour prendre l'air, marcher, échanger, s'informer de la provenance des produits, partager…
Y aller en famille peut s'avérer très instructif pour les enfants, cela permet de les impliquer davantage et de les sensibiliser au « bien manger ».

Fruits et légumes de saison !
Herbes aromatiques
Citron frais

Bœuf haché 5 %
Filet de poulet
Jambon
Cuisses de poulet ou dinde
Filet de bœuf

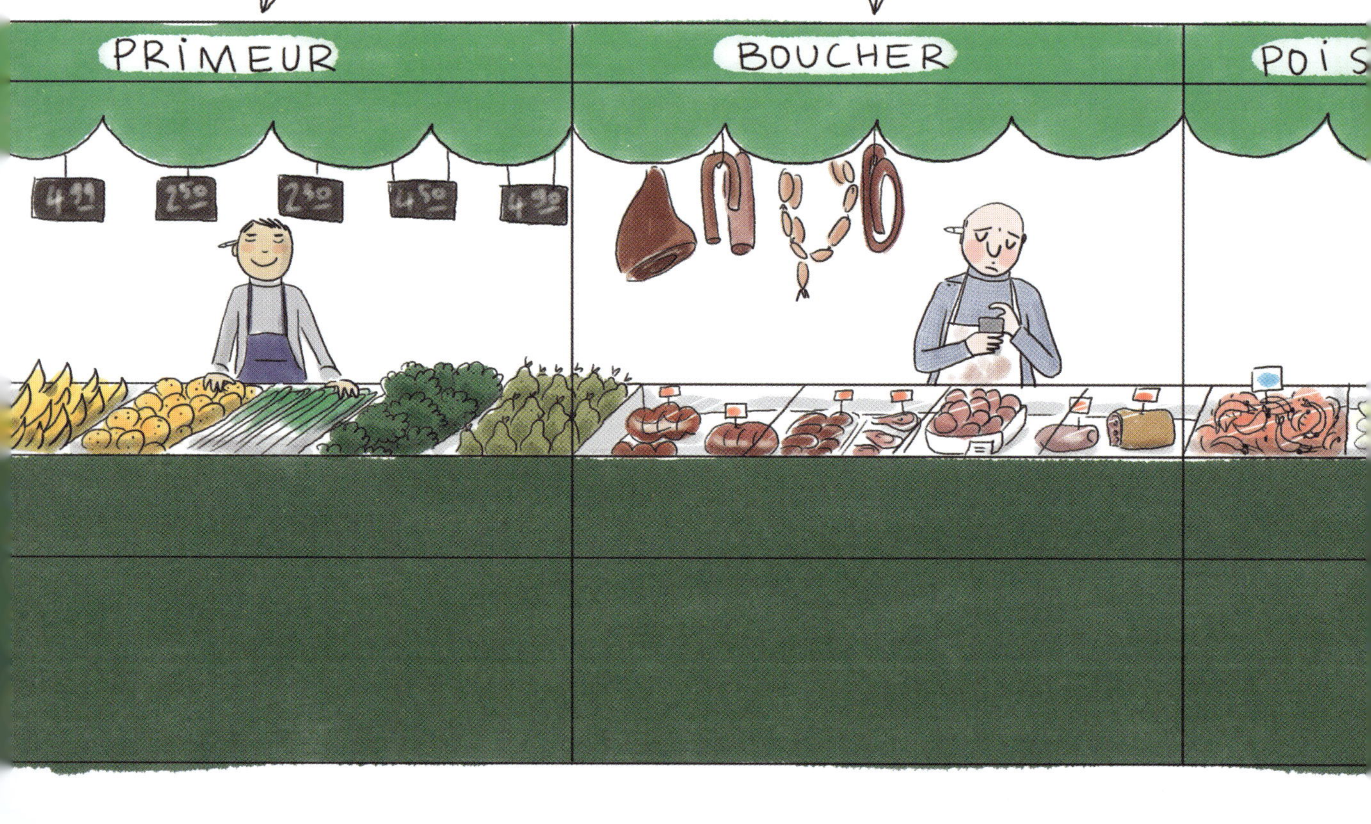

Les bienfaits sur la santé

Consommer une viande ou un poisson du marché, c'est s'assurer de la fraîcheur et de la qualité du produit. Votre boucher sur le marché vous proposera toujours une viande maigre pour faire un steak haché ! Il est préférable de manger moins de viande mais toujours de qualité ! De même, un poisson carré n'existe pas…

Recette du poisson citron-gingembre-coriandre

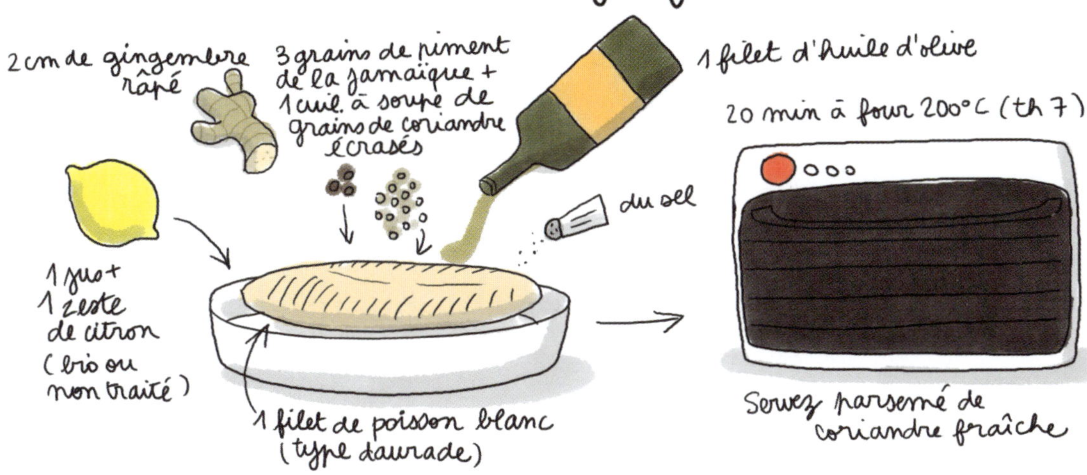

2 cm de gingembre râpé
3 grains de piment de la Jamaïque + 1 cuil. à soupe de grains de coriandre écrasés
1 filet d'huile d'olive
20 min à four 200 °C (th 7)
du sel
1 jus + 1 zeste de citron (bio ou non traité)
1 filet de poisson blanc (type daurade)
Servez parsemé de coriandre fraîche

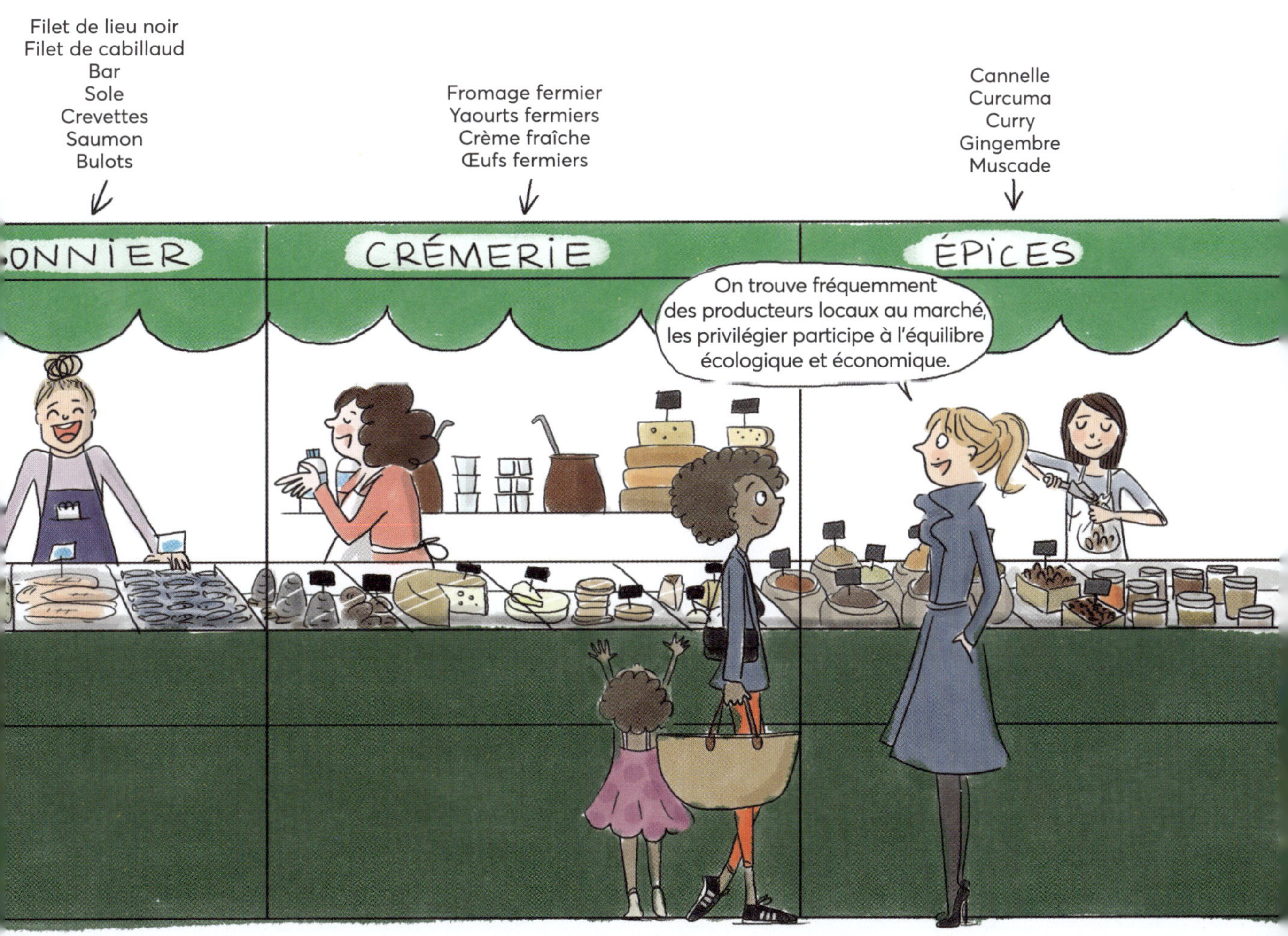

Filet de lieu noir
Filet de cabillaud
Bar
Sole
Crevettes
Saumon
Bulots
Fromage fermier
Yaourts fermiers
Crème fraîche
Œufs fermiers
Cannelle
Curcuma
Curry
Gingembre
Muscade
ONNIER
CRÉMERIE
ÉPICES
On trouve fréquemment des producteurs locaux au marché, les privilégier participe à l'équilibre écologique et économique.

AU MAGASIN BIO

Faire ses courses au magasin bio, c'est faire ses courses de façon responsable. Aujourd'hui, on ne peut plus ignorer les méfaits écologiques des emballages, les risques sur la santé des produits chimiques utilisés dans la production et dans les plats cuisinés. Manger bio serait donc bon pour l'environnement et bon pour la santé.

L'agriculture biologique

Elle est fondée sur le respect des équilibres naturels et du bien-être animal. Elle exclut notamment l'usage des pesticides et des engrais chimiques ou solubles. Les produits « bio » sont identifiés par le label « AB », propriété du ministère de l'Agriculture. Elle garantit entre autres que l'aliment est composé d'au moins 95 % d'ingrédients issus du mode de production biologique.

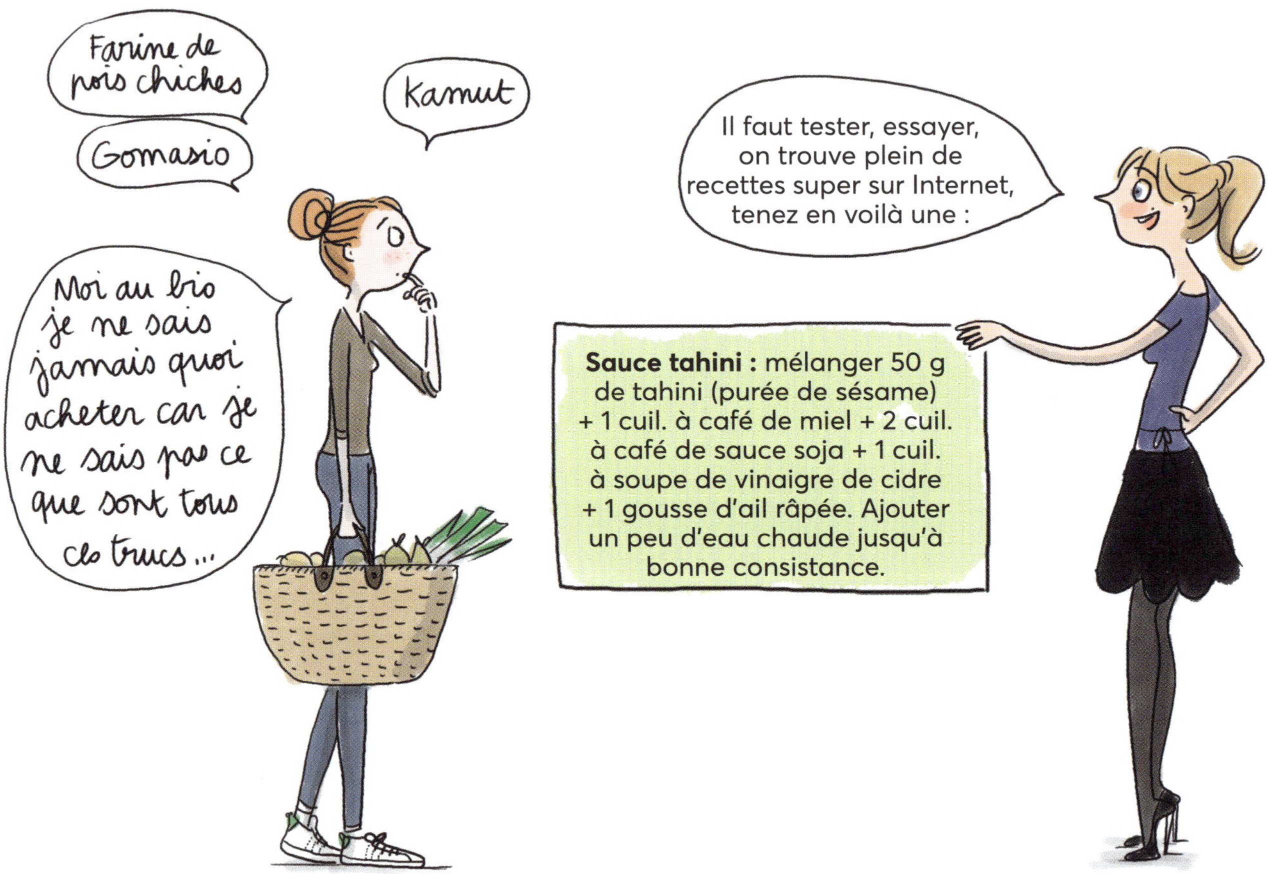
Farine de pois chiches
Gomasio
Kamut
Moi au bio je ne sais jamais quoi acheter car je ne sais pas ce que sont tous ces trucs...
Il faut tester, essayer, on trouve plein de recettes super sur Internet, tenez en voilà une :
Sauce tahini : mélanger 50 g de tahini (purée de sésame) + 1 cuil. à café de miel + 2 cuil. à café de sauce soja + 1 cuil. à soupe de vinaigre de cidre + 1 gousse d'ail râpée. Ajouter un peu d'eau chaude jusqu'à bonne consistance.

Et une astuce !

Ajoutez une poignée de flocons (avoine ou autre) dans une soupe de légumes 5 minutes avant d'éteindre le feu. Mixez et vous obtiendrez un velouté.

Et une autre !

Délayez 1 cuil. à soupe de farine de châtaignes avec une boisson au soja et faites épaissir sur feu doux, sucrez avec du sirop d'érable ou du sucre complet pour réaliser une crème anglaise minute.

Différence entre bio et traditionnel

Les méthodes de production bio conservent davantage les micronutriments comme les antioxydants et évitent de retrouver des teneurs élevées en toxiques, comme le cadmium, les nitrites, les nitrates, les pesticides. Ces micronutriments aux effets antioxydants auraient un bénéfice sur la santé et permettrait de réduire les risques de maladies chroniques, notamment des maladies cardio-vasculaires, neurodégénératives et certains cancers.
Consommer bio permet aussi de réduire le gaspillage en favorisant les produits en libre-service et rend service à la planète en diminuant les déchets d'emballage.

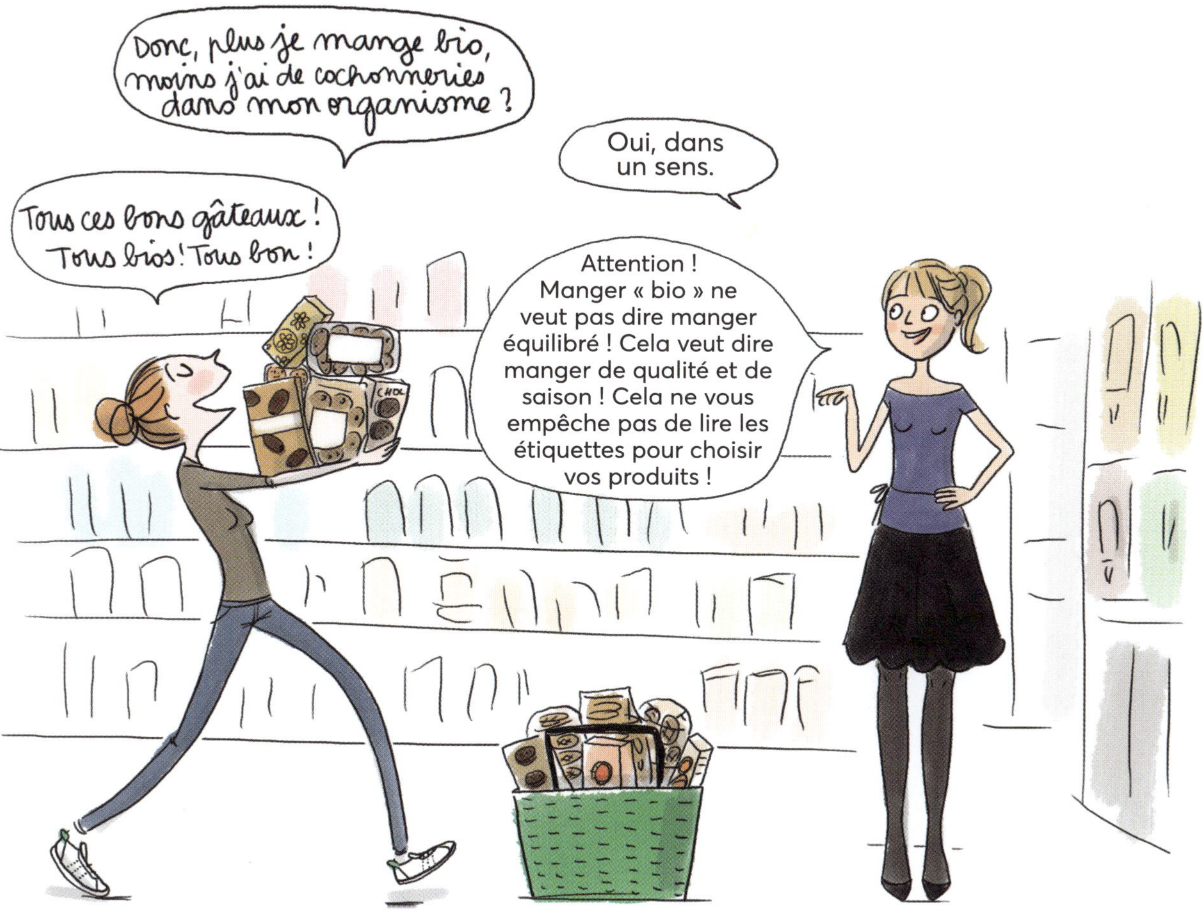
Donc, plus je mange bio, moins j'ai de cochonneries dans mon organisme ?
Oui, dans un sens.
Tous ces bons gâteaux ! Tous bios ! Tous bon !
Attention ! Manger « bio » ne veut pas dire manger équilibré ! Cela veut dire manger de qualité et de saison ! Cela ne vous empêche pas de lire les étiquettes pour choisir vos produits !

Exemple : les gâteaux

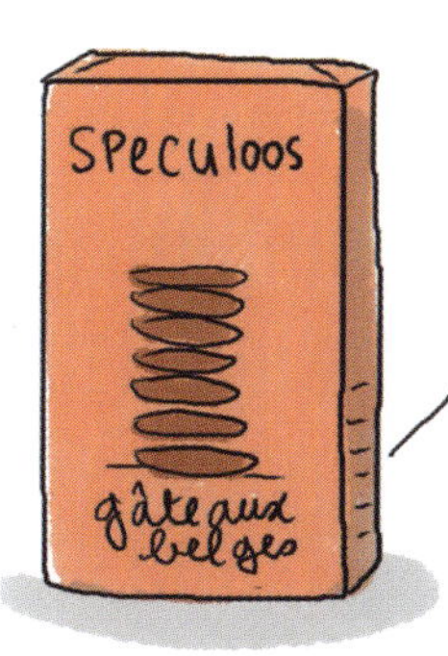
Speculoos
gâteaux belges

484 kcal	Énergie	476 kcal
4,9 g	Protéines	7,2 g
19 g	Lipides,	18 g
8,8 g	dont acides gras saturés	7,9 g
72,7 g	Glucides,	70 g
38,1 g	**dont sucres**	**35 g**
0,94 g	Sel	0,76 g
1,3 g	Fibres alimentaires	2,6 g

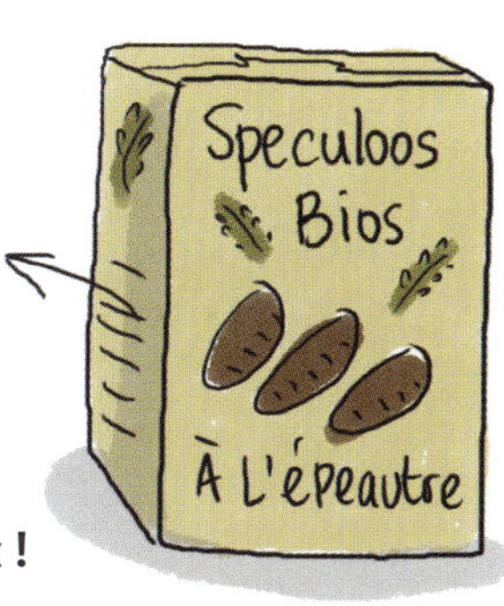
Speculoos Bios
À L'épeautre

Des gâteaux, même bio, restent des gâteaux !

Liste de courses idéale

Fruits et légumes

Tous, ils sont en général de saison dans les magasins bio. Attention toutefois à regarder la provenance, pour ne pas acheter des produits qui ont fait un trop long voyage… Ils ont l'avantage de pouvoir être consommés avec la peau et seront plus riches en vitamines.

Boissons végétales

- Lait* de riz nature : permet de cuisiner sauces, gratins, quiches, crêpes, desserts type flans, clafoutis…
- Lait d'amande
- Lait d'avoine
- Lait de soja

Ces boissons végétales peuvent être utilisés dans les purées, ou au petit déjeuner dans un granola maison…

* On les appelle « laits » mais ils n'ont pas les mêmes valeurs nutritives que les laits d'origine animale.

Céréales

- Épeautre concassé : variété ancienne du blé, en salade ou en accompagnement
- Millet décortiqué : peut être utilisé froid en salade avec des légumes
- Riz long, basmati, thaï en version riz demi-complète, riz noir
- Sarrasin décortiqué : peut servir à enrichir les soupes ou en accompagnement avec des légumes d'hiver

Farines

- Farine de châtaigne : à hauteur de 20 % pour parfumer les pâtes à crêpes, les gâteaux… À conserver au réfrigérateur une fois le paquet ouvert
- Farine de pois chiches : pour remplacer la farine de blé et augmenter la teneur en protéines complètes
- Farine de petit épeautre : pour préparer des pâtes à tarte et remplacer la farine de blé dans toutes préparations
- Farine de riz complet : pour la cuisine sans gluten, toutes préparations

Fines herbes

- Herbes de Provence : dans les marinades, les tartes, les soupes, les coulis…
- Origan : dans les légumes secs, les quiches, les omelettes
- Persil, ciboulette, basilic : dans les salades, les sauces, les tomates, les œufs brouillés, les omelettes…

Flocons

- Flocons de quinoa : pour des galettes légères (voir recette p. 52 en remplaçant le quinoa par des flocons)
- Flocons de riz
- Flocons de pois chiches : en mélange dans des purées de légumes avec des épices orientales (faire cuire les flocons dans les purées)

Oléagineux

Amandes, noisettes, noix de cajou nature décortiquées : utilisez-les concassées dans des salades, dans des galettes végétales, des müeslis maison, des biscuits…

Graines

- Graines de courge, de tournesol, de lin : pour agrémenter vos salades ou vos plats
- Graines de sésame blanc ou noir : savoureuses et décoratives (sur une purée)

Huiles végétales

- Huile de colza : permet d'avoir un bon rapport oméga-3 et oméga-6. À utiliser crue sur toutes préparations
- Huile de macadamia : huile riche en oméga-3

Légumes secs

Flageolets verts, haricots blancs, lentilles corail, lentilles vertes, pois cassés, pois chiches, châtaignes : ils peuvent être utilisés en soupe avec des légumes, mixés ou veloutés, en accompagnement façon curry, en salades, en plat unique ou associé à une céréale (par exemple riz et haricots rouges)

Sucres

- Sucre de canne blond
- Sucre de canne complet : parfum ambré
- Rapadura : c'est un sucre de canne moelleux et humide, riche en sels minéraux, vitamines et acides aminés. Il a un petit goût de caramel ou de réglisse. Il est très intéressant d'un point de vue nutritionnel

Purées d'oléagineux

- Purée d'amandes complète : elle se marie avec des légumes, dans les desserts
- Purée d'amandes blanche : plus douce
- Purée de cajou : sera plutôt utilisée dans les recettes salées, en fond de sauce pour lier des curries de légumes et dans des veloutés
- Tahini, purée de sésame : en mélange avec une purée de potimarron ou autre courge (3 cuil. à soupe)

Elles peuvent remplacer votre beurre du matin en donnant un parfum original à vos tartines. Elles peuvent également apporter un parfum original à une purée, un velouté, une pâte à gâteau…

Le gomasio

Mélange de sel marin et de sésame toasté, le gomasio permet d'avoir la main plus légère sur le sel. Le sésame, riche en calcium et en acides gras essentiels, associé au sel marin riche en magnésium et en phosphore, joue un rôle dans le précieux équilibre acido-basique de notre organisme.

Tamari

Sauce traditionnelle de soja. Elle permet de remplacer le sel dans la vinaigrette, dans le riz…

ZOOM SUR

Le curcuma

Le curcuma est une épice pour la cuisine. Il est également utilisé en tant que colorant alimentaire et cosmétique.

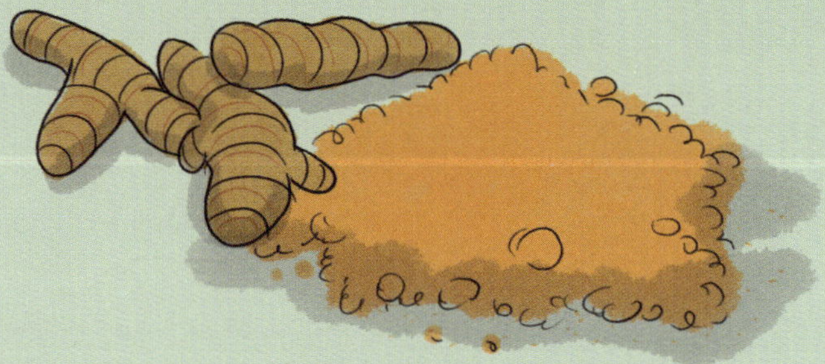

Que vous apporte le curcuma ?

Les principes actifs sont des composés phénoliques, les curcuminoïdes, dont la curcumine. Le curcuma possède de puissantes propriétés antioxydantes, mais aussi anti-inflammatoires, anticancéreuses, immunostimulantes, hypolipémiantes (réduisant le taux de lipides).

Comment consommer le curcuma ?

Vous pouvez l'utiliser pour agrémenter les légumes, la viande, le poisson. Pour assurer le passage des curcuminoïdes à travers la paroi intestinale, associez-le à du poivre noir ou du gingembre.

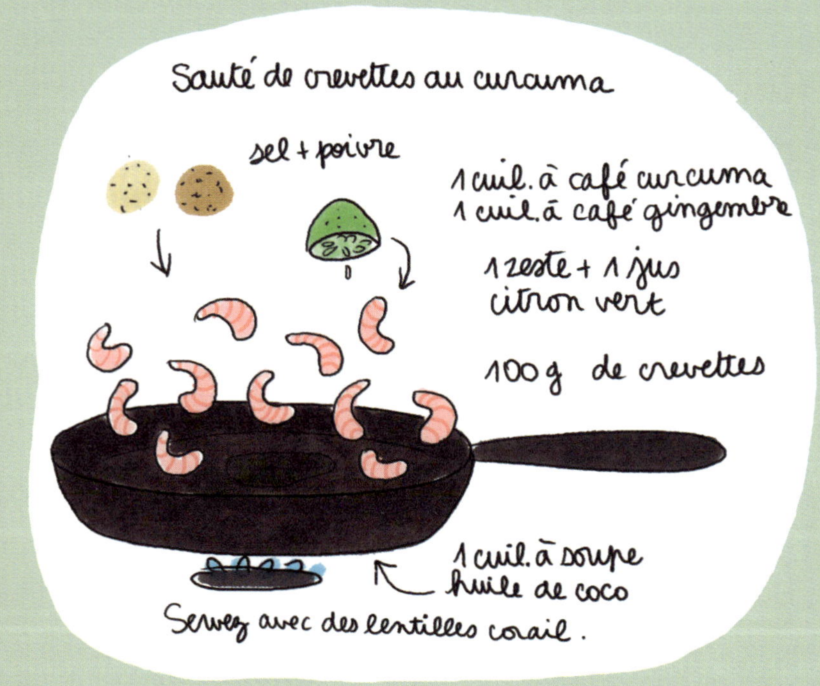
Sauté de crevettes au curcuma
sel + poivre
1 cuil. à café curcuma
1 cuil. à café gingembre
1 zeste + 1 jus citron vert
100 g de crevettes
1 cuil. à soupe huile de coco
Servez avec des lentilles corail.

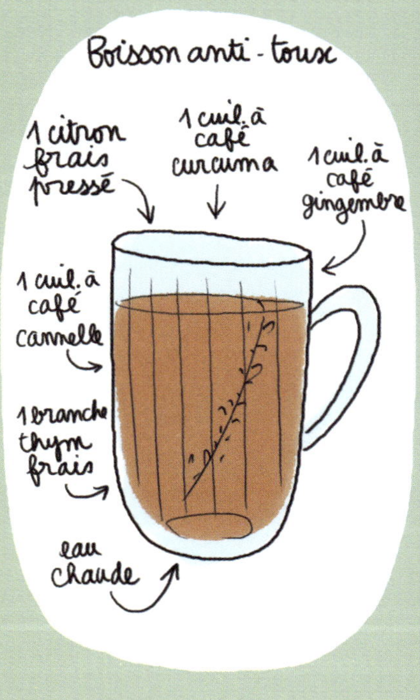
Boisson anti-toux
1 citron frais pressé
1 cuil. à café curcuma
1 cuil. à café gingembre
1 cuil. à café cannelle
1 branche thym frais
eau chaude

ZOOM SUR

La grenade

La grenade est un fruit original par sa composition de petites graines rouges. C'est un fruit « santé » car elle contient un complexe de composés nutritionnels au fort pouvoir antioxydant. Elle est disponible d'octobre à mars.

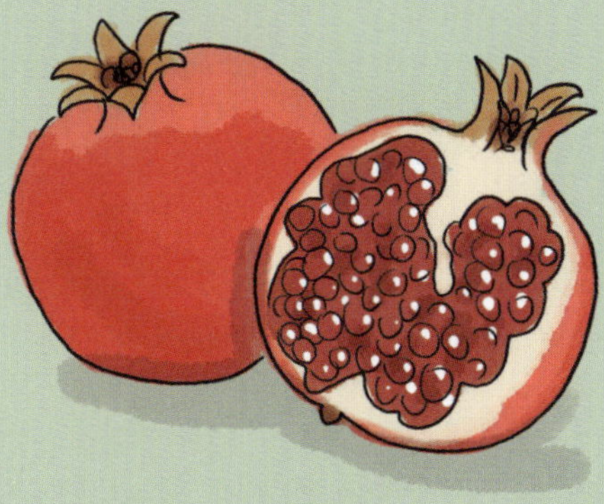

Que vous apporte la grenade ?

La grenade est riche en ellagitanins (polyphénols), anthocyanines, vitamines B6 et vitamine C, qui sont reconnus pour leurs propriétés antioxydantes. Ces éléments sont très intéressants car ils contribuent à lutter contre le vieillissement cellulaire. Ainsi, consommer de la grenade pourrait ralentir la progression de certains cancers. Son action antioxydante permet également d'améliorer la circulation du sang et participe ainsi à diminuer l'hypercholestérolémie et la pression sanguine. C'est donc un atout dans la prévention des maladies cardio-vasculaires.

Comment consommer la grenade ?

On la mange fraîche. Attention, son jus tache !
Le jus de grenade est un concentré de vitamines C et d'antioxydants. Ses grains rouges peuvent colorer une salade ou sucrer naturellement un yaourt.

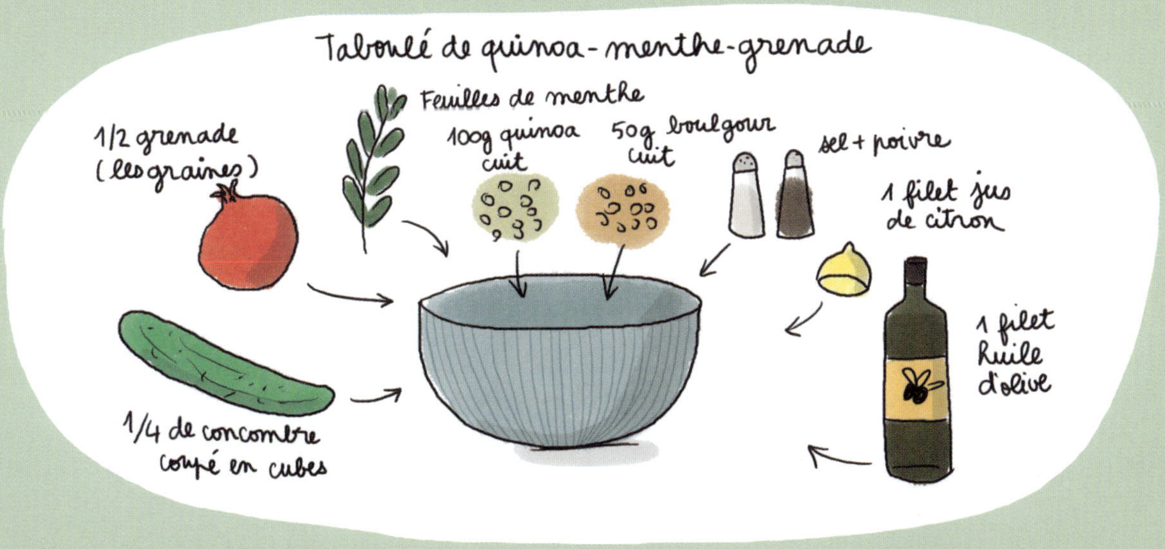
Taboulé de quinoa-menthe-grenade
Feuilles de menthe
1/2 grenade (les graines)
100g quinoa cuit
50g boulgour cuit
sel + poivre
1 filet jus de citron
1 filet huile d'olive
1/4 de concombre coupé en cubes

Astuce : pour l'éplucher, après avoir coupé la grenade en quartiers, la plonger dans un saladier d'eau. Séparer les grains des membranes. Les grains tomberont au fond du saladier, les membranes flotteront.

VÉGÉTARIEN OU VÉGÉTALIEN ?

De plus en plus, l'alimentation est à la mode végétarienne ou végétalienne. Ces régimes consistent en l'exclusion de certains groupes d'aliments, ce qui peut entraîner des carences. Voici comment trouver un max de nutriments dans votre alimentation.

L'alimentation végétarienne

Elle consiste en un régime alimentaire sans produit animal, sauf les œufs et produits laitiers. Le risque de carences peut se situer au niveau des protéines (les protéines végétales sont moins complètes que les protéines animales*), en vitamines du groupe B, B12, D, en fer, en zinc.
Pour avoir des protéines complètes, il suffit de favoriser les légumineuses (lentilles, pois secs…) et de les associer à des céréales. On peut aussi compenser en consommant des œufs et des produits laitiers qui contiennent des protéines complètes ou des aliments à base de soja.
NB : les légumineuses sont sans doute les plantes qui reçoivent le moins de traitements chimiques…
Pour assurer le plein de vitamines du groupe B (stimulant immunitaire), privilégiez les aliments céréaliers complets : riz brun, pain aux céréales, flocons d'avoine. La vitamine D est présente dans les œufs et les fromages.
Pour le fer et le zinc, optez pour les légumes secs (haricots blancs, lentilles), les fruits (fruits rouges), les légumes verts (cresson, épinards), les oléagineux (pistaches, amandes)…

L'alimentation végétalienne

Il s'agit d'un régime alimentaire sans viande, ni poisson, ni œufs, ni lait. Ce régime peut provoquer des carences en fer, zinc, calcium, acides gras oméga-3, vitamines B12 et D.

Pour compenser le manque de calcium, il faut privilégier les végétaux riches en calcium, comme le brocoli, le chou, les oléagineux (amandes, noix, noisettes…), les fruits secs (figues…). Le tofu est une source intéressante de calcium ainsi que le lait végétal enrichi.
Pour fixer le calcium dans votre organisme et éviter le manque, il faut de la vitamine D. Il suffit de s'exposer régulièrement au soleil pour la synthétiser et d'avoir recours si besoin à un complément alimentaire.
Pour compenser le manque d'acides gras oméga-3, consommez de l'huile de colza, par exemple, et ce à chaque repas à raison d'une cuillerée à soupe.
Pour compenser la vitamine B12, il faut avoir recours à un complément alimentaire car elle se trouve uniquement dans les produits animaux.
Et, bien sûr, variez votre alimentation pour apporter des vitamines et minéraux complets à votre organisme !

Pour ce faire, il vous suffit de mélanger une céréale avec une légumineuse comme :

riz + haricots rouges

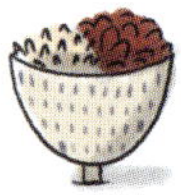

lentilles + polenta

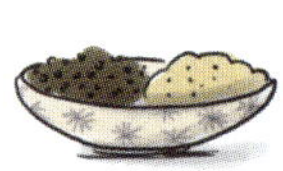

quinoa + boulgour

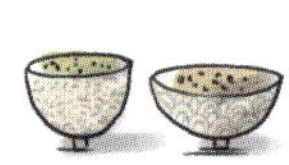

riz + lentilles…

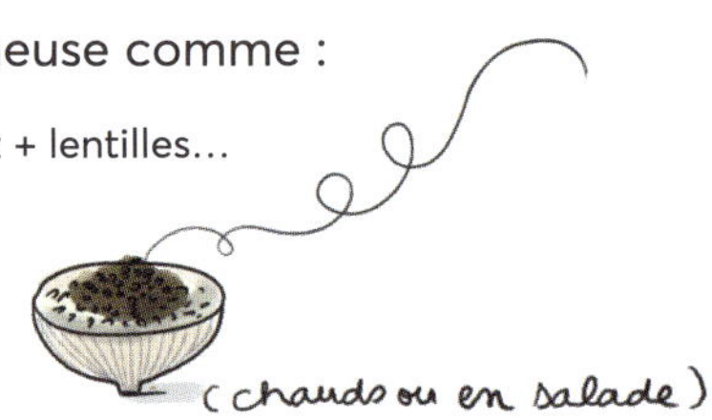

* **Petite explication sur les protéines :** elles sont composées d'acides aminés. Pour former une protéine « complète », il faut un certain nombre d'acides aminés, qui sont essentiels. La différence entre les protéines animales et les protéines végétales est que les premières contiennent tous les acides aminés, et sont donc complètes. Les protéines végétales, elles, ne contiennent pas tous les acides aminés, ce qui oblige à faire des associations entre végétaux pour obtenir des protéines complètes.

Recette des galettes de quinoa aux fines herbes

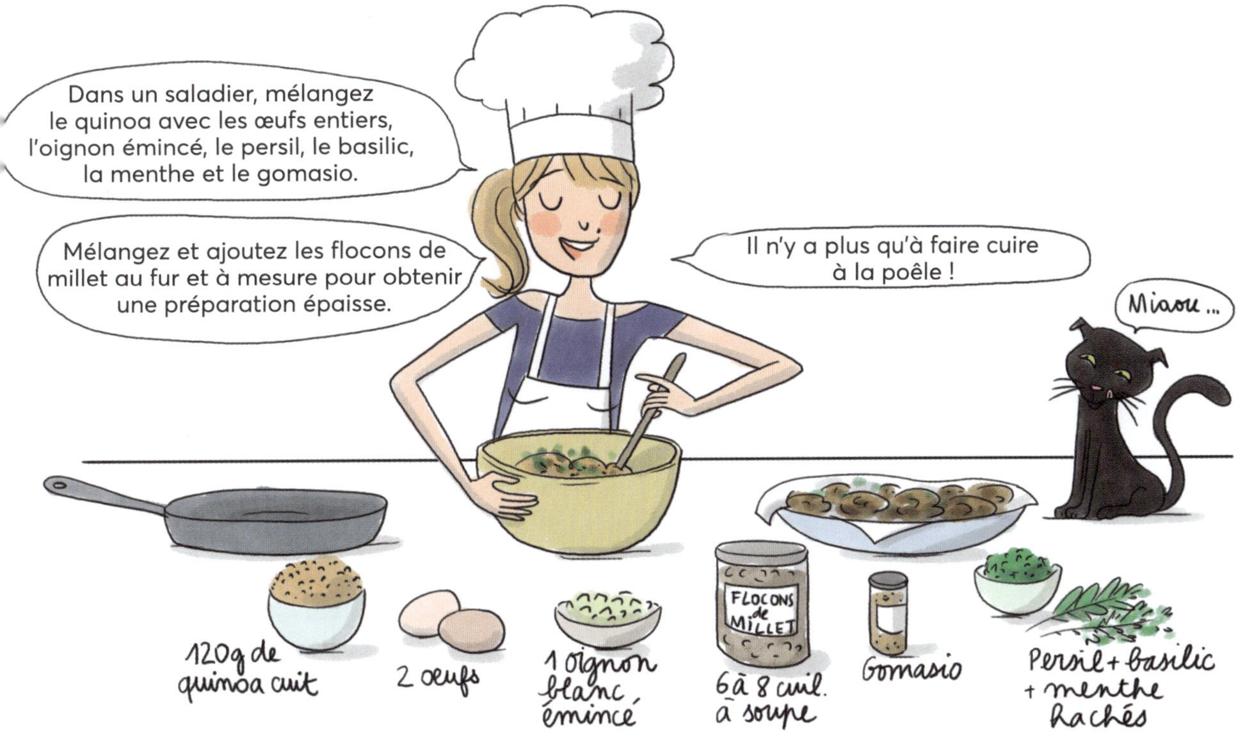

Dans un saladier, mélangez le quinoa avec les œufs entiers, l'oignon émincé, le persil, le basilic, la menthe et le gomasio.
Mélangez et ajoutez les flocons de millet au fur et à mesure pour obtenir une préparation épaisse.
Il n'y a plus qu'à faire cuire à la poêle !
Miaou...
FLOCONS de MILLET
120g de quinoa cuit
2 œufs
1 oignon blanc émincé
6 à 8 cuil. à soupe
Gomasio
Persil + basilic + menthe hachés

AOP et autres labels...

Les labels sont un moyen de vous informer sur une qualité de produit définie selon des critères bien précis grâce à une charte.

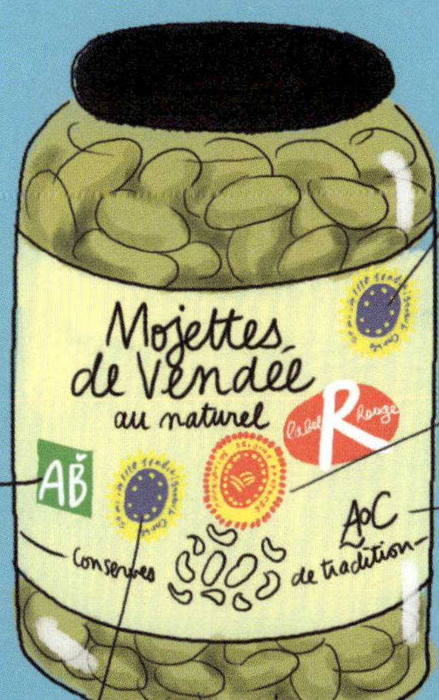

Mojettes de Vendée
au naturel
Label Rouge
AB
Conserves
AOC
de tradition

Label Rouge

Atteste qu'un produit possède un ensemble de caractéristiques spécifiques établissant un niveau de qualité supérieure à celle d'un produit courant similaire.

AB : Agriculture biologique

Garantit une qualité attachée à un mode de production respectueux de l'environnement et du bien-être animal.

STG : Spécialité traditionnelle garantie

Met en valeur la composition traditionnelle d'un produit ou son mode de production traditionnel.

AOC : appellation Origine Contrôlée

AOP : appellation Origine Protégée

Nom d'un produit associé à une aire géographique au sein de laquelle se déroulent la production, la transformation et l'élaboration du produit. L'AOP est l'équivalent européen de l'AOC.

IGP : Indication géographique protégée

Nom d'un produit associé à une aire géographique au sein de laquelle se déroule soit la production, soit la transformation, soit l'élaboration du produit.

IDÉE REÇUE n° 1

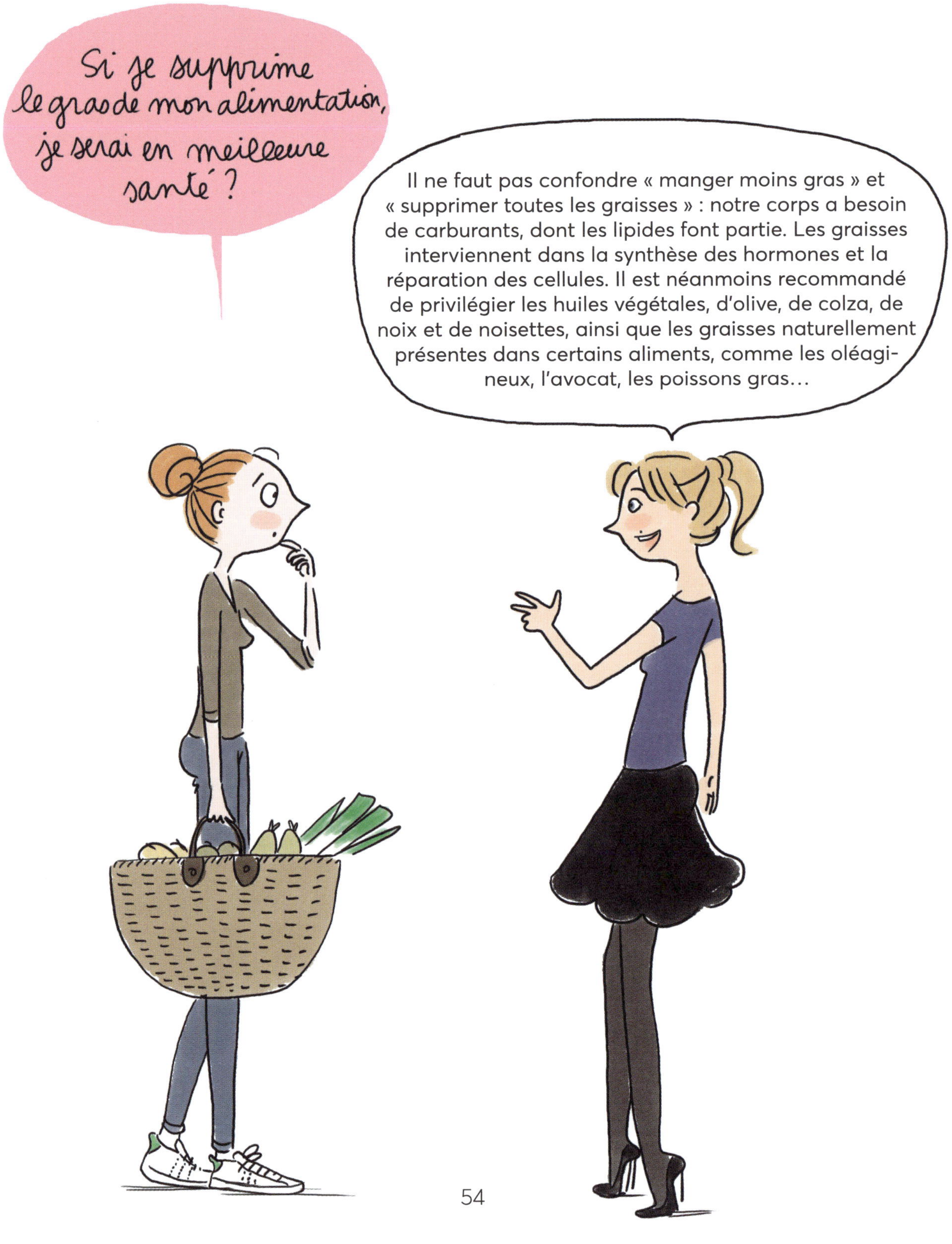
Si je supprime le gras de mon alimentation, je serai en meilleure santé ?
Il ne faut pas confondre « manger moins gras » et « supprimer toutes les graisses » : notre corps a besoin de carburants, dont les lipides font partie. Les graisses interviennent dans la synthèse des hormones et la réparation des cellules. Il est néanmoins recommandé de privilégier les huiles végétales, d'olive, de colza, de noix et de noisettes, ainsi que les graisses naturellement présentes dans certains aliments, comme les oléagineux, l'avocat, les poissons gras…

IDÉE REÇUE n° 2

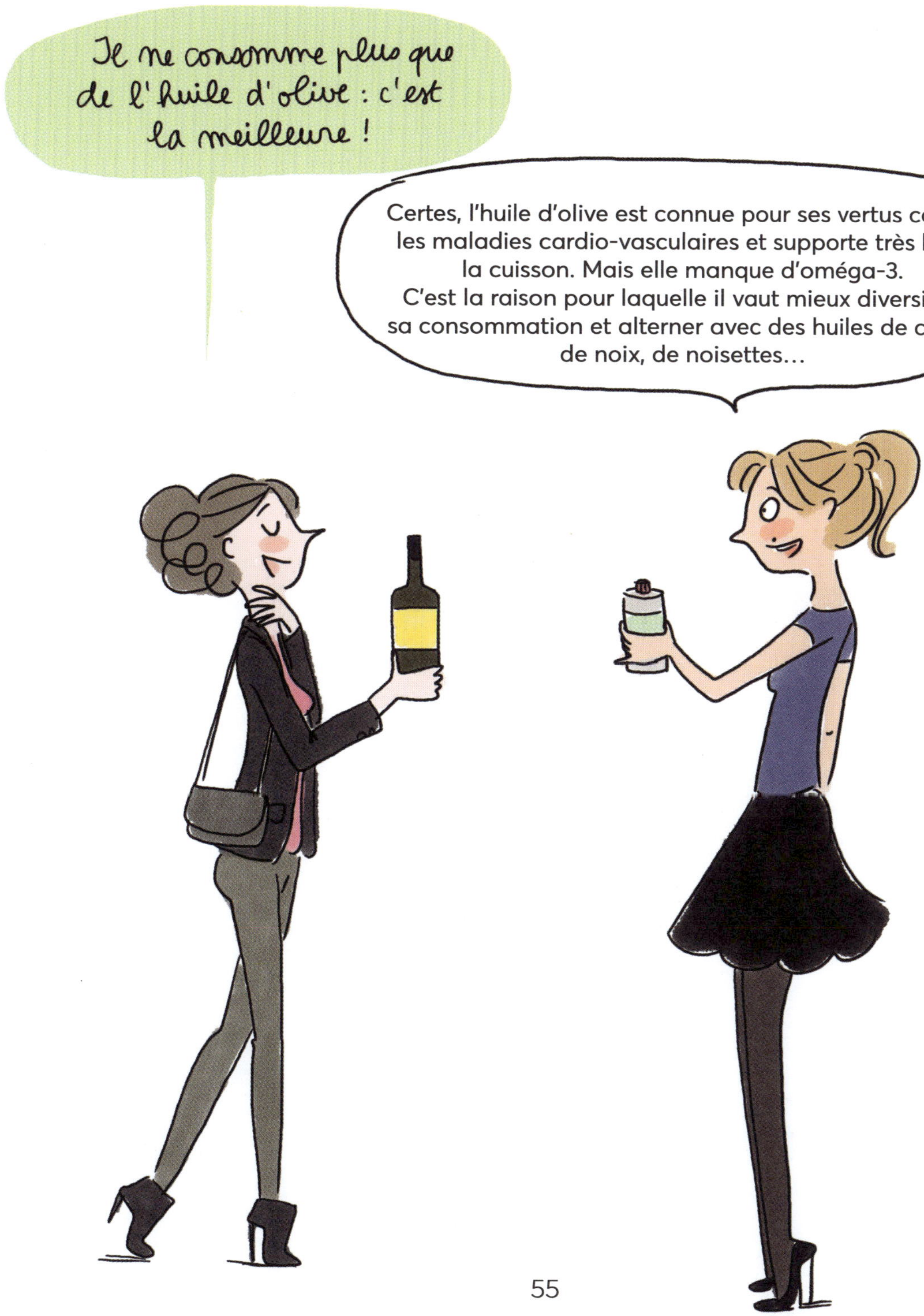
Je ne consomme plus que de l'huile d'olive : c'est la meilleure !
Certes, l'huile d'olive est connue pour ses vertus contre les maladies cardio-vasculaires et supporte très bien la cuisson. Mais elle manque d'oméga-3. C'est la raison pour laquelle il vaut mieux diversifier sa consommation et alterner avec des huiles de colza, de noix, de noisettes…

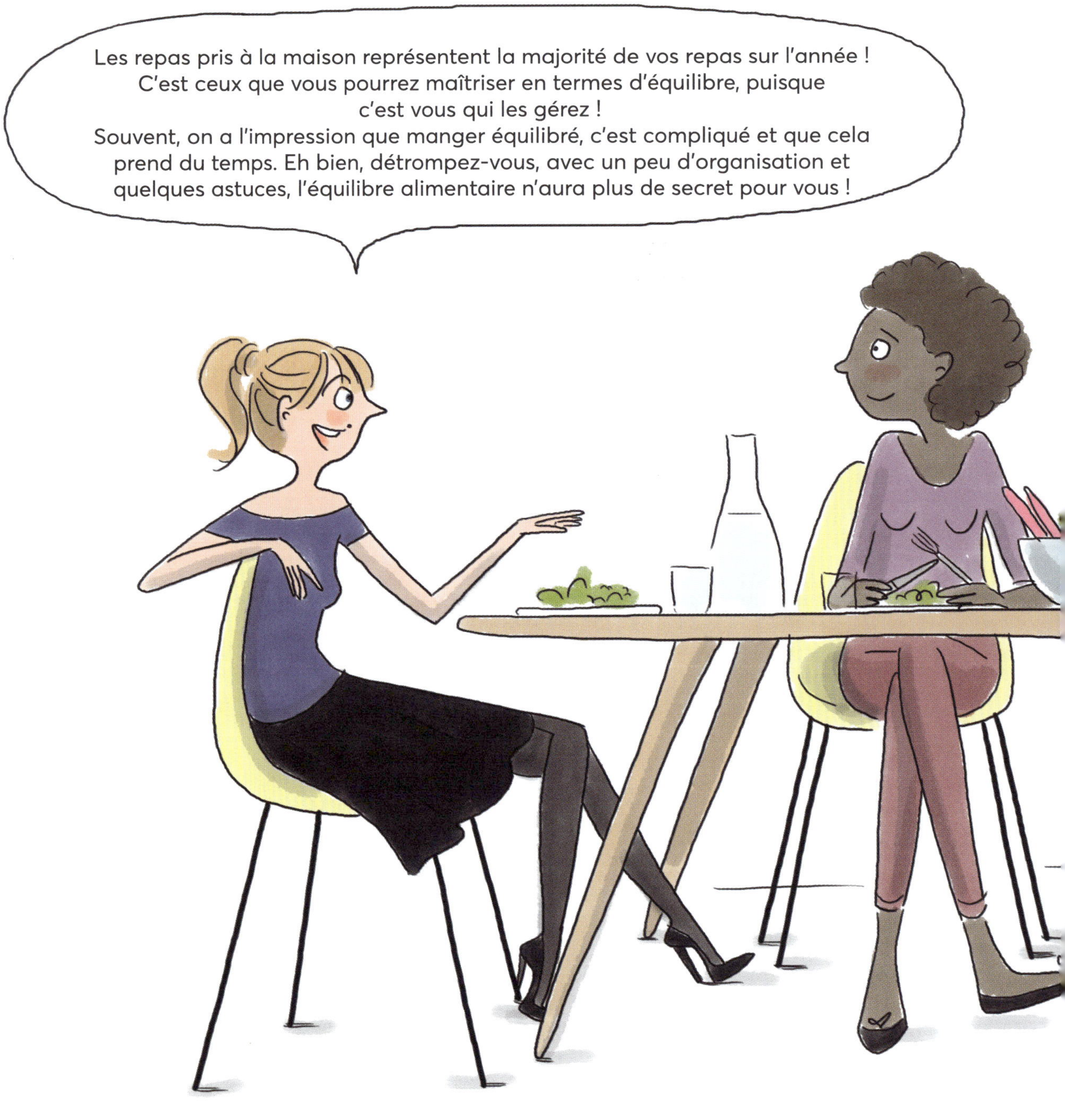
Les repas pris à la maison représentent la majorité de vos repas sur l'année ! C'est ceux que vous pourrez maîtriser en termes d'équilibre, puisque c'est vous qui les gérez ! Souvent, on a l'impression que manger équilibré, c'est compliqué et que cela prend du temps. Eh bien, détrompez-vous, avec un peu d'organisation et quelques astuces, l'équilibre alimentaire n'aura plus de secret pour vous !

À LA MAISON

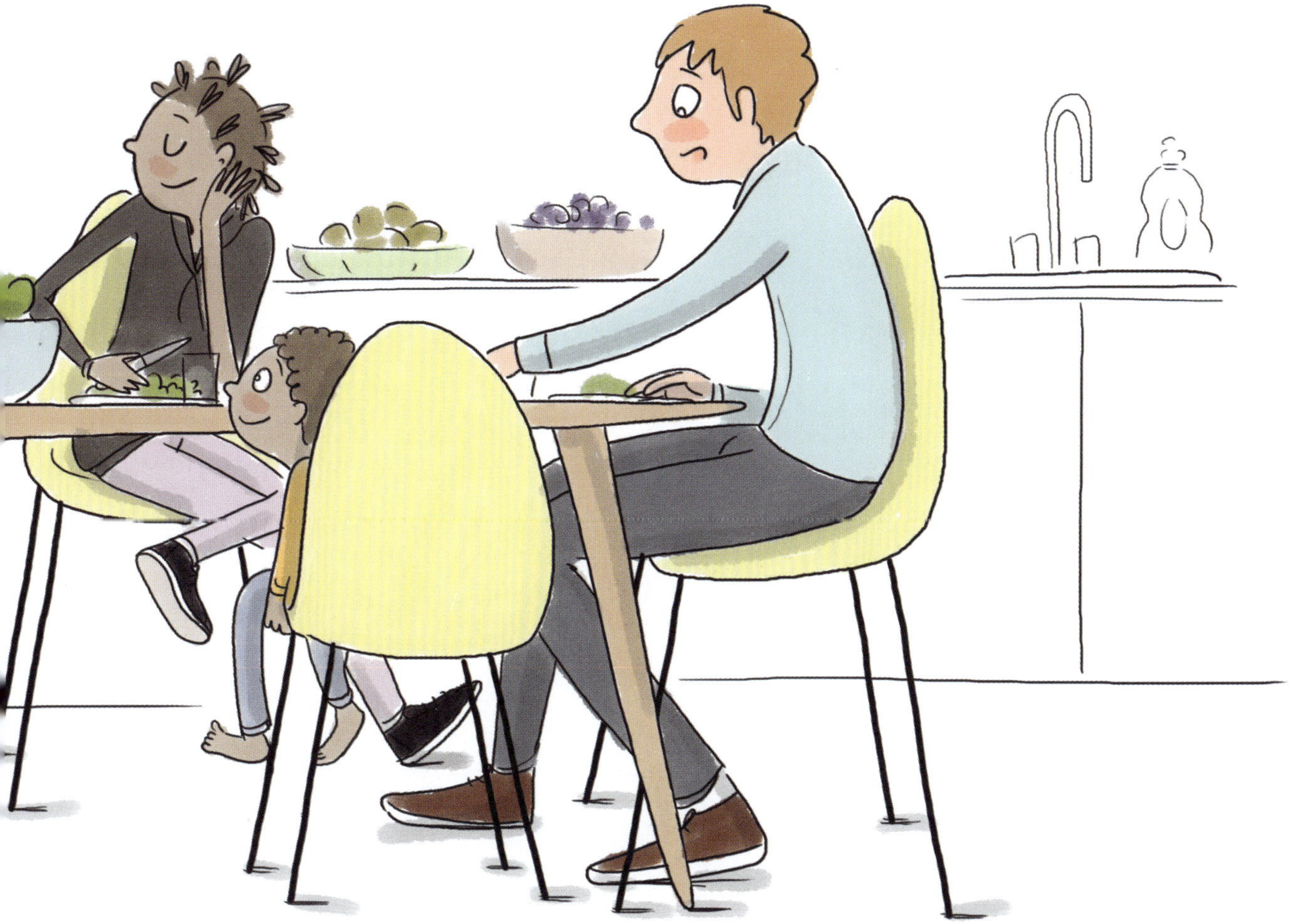

LES DIFFÉRENTS MODES DE CUISSON

Saviez-vous que la cuisson a un impact sur la qualité nutritionnelle des aliments et sur votre santé ? Voici les avantages et inconvénients des différents types de cuisson.

Grillades

Avantage : mode de cuisson rapide, aliments appétissants, préparations dorées, moment de convivialité en famille ou entre amis.
Inconvénient : la carbonisation, qui peut se révéler toxique. En effet, la cuisson des aliments à température élevée, en particulier en contact direct avec la flamme, conduit à la formation en surface de composés chimiques comme les hydrocarbures aromatiques polycycliques (HAP) qui ont des propriétés cancérigènes.
Idéal pour cuire : viandes (sans saler avant cuisson), volailles avec la peau, poissons, abats en brochettes, légumes charnus…

quelques astuces pour les grillades

Pensez à régler la hauteur de la grille pour que les aliments soient cuits à la chaleur des braises et non pas au contact direct des flammes. Cela évitera la formation massive d'HAP. Ne dépassez pas les 220 °C en température de cuisson. En pratique, cela revient à placer la grille à au moins 10 cm des braises.

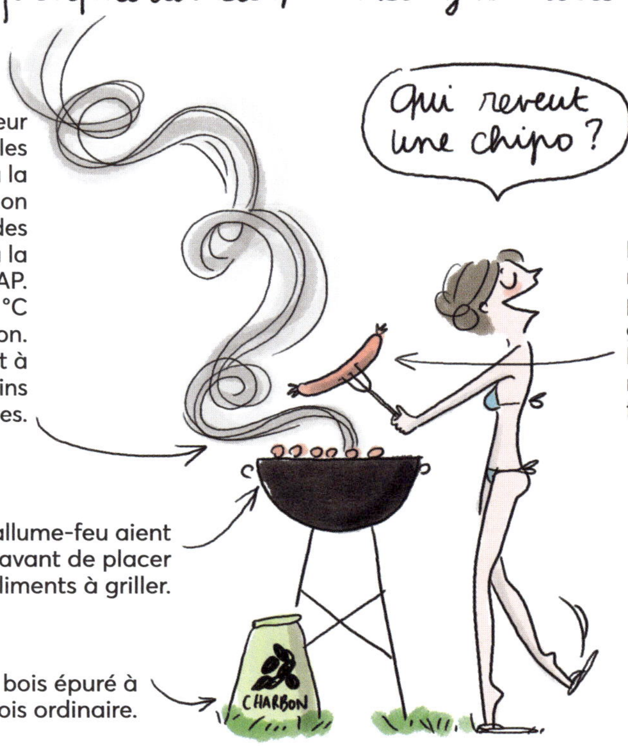

Préférez les viandes maigres (poulet, dinde...) pour éviter la chute de graisse dans les flammes. En effet, plus la viande est maigre, plus le risque de formation d'HAP est faible.

Attendez que les allume-feu aient complètement brûlé avant de placer les aliments à griller.

Privilégiez le charbon de bois épuré à la place du charbon de bois ordinaire.

Vapeur

Avantage : mode de cuisson sain par excellence, il permet de limiter les pertes nutritionnelles, de conserver le goût des aliments et d'obtenir une cuisson homogène.
Inconvénient : perte partielle des vitamines qui sont sensibles à la chaleur (A, B et C).
Idéal pour cuire : légumes verts pour préserver les vitamines, semoule, pommes de terre, poissons…

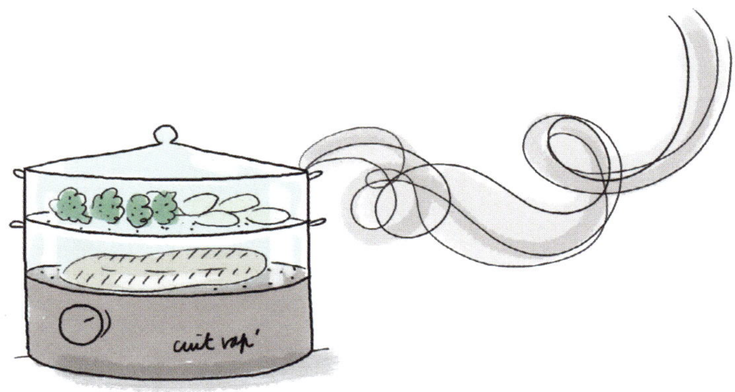

À l' étouffée / en papillote

Avantage : cuisson lente, à basse température, à couvert avec formation d'un jus de cuisson grâce à l'eau de constitution des aliments. 70 % des vitamines et minéraux sont préservés. Les aliments sont plus digestes, les qualités gustatives sont conservées.
Inconvénient : nécessité d'une surveillance régulière pour arroser de temps en temps avec le jus naturel et éviter que le plat se dessèche.
Idéal pour cuire : viandes, poisson, légumes, céréales, légumineuses…

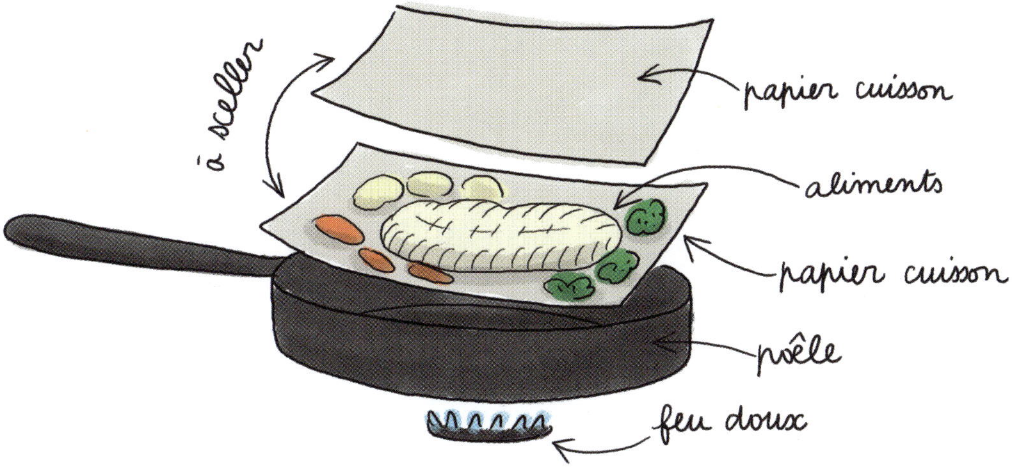

À l'eau

Avantage : cuisson rapide des aliments, tout en préservant leur couleur et sans ajouter de matière grasse. Le liquide de cuisson peut être réutilisé pour un potage ou une sauce.
Inconvénient : perte des vitamines et minéraux hydrosolubles, les pertes nutritionnelles par la chaleur, la perte par oxydation… La qualité nutritionnelle globale de l'aliment est altérée.
Idéal pour cuire : poissons au court-bouillon, pot-au-feu, petits-salés aux lentilles, légumes secs…

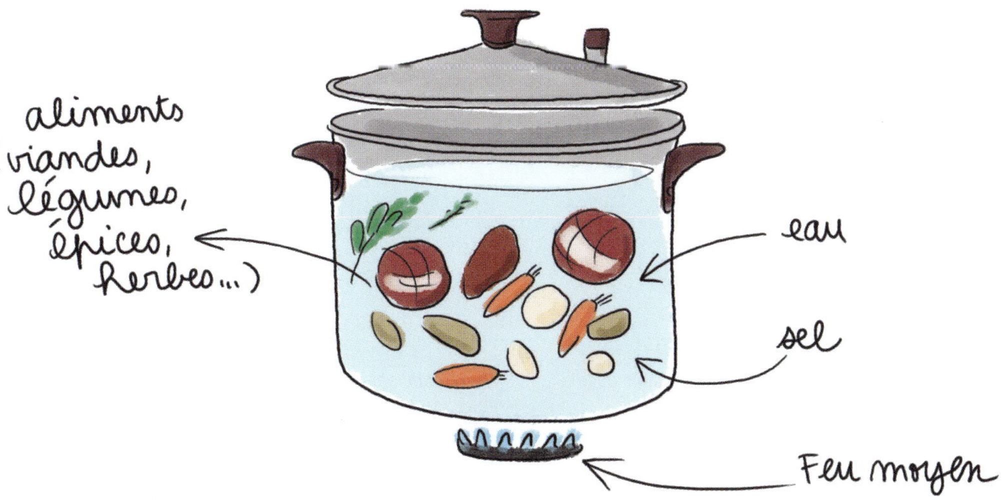

Au four

Avantage : les saveurs sont concentrées grâce à l'évaporation de l'eau des aliments. Les textures obtenues sont diverses (gratinées, croustillantes, fondantes) si on joue avec le thermostat et la durée de cuisson.
Inconvénient : les aliments sèchent et nécessitent de rajouter de la matière grasse. Si la température est trop élevée, il s'opère une formation de composés néfastes pour la santé et il y a une perte des nutriments sensibles à la chaleur.
Idéal pour cuire : rôtis, volailles, poissons sur lit de légumes, gratins de légumes, gratins de pommes de terre, fruits…

quelques astuces pour la cuisine au four

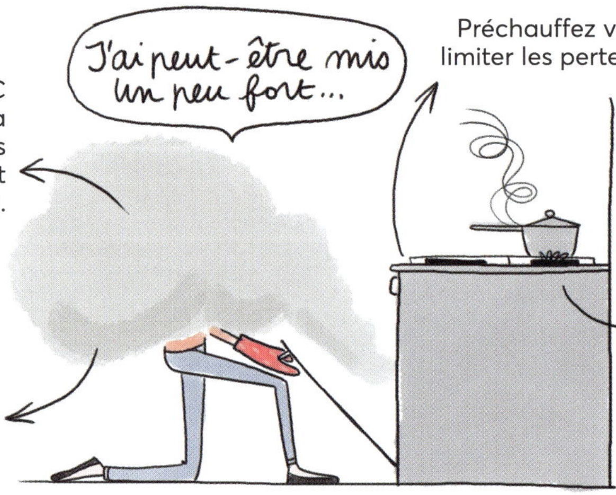
J'ai peut-être mis un peu fort…
Évitez d'aller au-delà de 180 °C (th. 6) pour ne pas favoriser la formation de composés toxiques, le juste milieu étant 140 °C (th. 4/5).
Préchauffez votre four pour limiter les pertes vitaminiques.
Privilégiez la cuisson au four en papillote, dans du papier sulfurisé ou un contenant spécifique, pour éviter l'ajout de matière grasse et l'évaporation de l'eau.
Respectez bien le couple temps/température indiqué sur vos recettes.

Au micro-ondes

Avantage : rapidité de cuisson, les vitamines et minéraux sont relativement intacts si on consomme le jus de cuisson. Il n'est pas nécessaire d'ajouter de la matière grasse.
Inconvénient : la cuisson n'est pas homogène, c'est-à-dire que l'aliment peut être trop cuit sur l'extérieur et encore cru à cœur, ainsi y a-t-il un risque de développement de bactéries.
Idéal pour : décongeler, cuire ou réchauffer, mais sans dorer ni gratiner.
Il existe des papillotes pour micro-ondes, et hop ! vous faites cuire une courgette en 3 minutes !

À la poêle / au wok

Avantage : les aliments sont saisis à vif, c'est donc un mode de cuisson rapide qui permet de préserver les vitamines et minéraux et les aliments sont appétissants car ils sont dorés.
Inconvénient : cet aspect doré entraîne la formation de composés nocifs pour la santé. La matière grasse de cuisson est absorbée, ce qui rend les aliments moins digestes et plus caloriques.
Idéal pour cuire : viandes, filets de poisson, œufs et divers mélanges de légumes…

ZOOM SUR

Le chou kale

Le chou kale est une variété de chou proche du chou sauvage. Il se déguste cru ou cuit. La pleine saison va d'octobre à mars. Il est réputé pour être un légume santé.

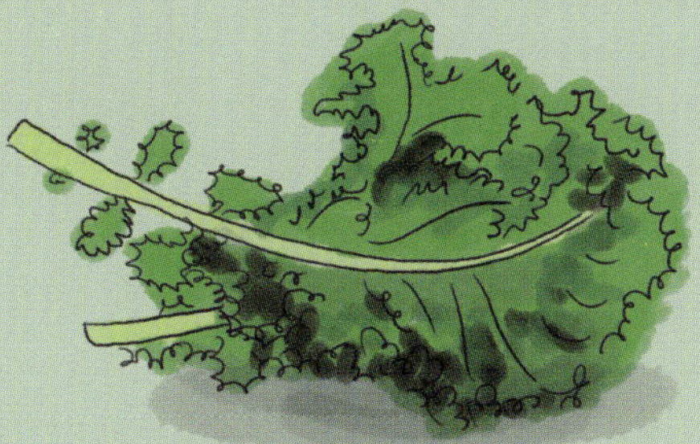

Que vous apporte le chou kale ?

Le chou kale apporte des antioxydants, des minéraux comme le fer, le magnésium, le calcium, le potassium, des vitamines comme la vitamine C, le bêta-carotène. Il contribue à renforcer les défenses immunitaires, à lutter contre le cholestérol et il est pauvre en calories !

Comment consommer le chou kale ?

Le chou kale peut être dégusté cru, en salade, ou dans un smoothie.

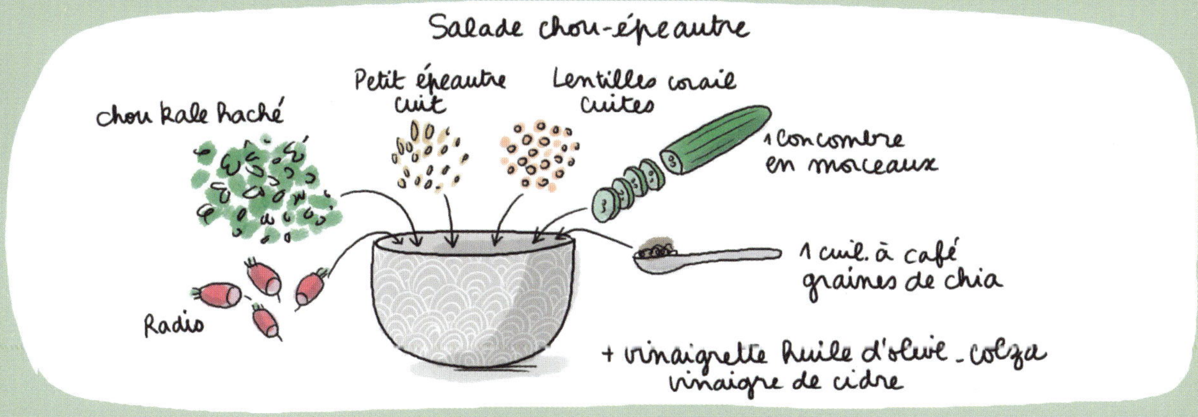
Salade chou-épeautre
chou kale haché
Petit épeautre cuit
Lentilles corail cuites
1 concombre en morceaux
1 cuil. à café graines de chia
Radis
+ vinaigrette huile d'olive - colza vinaigre de cidre

Il peut aussi être consommé cuit, à la vapeur, en purée, en soupe, en accompagnement, en tarte salée…

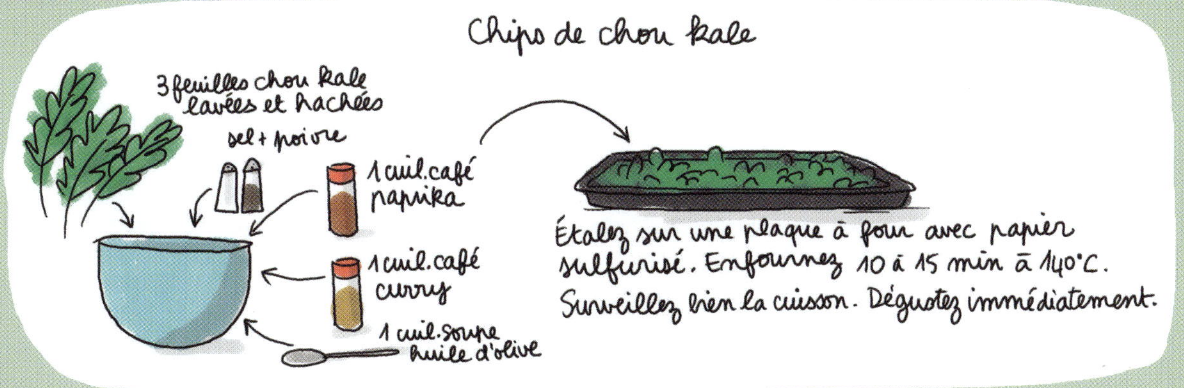
Chips de chou kale
3 feuilles chou kale lavées et hachées
sel + poivre
1 cuil. café paprika
1 cuil. café curry
1 cuil. soupe huile d'olive
Étalez sur une plaque à four avec papier sulfurisé. Enfournez 10 à 15 min à 140°C.
Surveillez bien la cuisson. Dégustez immédiatement.

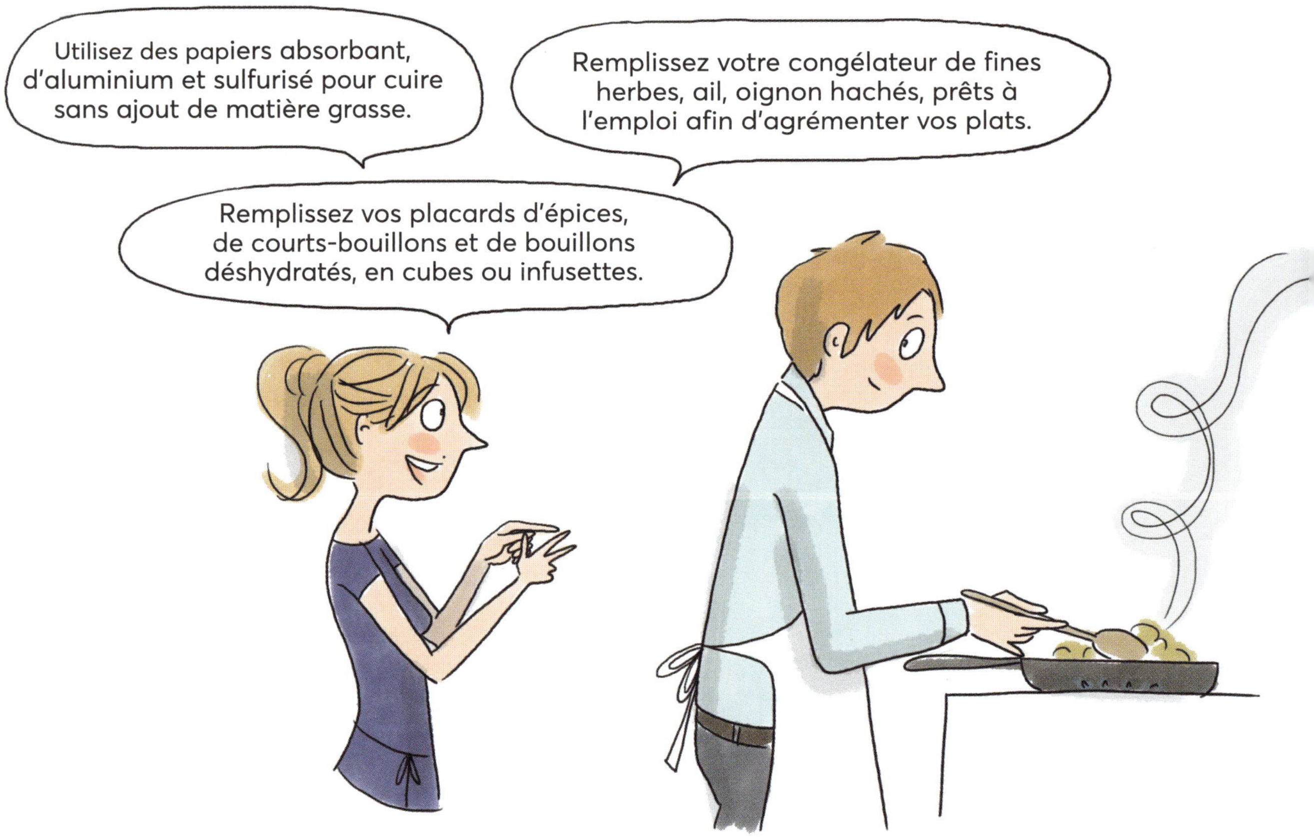

En effet, plus vous assaisonnez vos plats à l'aide d'aromates, ou d'épices, plus ils auront de goût et moins vous aurez besoin d'ajouter du sel ou du gras (flatteurs au palais mais traîtres pour l'organisme !). À la cuisson, les aromates et épices ont le pouvoir d'empêcher l'oxydation des aliments.

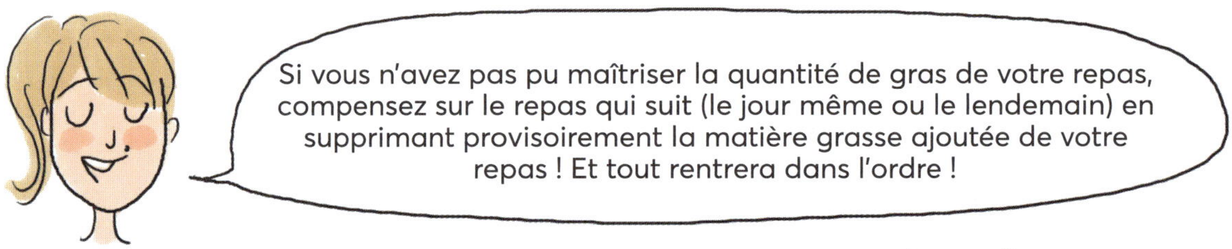

Recette du boulgour aux herbes

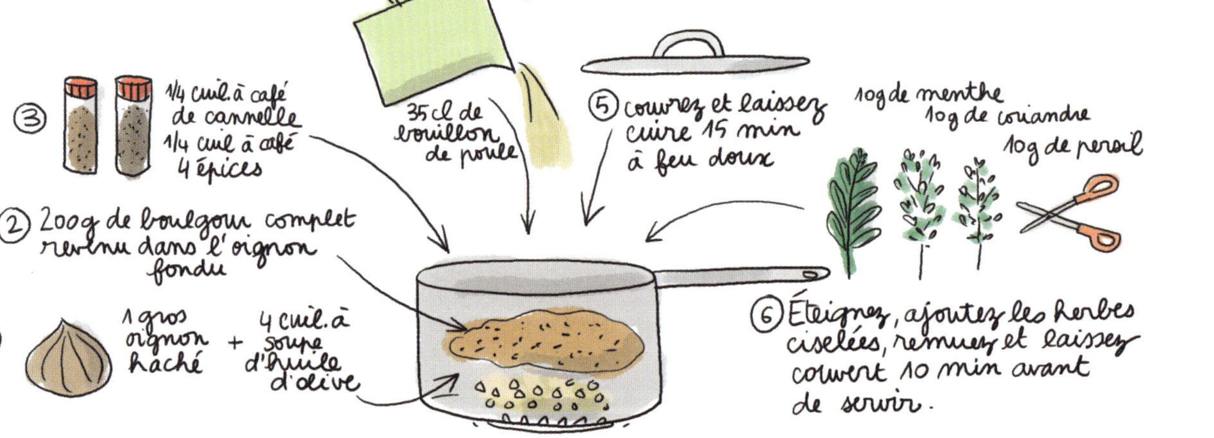
① 1 gros oignon haché + 4 cuil. à soupe d'huile d'olive
② 200g de boulgour complet revenu dans l'oignon fondu
③ 1/4 cuil. à café de cannelle
1/4 cuil. à café 4 épices
④ 35 cl de bouillon de poule
⑤ couvrez et laissez cuire 15 min à feu doux
10g de menthe
10g de coriandre
10g de persil
⑥ Éteignez, ajoutez les herbes ciselées, remuez et laissez couvert 10 min avant de servir.

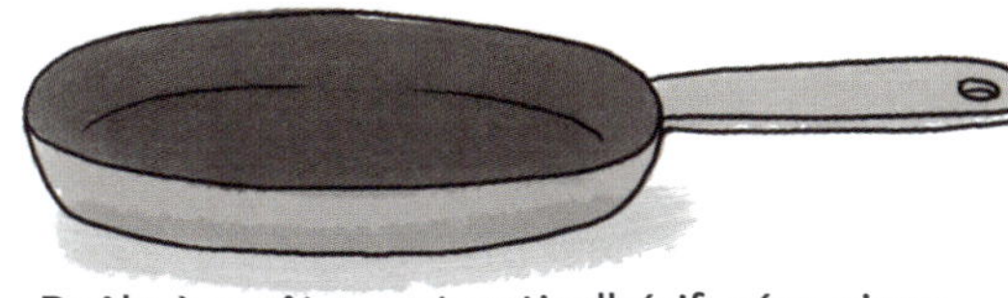

Poêle à revêtement antiadhésif, céramique

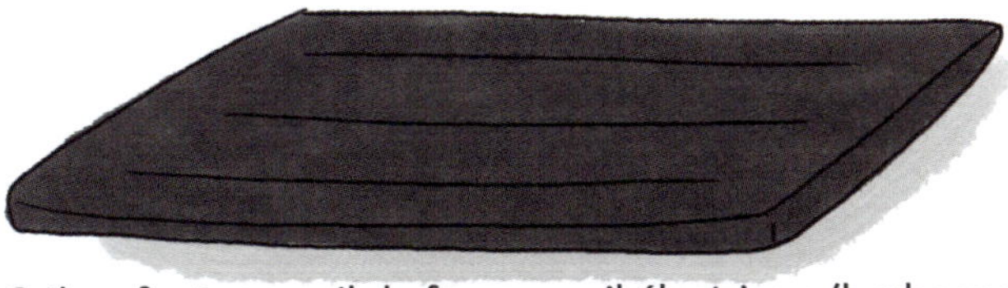

Gril en fonte ou gril du four ou gril électrique (barbecue)

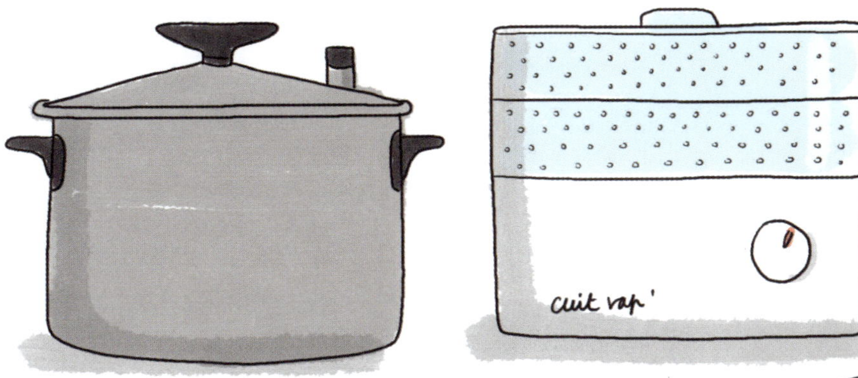

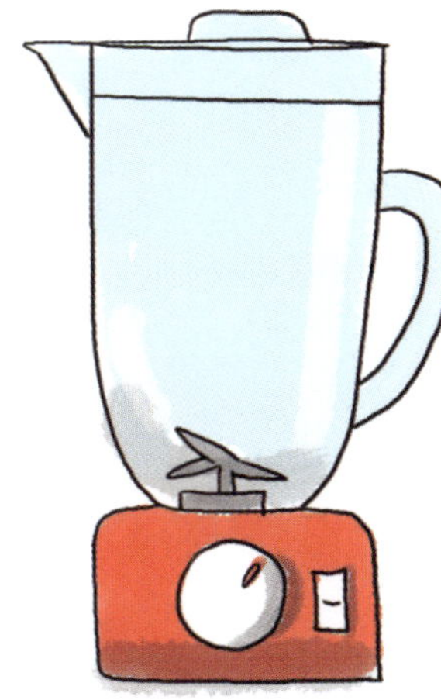

Mixeur

Cocotte-Minute ou cuit-vapeur

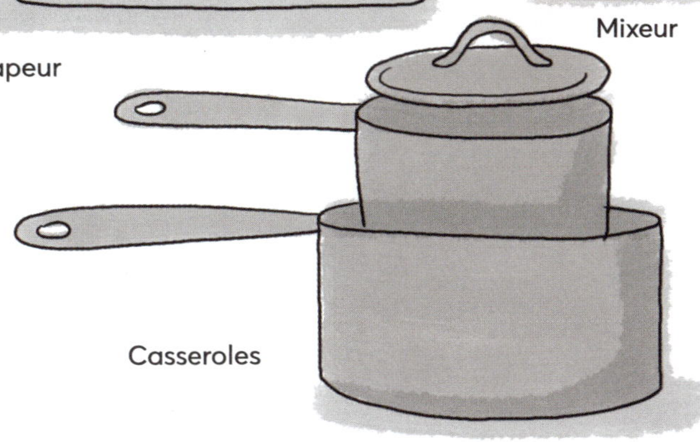

Casseroles

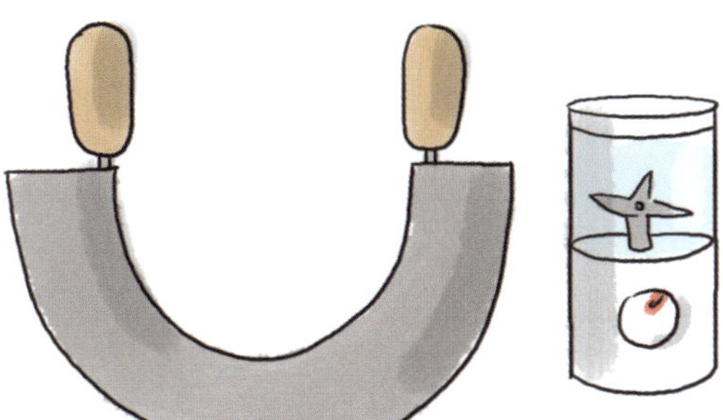

Hachoir

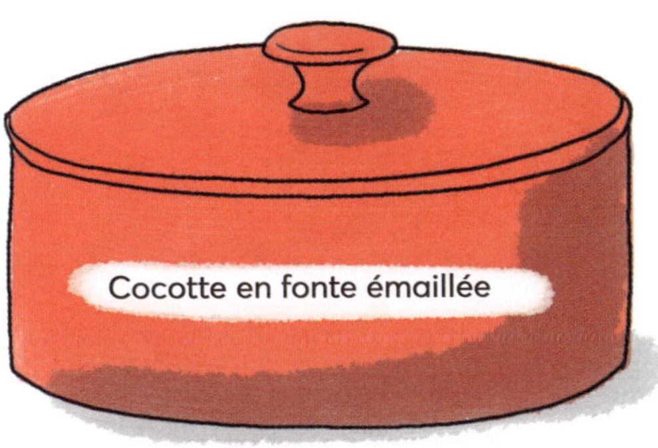

Cocotte en fonte émaillée

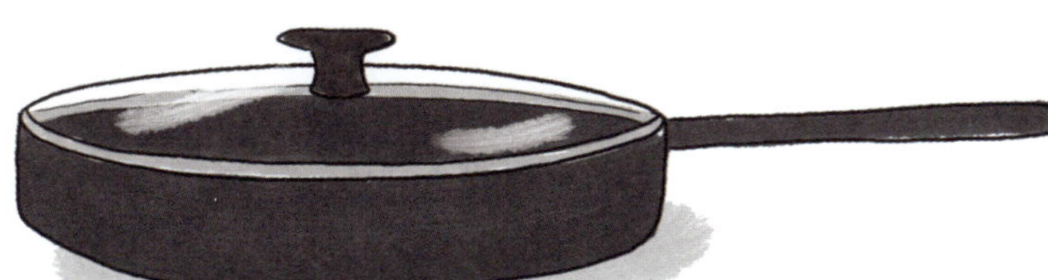

Sauteuse à revêtement antiadhésif

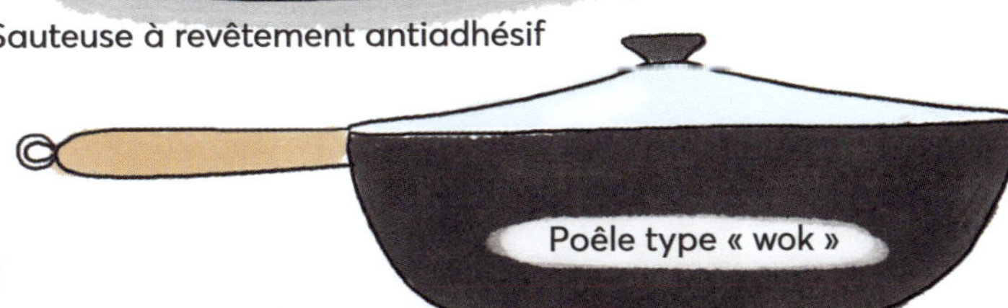

Poêle type « wok »

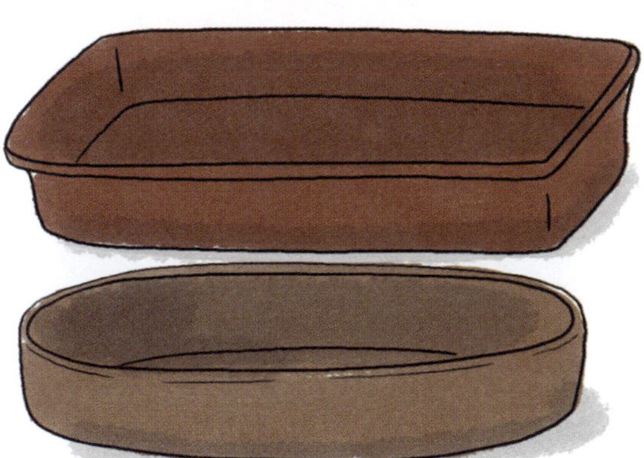

Plats à four

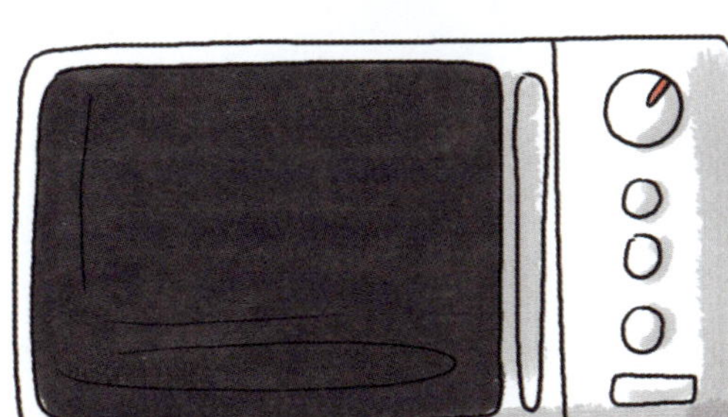

Four classique et micro-ondes

ZOOM SUR

Les huiles

Les lipides ont un rôle structural majeur. En effet, ils participent à la constitution des membranes de nos cellules et sont également des précurseurs dans la coagulation du sang, l'agrégation plaquettaire, la fonction rénale, les systèmes immunitaire, inflammatoire… Ils sont donc essentiels et doivent faire partie de vos repas quotidiens.
Il n'existe pas une huile parfaite ! Il est important de varier les huiles pour apporter tous les acides gras essentiels dont votre corps a besoin.

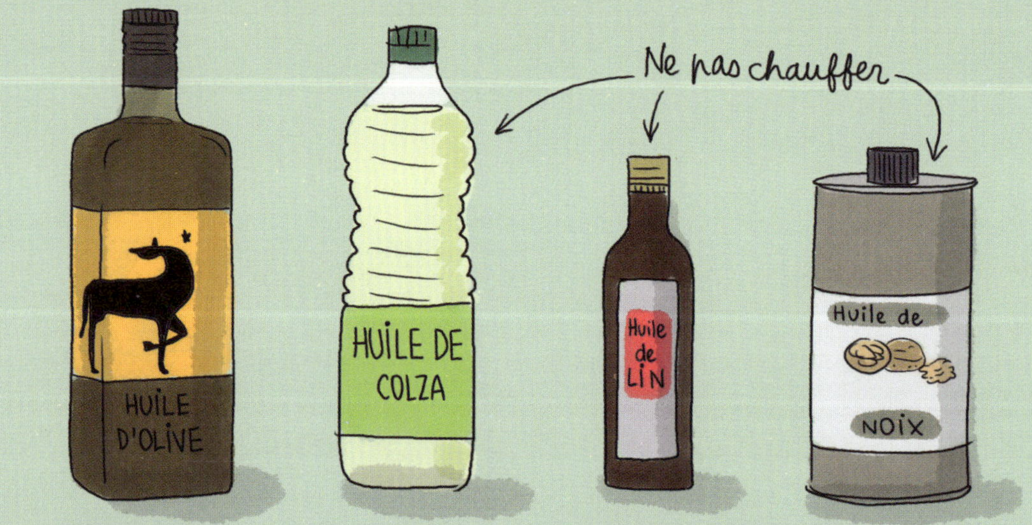

Riche en oméga-9. Parfaite pour la cuisson.

Riche en oméga-3. Idéale pour les assaisonnements crus.

La plus riche en oméga-3. Attention, pour cette raison, s'oxyde rapidement après ouverture.

Riche en oméga-6 et 3 et très goûtue. Parfaite pour l'assaisonnement des salades d'endives !

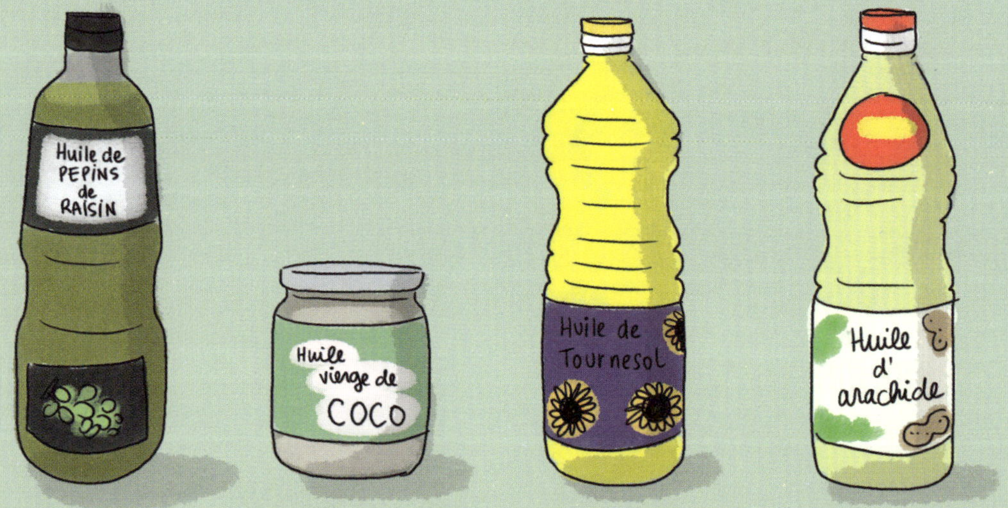

Attention ! Trop riche en oméga-6.

Riche en acides gras saturés
La meilleure pour la cuisson, car elle supporte de hautes températures.

Attention ! Trop riche en oméga-6.

Bien pour la cuisson
Attention, elle est très riche en acides gras saturés et pauvre en oméga-3.

La plupart des huiles supportent mal la chaleur car elles sont composées d'acides gras essentiels type oméga-3 ou 6. Les huiles les plus résistantes sont les huiles de coco vierge, d'olive vierge (à condition de ne pas dépasser 180 °C et qu'elle ne fume pas), de tournesol oléique et d'arachide. Pensez à ajouter des aromates et des épices à la cuisson pour empêcher l'oxydation.

Les huiles qu'il ne faut surtout pas chauffer sont les huiles de colza, de lin, de noix, de soja et l'huile de germe de blé.

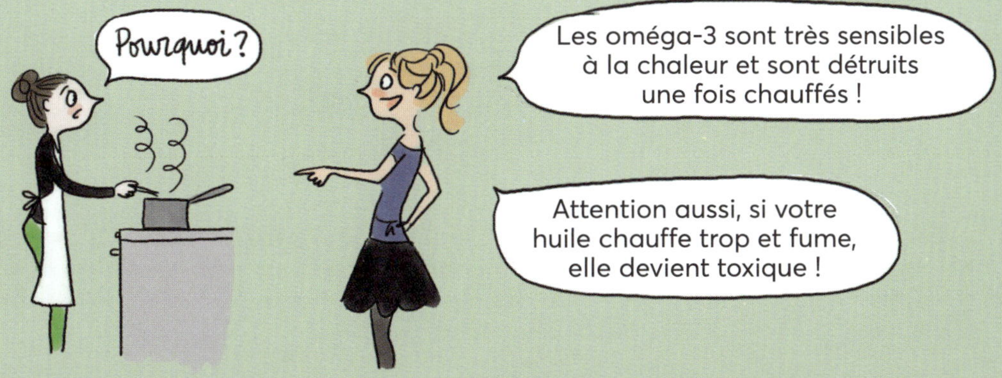
Pourquoi ?
Les oméga-3 sont très sensibles à la chaleur et sont détruits une fois chauffés !
Attention aussi, si votre huile chauffe trop et fume, elle devient toxique !

Les huiles sont conductrices de vitamines dans le corps, notamment la vitamine E qui est recommandée pour ses vertus antioxydantes. Elles favorisent aussi l'assimilation de certaines molécules. Par exemple, mettre un filet d'huile d'olive sur une salade de tomates vous permettra de capter le lycopène, un puissant antioxydant.

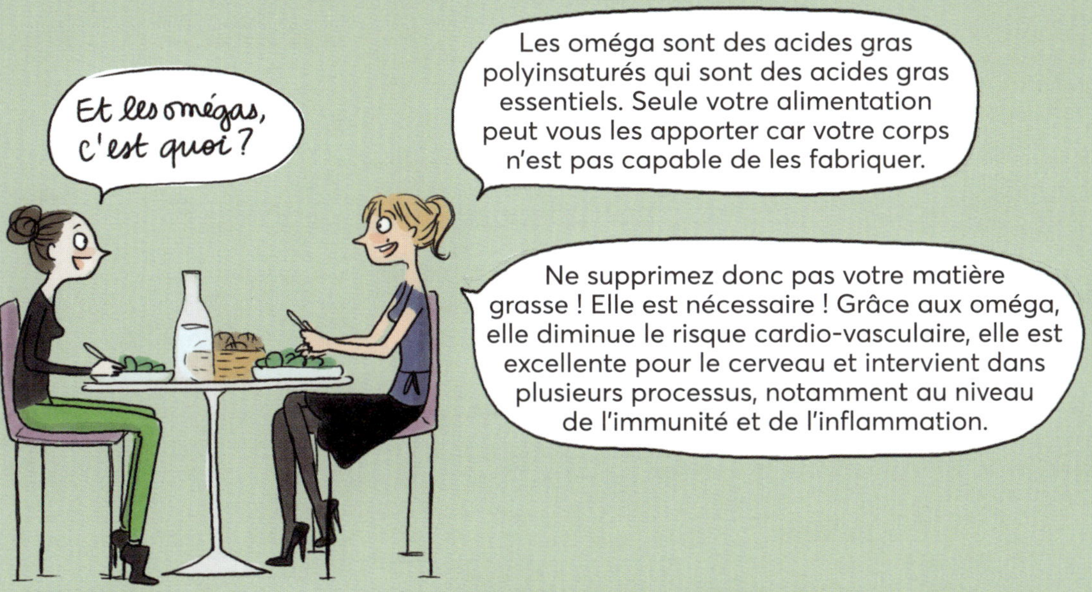
Et les omégas, c'est quoi ?
Les oméga sont des acides gras polyinsaturés qui sont des acides gras essentiels. Seule votre alimentation peut vous les apporter car votre corps n'est pas capable de les fabriquer.
Ne supprimez donc pas votre matière grasse ! Elle est nécessaire ! Grâce aux oméga, elle diminue le risque cardio-vasculaire, elle est excellente pour le cerveau et intervient dans plusieurs processus, notamment au niveau de l'immunité et de l'inflammation.

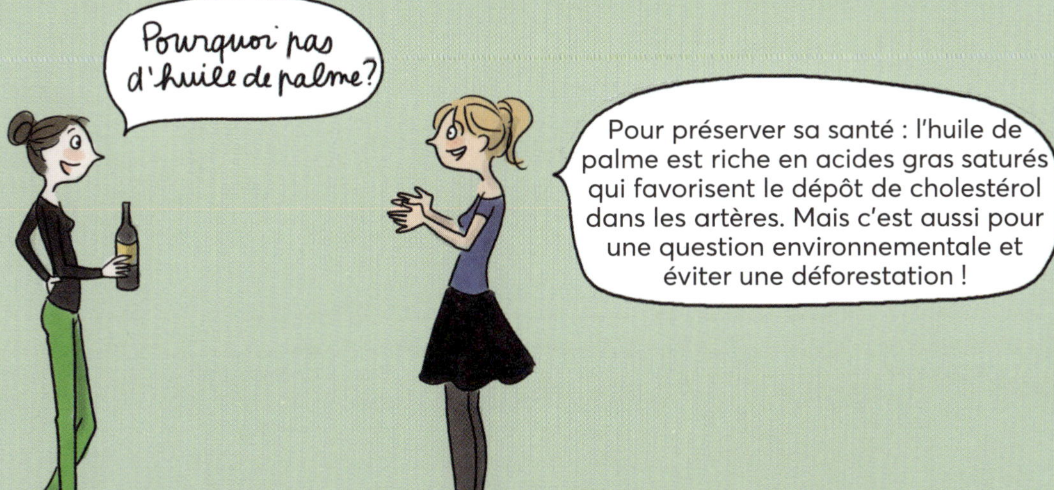
Pourquoi pas d'huile de palme ?
Pour préserver sa santé : l'huile de palme est riche en acides gras saturés qui favorisent le dépôt de cholestérol dans les artères. Mais c'est aussi pour une question environnementale et éviter une déforestation !

COMMENT GÉRER LES STOCKS

Dans une cuisine, chaque aliment a sa place selon son mode de conservation. Soit dans le frigo, soit dans le placard. Êtes-vous certain de ranger et gérer vos stocks de la bonne manière ?

Le frigo

Il y a deux zones de température, une partie froide et une partie fraîche. La zone froide sera située selon le modèle de votre réfrigérateur. La température de la zone froide est entre 0 °C et 4 °C. Lorsque vous rangez vos aliments, mettez en avant les aliments dont la date limite de consommation est la plus proche pour éviter le gaspillage alimentaire.

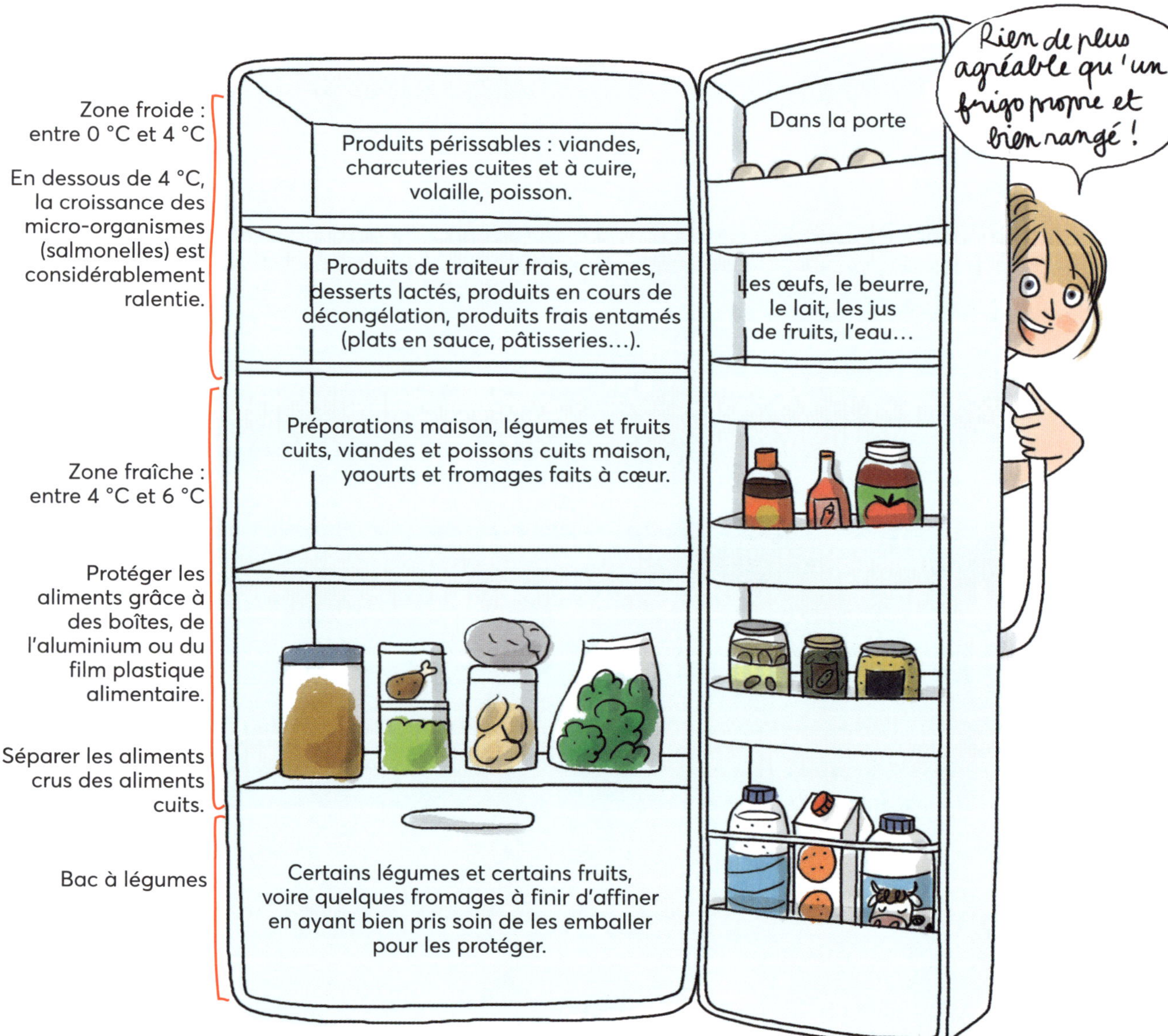

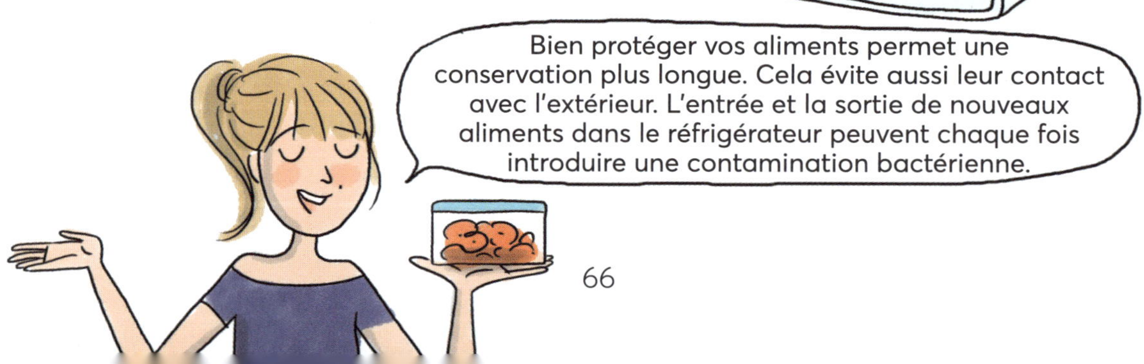

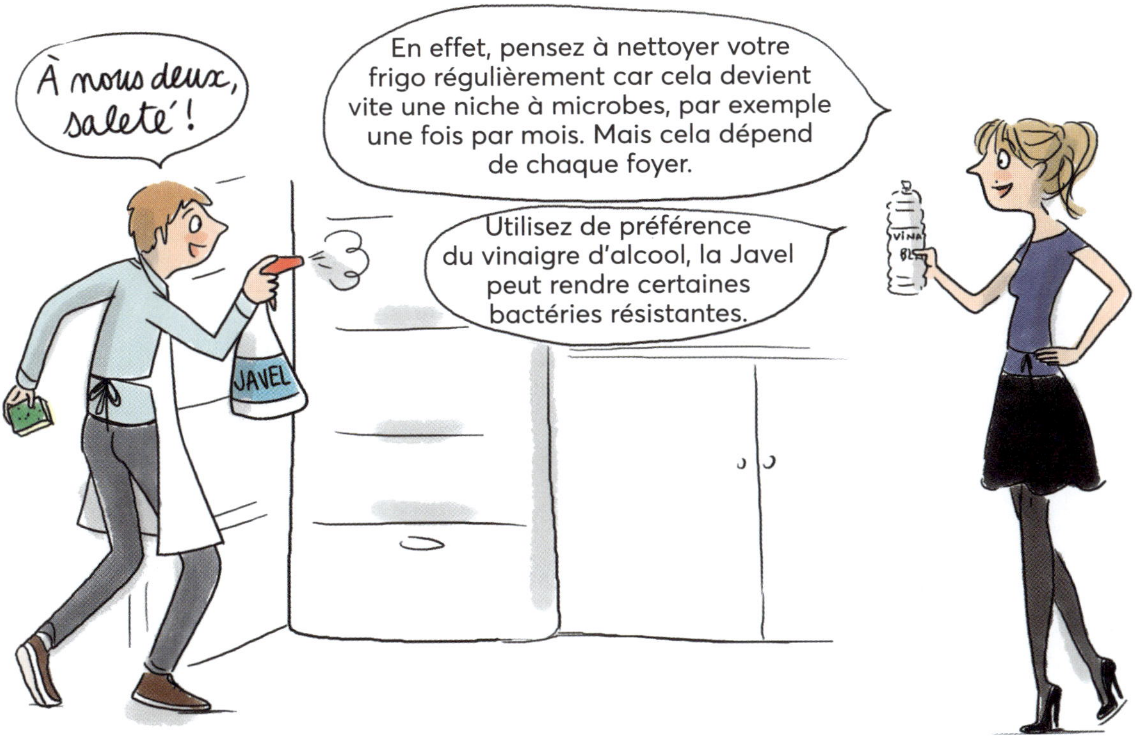
À nous deux, saleté !
En effet, pensez à nettoyer votre frigo régulièrement car cela devient vite une niche à microbes, par exemple une fois par mois. Mais cela dépend de chaque foyer.
Utilisez de préférence du vinaigre d'alcool, la Javel peut rendre certaines bactéries résistantes.
JAVEL

Les restes

Laissez refroidir vos restes 30 minutes avant de les conserver au réfrigérateur, sans dépasser 2 heures.

Fermez vos récipients de façon hermétique pour éviter la prolifération bactérienne.

Rangez à l'avant du réfrigérateur ce qui doit être mangé rapidement.

Surgelez également vos restes en pensant à noter la date d'emballage.

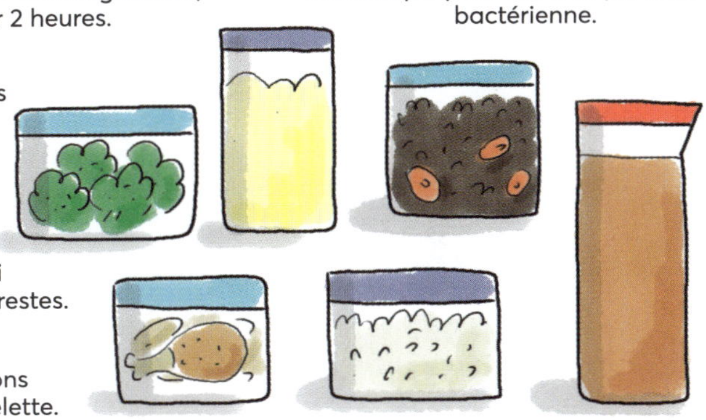

N'attendez pas plus de 24 heures pour consommer vos restes !

Prévoyez des repas qui permettent de réutiliser vos restes.

Les fruits et légumes trop mûrs peuvent être transformés en compote ou tarte.

Un reste de champignons peut entrer dans une omelette.

Utilisez vos blancs d'œufs en meringue.

Utilisez les yaourts pour des gâteaux ou des sauces sans matière grasse, associés à des herbes aromatiques pour les crudités.

Les viandes et poissons peuvent être réemployés sous forme de hachis Parmentier.

Le pain peut être cuisiné en pain perdu, en croûtons, en bruschetta.

Les restes de pâtes et riz peuvent servir à faire des salades composées ou des gratins.

Recette du pain perdu

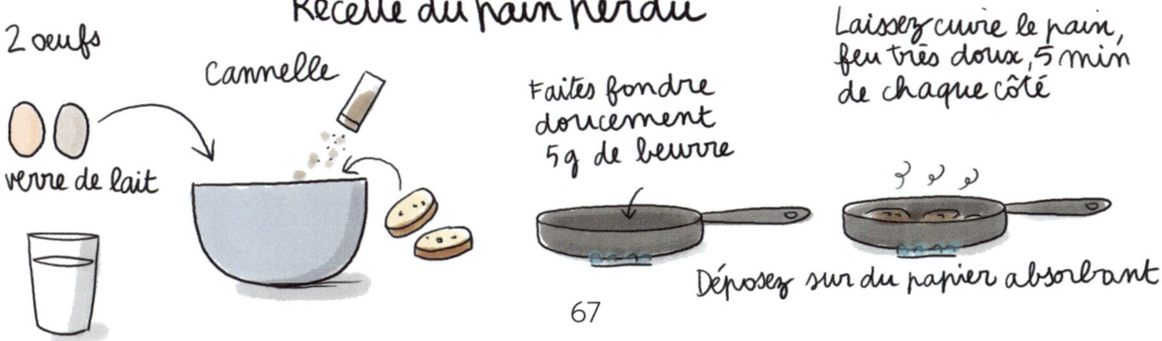
2 oeufs
Cannelle
1 verre de lait
Faites fondre doucement 5g de beurre
Laissez cuire le pain, feu très doux, 5 min de chaque côté
Déposez sur du papier absorbant

Les placards

Les aliments secs se rangent dans les placards et, pour être certain de ne jamais manquer, il y a des indispensables à avoir. Le placard permet une conservation à l'abri de la lumière et de l'humidité. Pensez à mettre les aliments ouverts (farines et sucres, pâtes, riz, féculents, oléagineux, légumineuses…) dans des bocaux hermétiques dès leur ouverture.

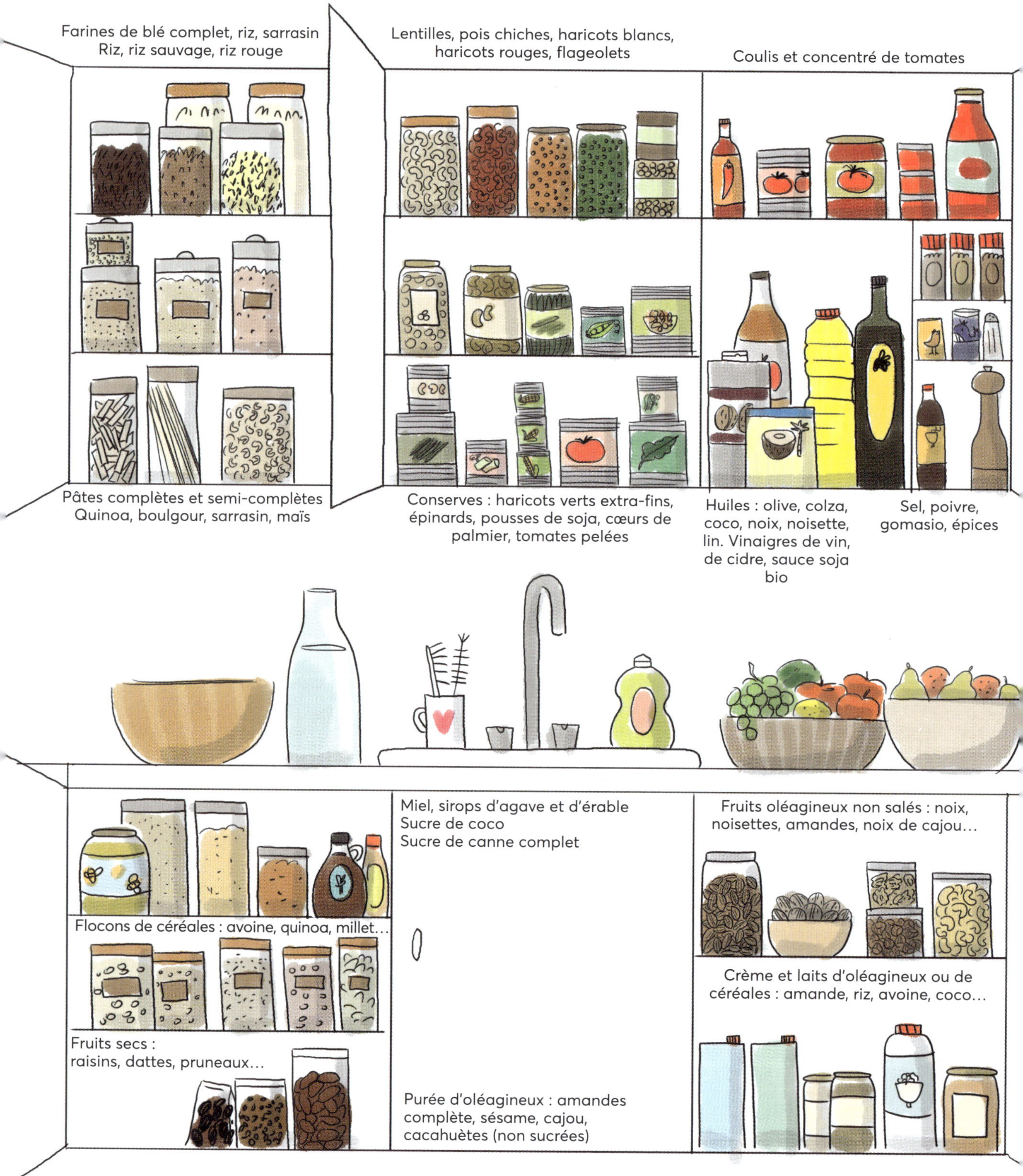

ZOOM SUR

L'amande

L'amande est le fruit de l'amandier. Elle est riche en lipides, elle fait donc partie des fruits oléagineux. La saison de l'amande court de septembre à octobre pour l'amande fraîche, la version sèche est disponible toute l'année.

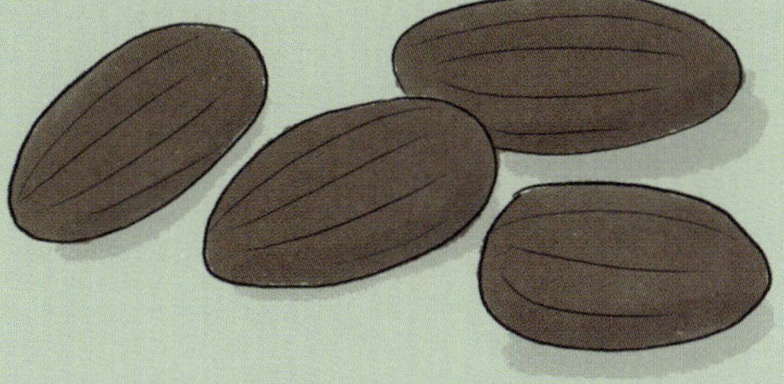

Que vous apporte l'amande ?

Riche en lipides, l'amande apporte des acides gras insaturés excellents pour protéger votre système cardio-vasculaire. Elle constitue également un bon apport en vitamine E, très bon antioxydant, et elle est riche en fibres pour faciliter votre transit intestinal.

Comment consommer l'amande ?

Elle peut se consommer fraîche, effilée sur un gâteau ou au petit déjeuner, en poudre dans un cake ou une préparation. Elle s'adapte aussi bien aux recettes salées que sucrées. Mais attention à sa teneur élevée en lipides !

L'amande est en effet un fruit d'une valeur énergétique élevée. Pour cela, elle représente un en-cas idéal, mais à consommer avec modération ! Petite astuce : si vous aimez grignoter une bonne poignée d'amandes, compensez en évitant toute matière grasse dans votre repas ! Attention toutefois à varier les apports d'acides gras et à ne pas consommer uniquement des amandes…
Grignoter 1 ou 2 amandes quotidiennement, cela suffit !

Amandes grillées

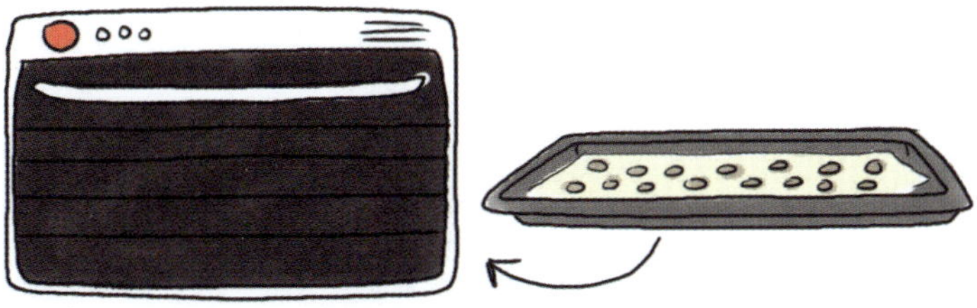

Achetez des amandes nature. Mettez-les sur la plaque du four et passez-les au gril jusqu'à coloration en les retournant de temps en temps. Dégustez !

SI J'HABITE SEUL

Lorsqu'on habite seul, on est souvent moins motivé pour se préparer un repas sain et équilibré. D'ailleurs, les recettes sont souvent données pour 4 personnes. Alors, comment faire pour se préparer à manger lorsqu'on est seul ? Voici quelques conseils pour vous aider à manger équilibré !

Les ingrédients à avoir

Voici quelques astuces et une liste d'ingrédients qui se trouvent facilement, qui peuvent être vite prêts, en petite quantité, et que vous pouvez associer les uns aux autres pour faire un repas complet.

Remplissez vos placards de petites boîtes de conserve de toutes sortes : pois chiches, lentilles, légumes au naturel…
Pareil pour le thon au naturel, les sardines, le maquereau (au citron !).
Pensez aux sachets de mélanges de céréales/légumineuses à faire réchauffer au micro-ondes (quinoa/boulgour, millet/sarrasin). Achetez-les nature et aromatisez-les vous-même.

Préparez un pot (hermétique) de vinaigrette maison d'avance.

Les surgelés sont vos alliés indispensables ! Ils ne s'abîment pas et sont la plupart du temps portionnables.
Achetez-les à préparer, nature, et non en plats tout prêts.
Pensez aux escalopes de viandes blanches, steaks hachés 5 %, toutes sortes de légumes nature, fruits rouges, herbes aromatiques…

Pensez à faire cuire des œufs durs à l'avance. Ils se gardent longtemps dans le réfrigérateur.
Achetez des sachets de salade prête à l'emploi (même si ce n'est pas l'idéal, c'est quand même pratique !).
Achetez votre pain à la boulangerie et surgelez-le en portions : préparez vos tranches de baguette ou de pain et placez-les dans un sac de congélation, vous pourrez ainsi les mettre directement dans le grille-pain !

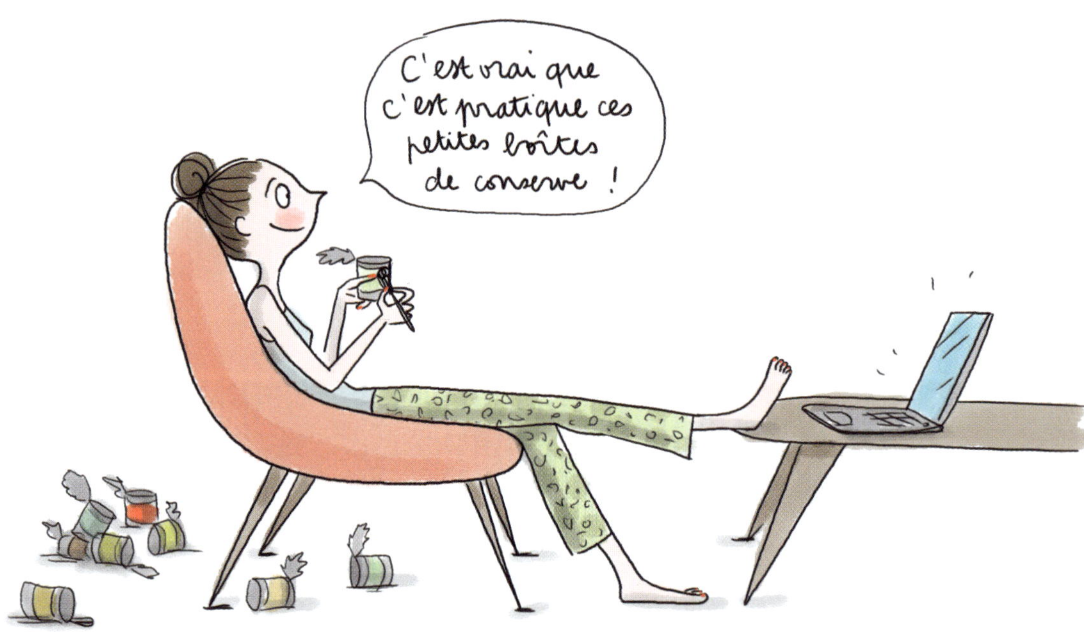
C'est vrai que c'est pratique ces petites boîtes de conserve !

Prenez du pain de mie en dépannage et privilégiez le pain de boulangerie complet ou semi-complet.
Cuisinez des produits de base.
Gardez des restes que vous pourrez associer et cuisiner ensuite sous différentes formes : un reste de poulet entier peut être réutilisé en morceaux avec des pâtes, dans une salade, dans un bouillon thaïlandais… ou haché dans une purée.

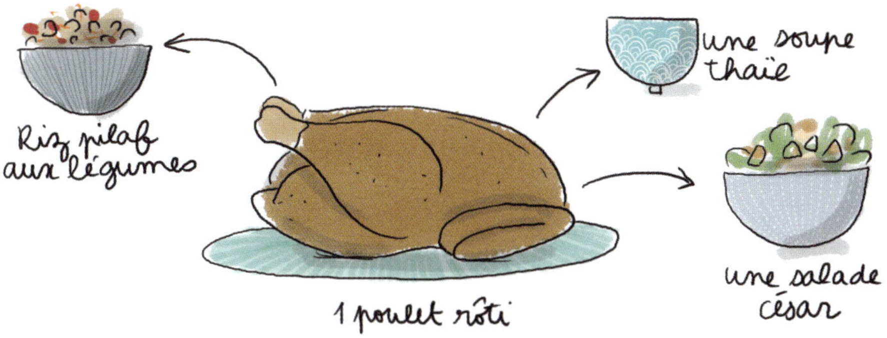

Privilégiez des plats complets constitués de légumes et de féculents. Un couscous végétarien, une ratatouille avec du riz, une soupe de légumes qui intègre un féculent, une céréale ou une légumineuse (pomme de terre, pois chiches, châtaignes, flocons d'avoine…), des salades mixtes…
Cuisinez le jour où vous faites le marché. Lancez-vous dans une recette pour 4, et congelez 3 parts pour plus tard !
Prenez le temps de vous attabler ! Faites de chaque repas un moment de plaisir et de relaxation.
De temps en temps, vous pouvez préparer un plateau-repas avec une salade de restes, du fromage, du pain et un fruit.
Allez chez le traiteur de temps à autre ! Privilégiez les crudités, salades composées, les plats cuisinés, les poissons.

Recette du couscous végétarien facile (à congeler !)

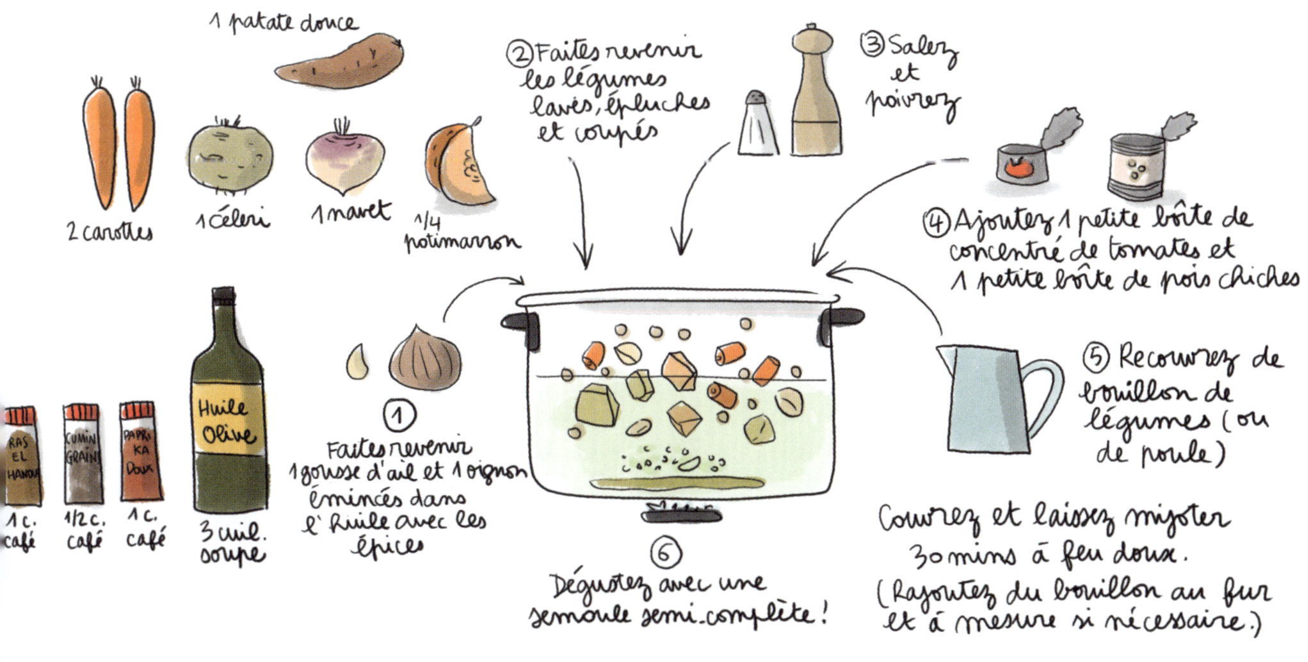

QUAND JE REÇOIS

C'est toujours très agréable de recevoir à la maison, de réunir les amis ou la famille autour d'un verre. La chance, lorsque c'est vous qui recevez : c'est vous qui choisissez le menu ! Vous pouvez donc préparer un repas à la fois super équilibré et archi gourmand ! Voici quelques astuces.

Pour l'apéritif

L'alcool arrive dans le sang et votre corps ne sait pas quoi en faire, alors il le transforme en graisse de réserve.

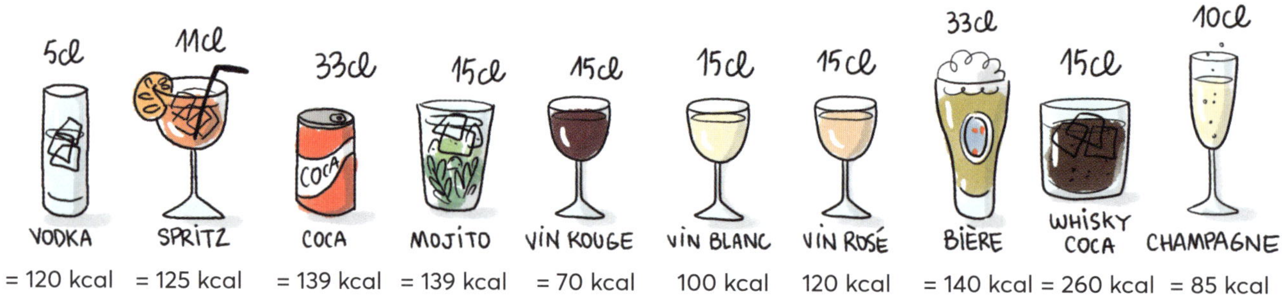
5cl
VODKA
= 120 kcal
11cl
SPRITZ
= 125 kcal
33cl
COCA
= 139 kcal
15cl
MOJITO
= 139 kcal
15cl
VIN ROUGE
= 70 kcal
15cl
VIN BLANC
100 kcal
15cl
VIN ROSÉ
120 kcal
33cl
BIÈRE
= 140 kcal
15cl
WHISKY COCA
= 260 kcal
10cl
CHAMPAGNE
= 85 kcal

Évitez les alcools forts : plus le degré d'alcool est élevé et plus la boisson est calorique : les cocktails alcoolisés car, en plus de l'alcool, il y a ajout de sucre ; les vins cuits plus alcoolisés et plus sucrés ; les sodas, eux, n'apportent que du sucre. Préférez les alcools doux (vin, champagne naturel), les jus ou cocktails de légumes ou de fruits maison.

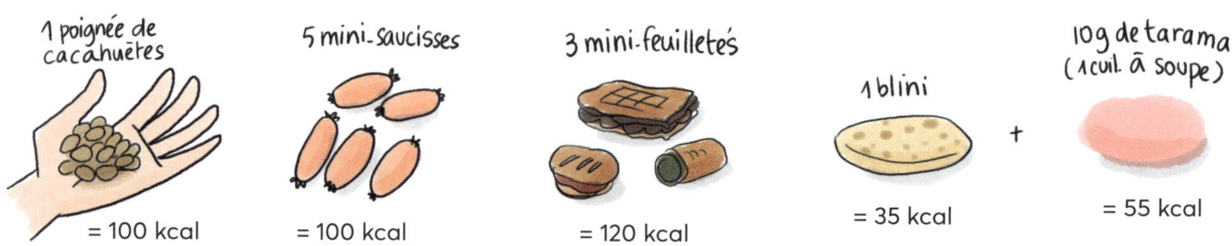
1 poignée de cacahuètes
= 100 kcal
5 mini-saucisses
= 100 kcal
3 mini-feuilletés
= 120 kcal
1 blini
= 35 kcal
+
10g de tarama (1 cuil. à soupe)
= 55 kcal

Évitez les cacahuètes, les graines oléagineuses (amandes, noix de cajou, noisettes, noix de Macadamia salées), les charcuteries, les chips…
Préférez les bretzels qui sont moins gras, les gressins moins caloriques, et tous les dips faits maison.

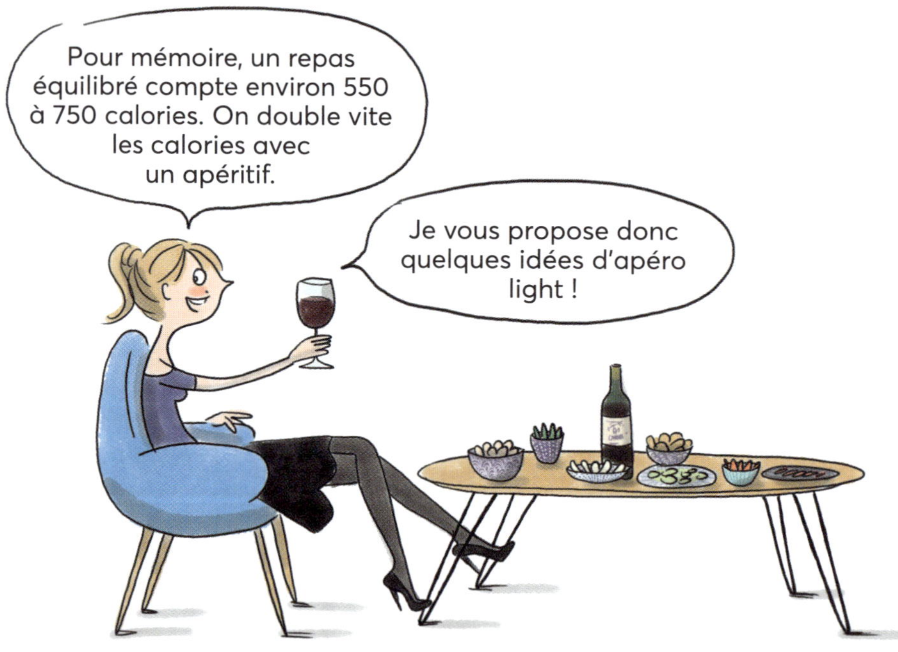
Pour mémoire, un repas équilibré compte environ 550 à 750 calories. On double vite les calories avec un apéritif.
Je vous propose donc quelques idées d'apéro light !

Pour grignoter :

Mixez pois chiches en conserve + tahini + 1 gousse d'ail + jus de citron + sel

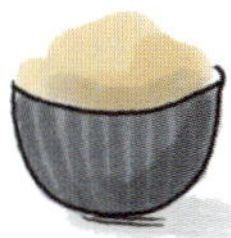

Houmous maison

Laissez mariner champignons de Paris émincés + sauce soja + huile de sésame + coriandre fraîche

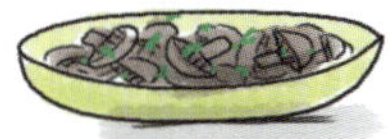

Champignons marinés

Mixez concombre + ail + menthe + yaourt bulgare + citron + huile d'olive + sel

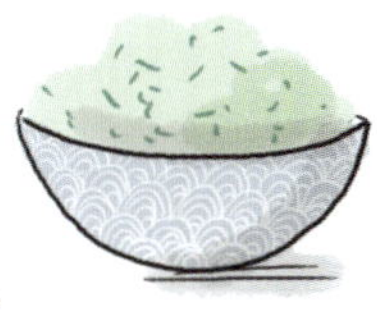

Tzatziki

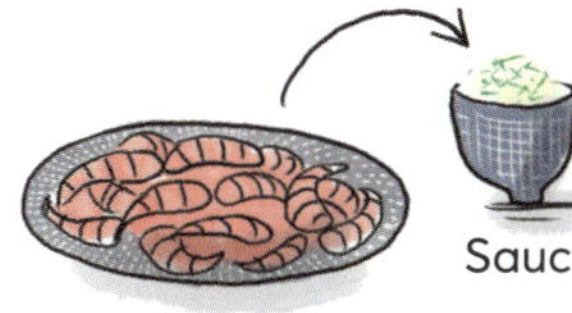

Crevettes roses

Sauce yaourt

Yaourt + jus de citron + sel + aneth

Tomates cerise + queues d'écrevisses + raisin blanc

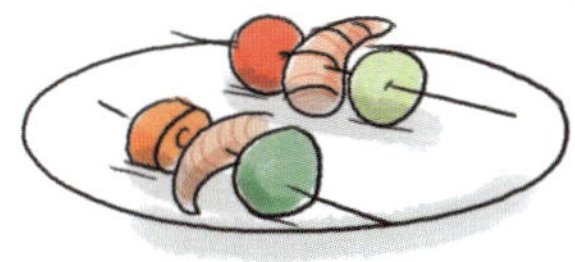

Mini-brochettes

Carottes + crevettes + concombres

Pour boire :

Smoothie d'été « fraise-tomate »

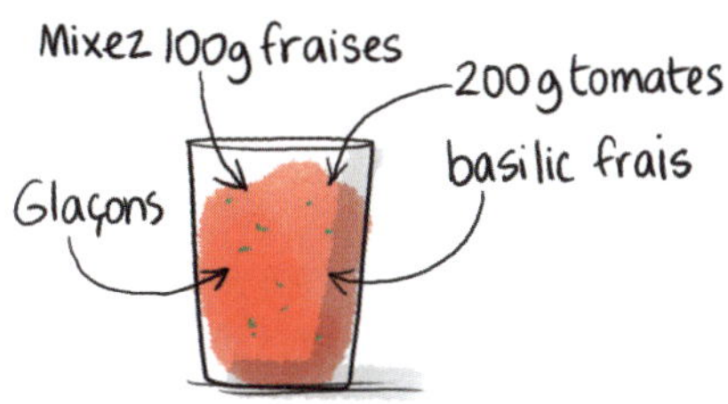
Mixez 100g fraises
200g tomates
basilic frais
Glaçons

Servez aussitôt pour conserver les vitamines

Smoothie aux 7 légumes

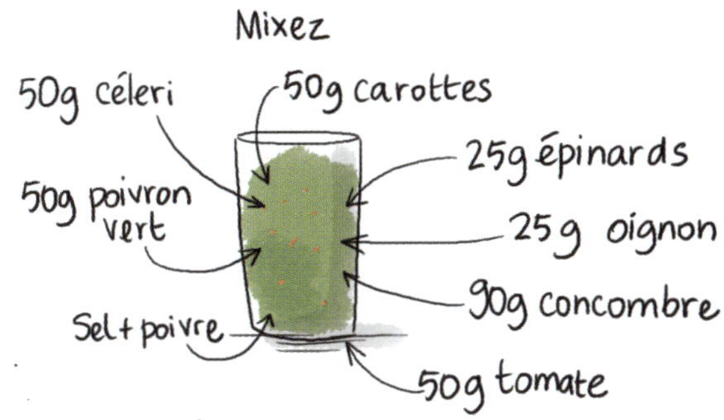
Mixez
50g céleri
50g carottes
25g épinards
50g poivron vert
25g oignon
90g concombre
Sel + poivre
50g tomate

Smoothie pétillant orange-passion

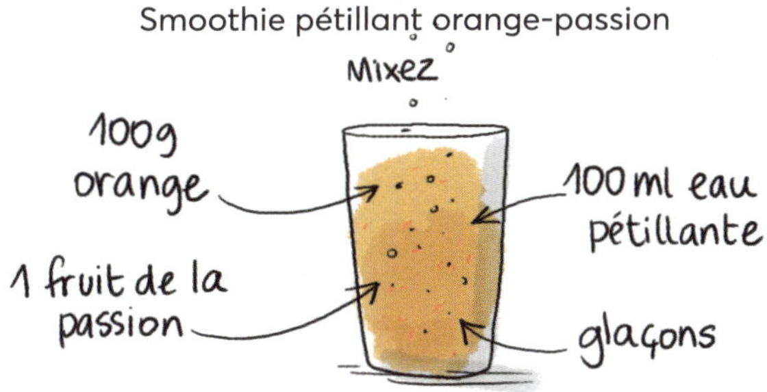
Mixez
100g orange
100 ml eau pétillante
1 fruit de la passion
glaçons

Si vous avez préparé un vrai apéro, vous pouvez alors vous contenter d'un plat principal seulement !

Recette du pain de viande

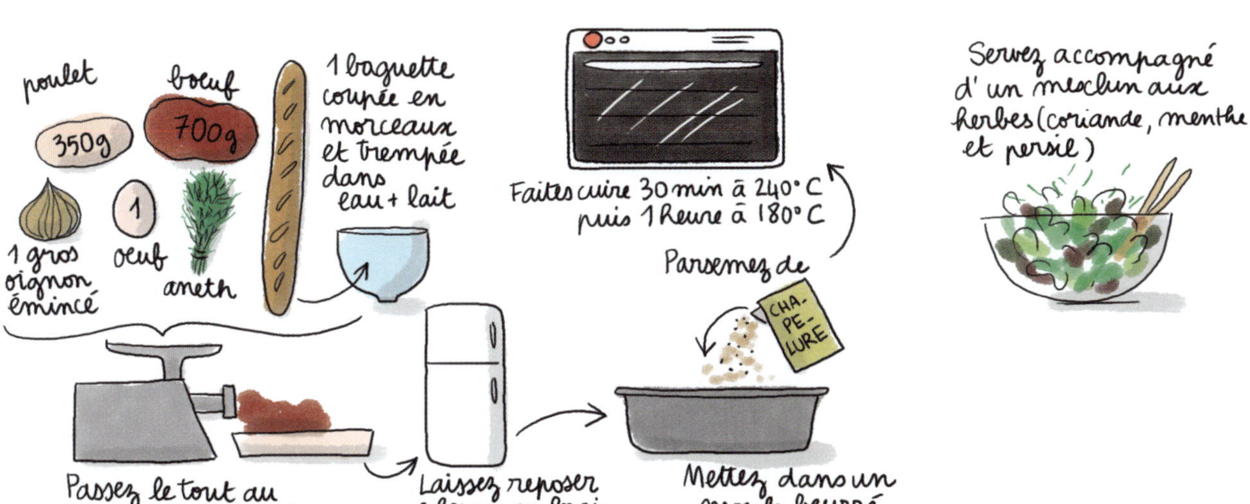
poulet
350g
boeuf
700g
1 baguette coupée en morceaux et trempée dans eau + lait
1 gros oignon émincé
1
oeuf
aneth
Passez le tout au hachoir à viande
Laissez reposer 2 heures au frais
Mettez dans un moule beurré
Parsemez de
CHAPELURE
Faites cuire 30 min à 240° C puis 1 heure à 180° C
Servez accompagné d'un mesclun aux herbes (coriande, menthe et persil)

IDÉE REÇUE n° 3

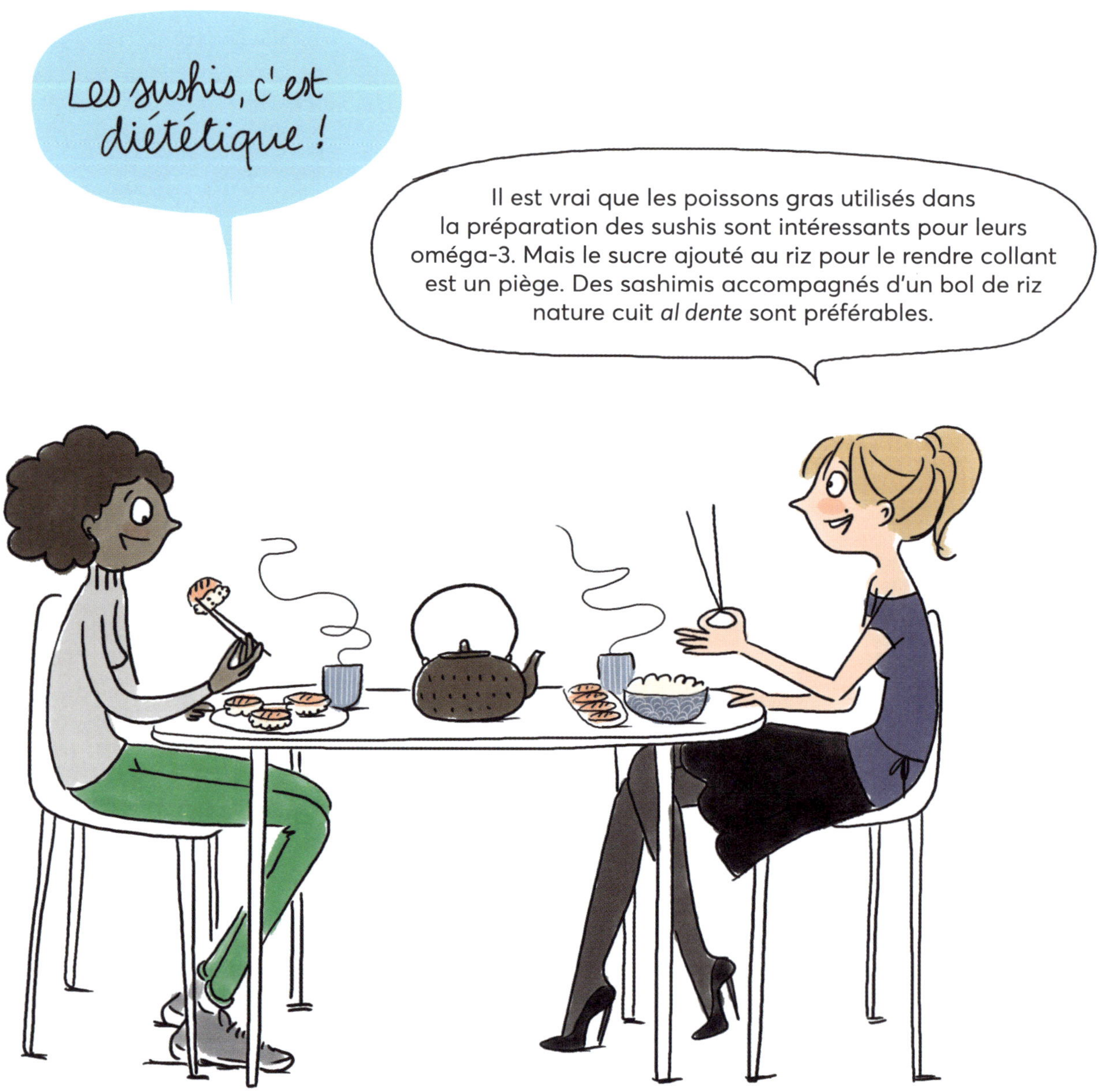
Les sushis, c'est diététique !
Il est vrai que les poissons gras utilisés dans la préparation des sushis sont intéressants pour leurs oméga-3. Mais le sucre ajouté au riz pour le rendre collant est un piège. Des sashimis accompagnés d'un bol de riz nature cuit *al dente* sont préférables.

IDÉE REÇUE n° 4

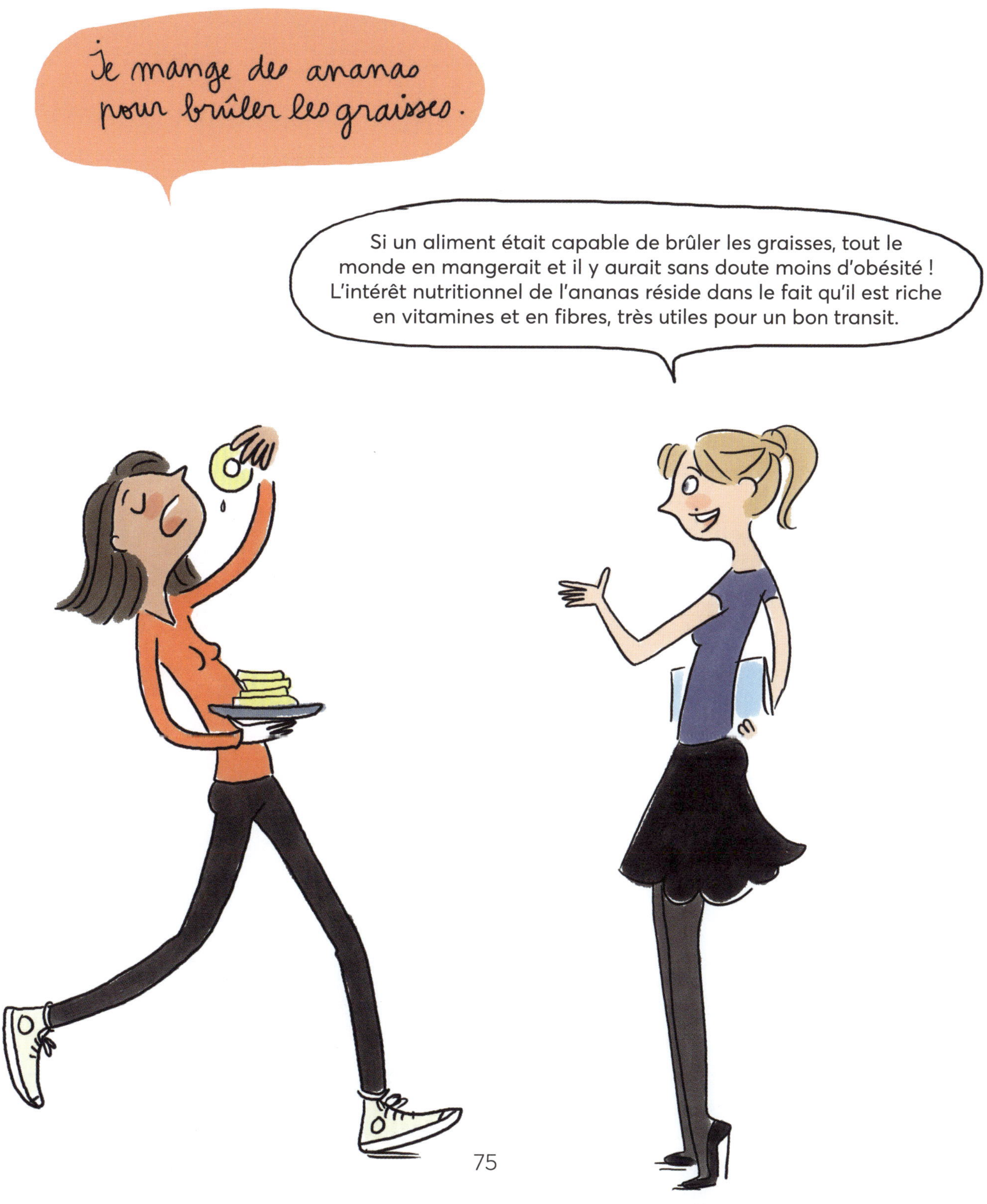

Je mange des ananas pour brûler les graisses.
Si un aliment était capable de brûler les graisses, tout le monde en mangerait et il y aurait sans doute moins d'obésité ! L'intérêt nutritionnel de l'ananas réside dans le fait qu'il est riche en vitamines et en fibres, très utiles pour un bon transit.

Pour vos enfants et adolescents, manger est l'un des plaisirs de la vie, comme à tout âge ! Mais les repas sont particulièrement importants pour eux, puisqu'ils construisent leur capital santé. Au fil des ans, l'organisme évolue et les besoins changent. Par exemple, les enfants de 3 à 11 ans ont des besoins de croissance, et d'apprentissage de repères qui resteront à l'âge adulte.
Comment leur inculquer de bonnes habitudes ?
Pendant l'adolescence, de nombreux changements interviennent et de nouveaux besoins apparaissent. Comment faire pour conserver une alimentation équilibrée ?
Voici quelques conseils pour vous aider à répondre au mieux à leurs besoins.

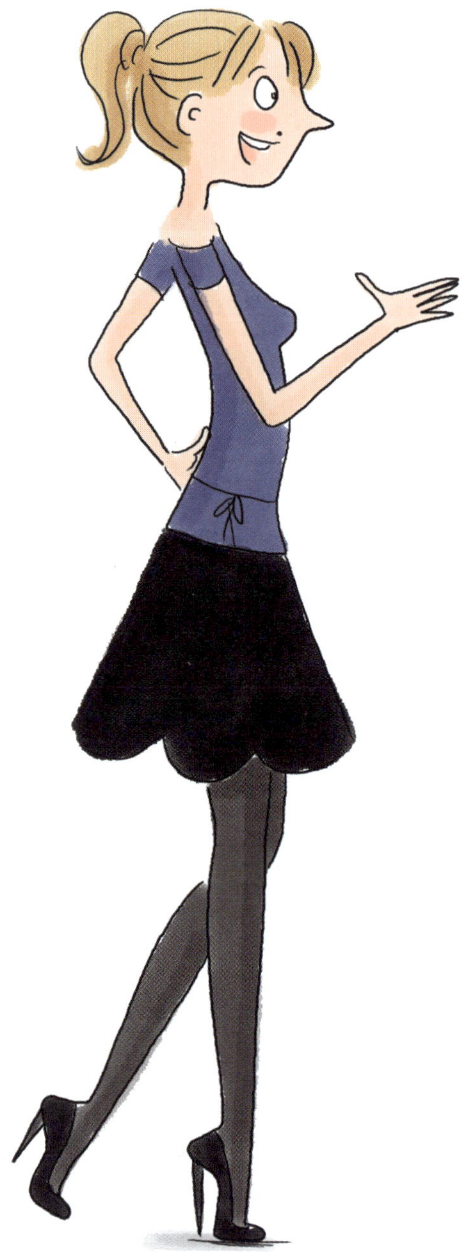

AVEC LES ENFANTS

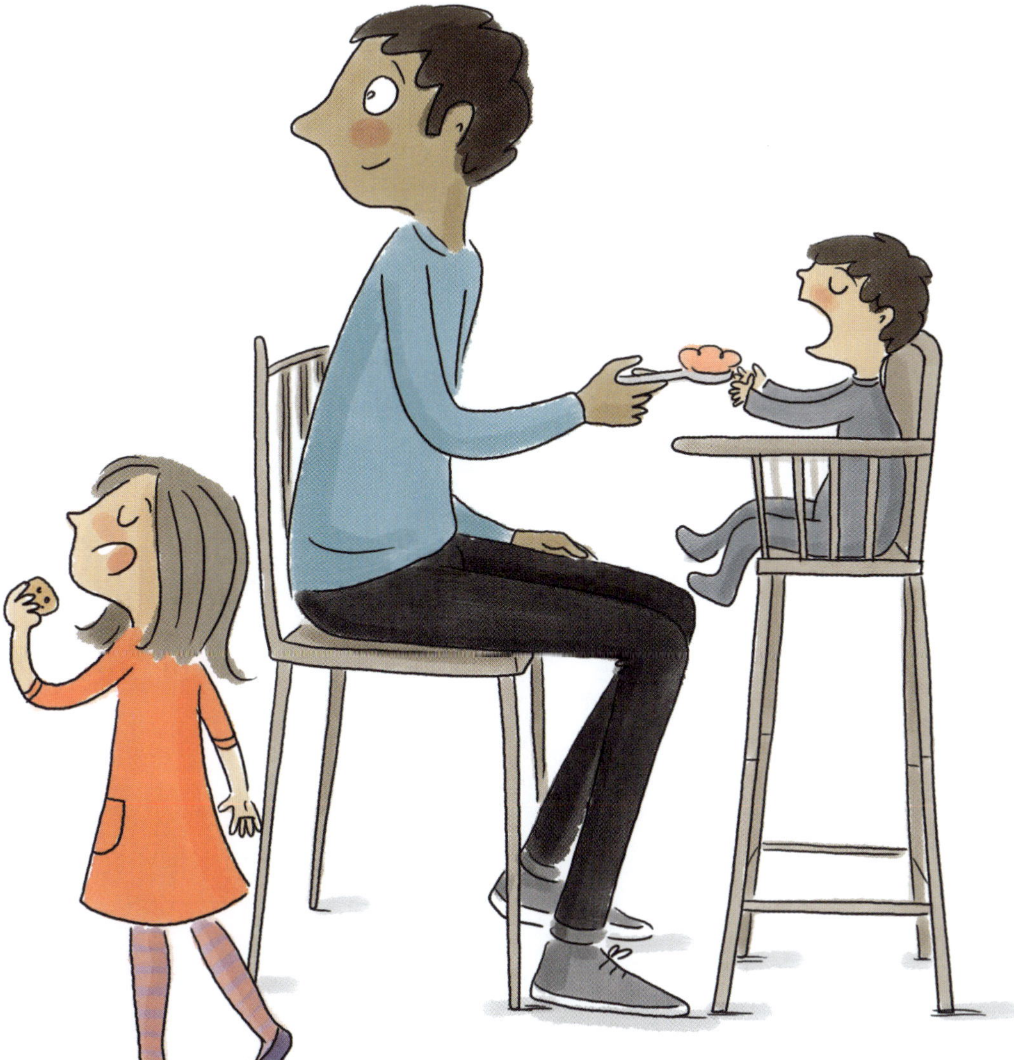

LES BESOINS NUTRITIONNELS DE L'ENFANT

Nos petites bouilles ont des besoins nutritionnels élevés pour leur croissance. L'objectif primordial de leur alimentation est d'assurer une croissance staturo-pondérale harmonieuse. L'enfance est le moment capital pour se construire à long terme une bonne santé !

Il est important pour votre enfant de lui servir des portions adaptées. Elles sont forcément inférieures aux portions des adultes et des adolescents !
Par exemple : une viande de 120 g est une portion moyenne adaptée pour un adulte ou un adolescent, mais c'est déjà le double de portion pour un enfant de 6 ans !

Pour prendre en compte leurs caractéristiques physiologiques, on répartit les enfants et adolescents par tranches d'âge. Parcourons ensemble les tranches d'âge et les besoins pour un repas.

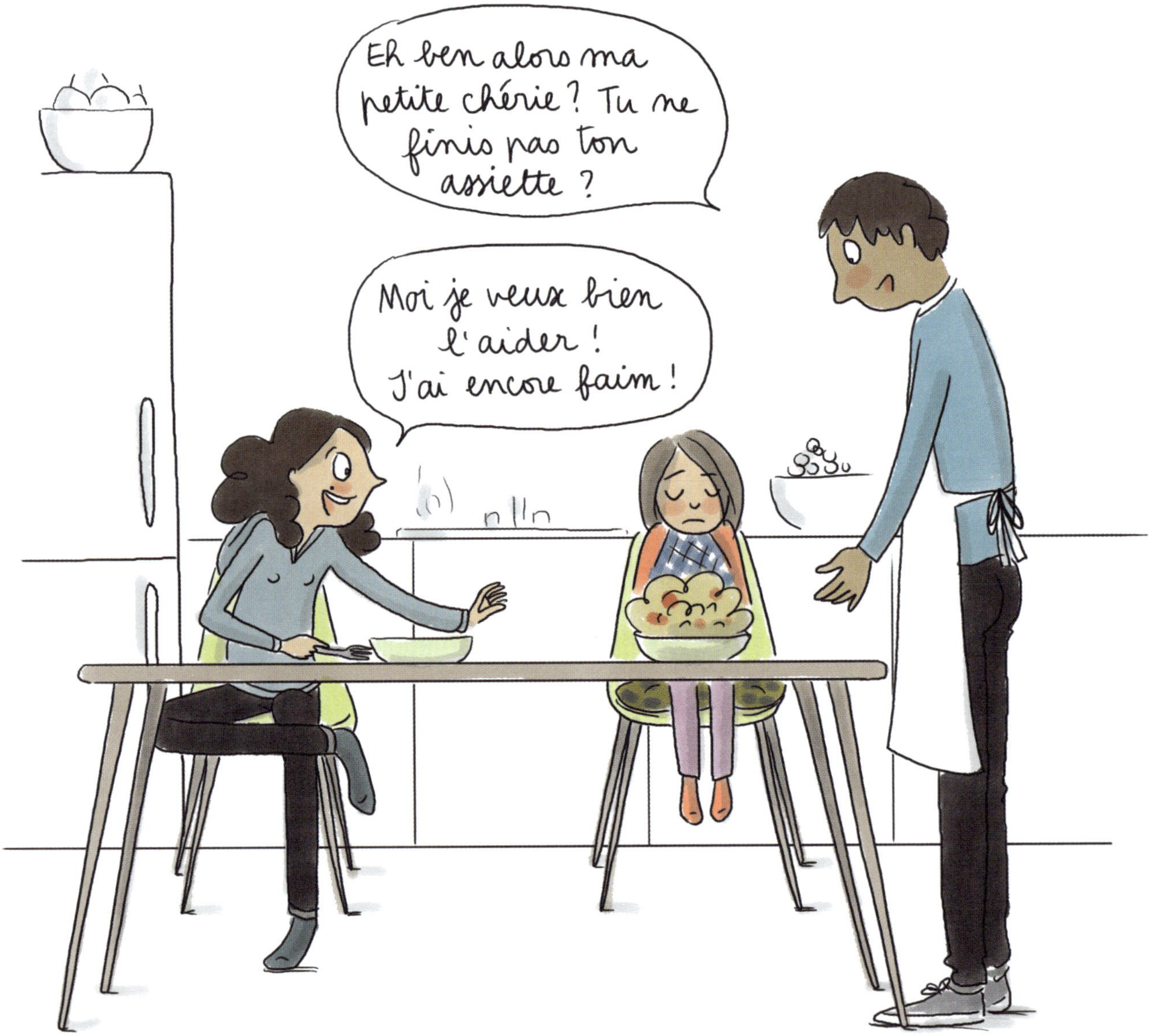
Eh ben alors ma petite chérie ? Tu ne finis pas ton assiette ?
Moi je veux bien l'aider ! J'ai encore faim !

Pour les enfants à partir de 3 ans, les repas doivent être composés des mêmes groupes d'aliments que pour les adultes. Seules les quantités varient en fonction de l'âge.

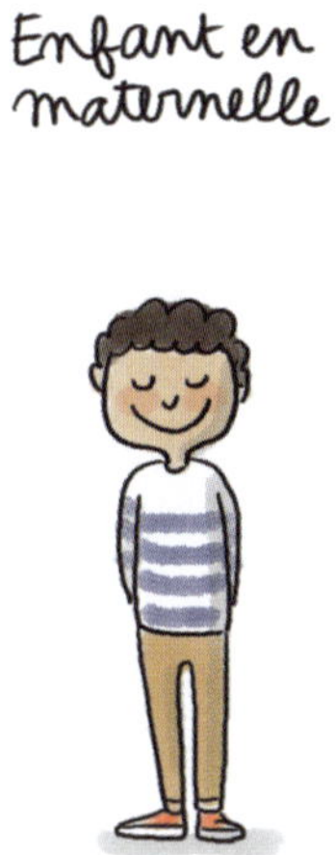
Enfant en maternelle

Pain 30 g*
Viande 40 à 50 g*
Féculents cuits 120 g*

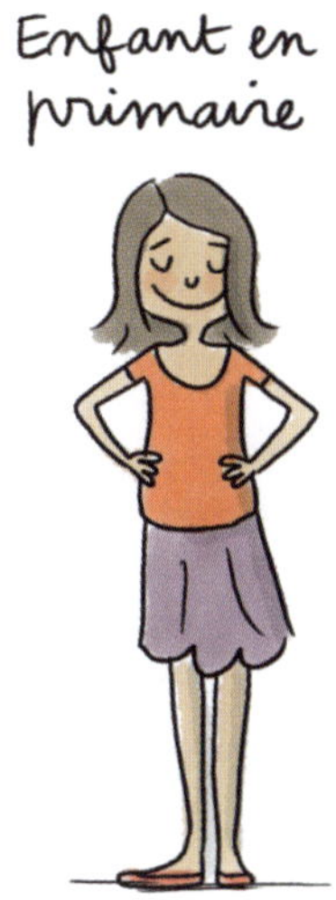
Enfant en primaire

Pain 40 g*
Viande 60 à 70 g*
Féculents cuits 170 g*

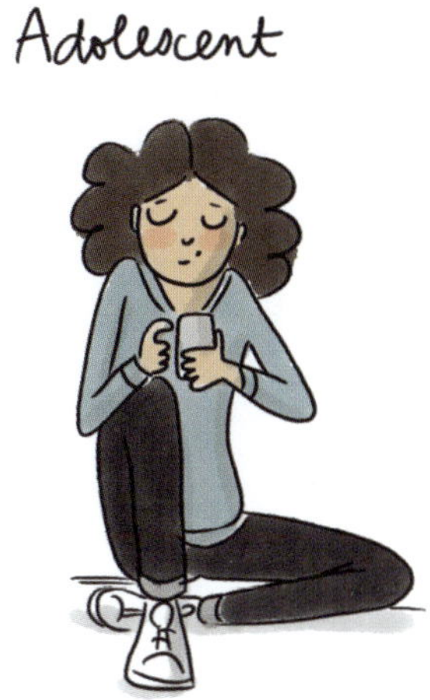
Adolescent

Pain 50 à 100 g*
Viande 80 à 120 g
Féculents cuits 200 à 250 g*

* Repères pour les enfants selon le GEMRCN (Groupement d'études des marchés en restauration collective et de nutrition).

LES REPAS

Le repas est un moment convivial qui permet de réunir la famille, mais c'est aussi un moment d'apprentissage pour vos enfants de 3 à 11 ans. L'équilibre des repas que vous mettrez en place à ce moment-là leur permettra d'acquérir de bonnes habitudes. C'est une étape importante !

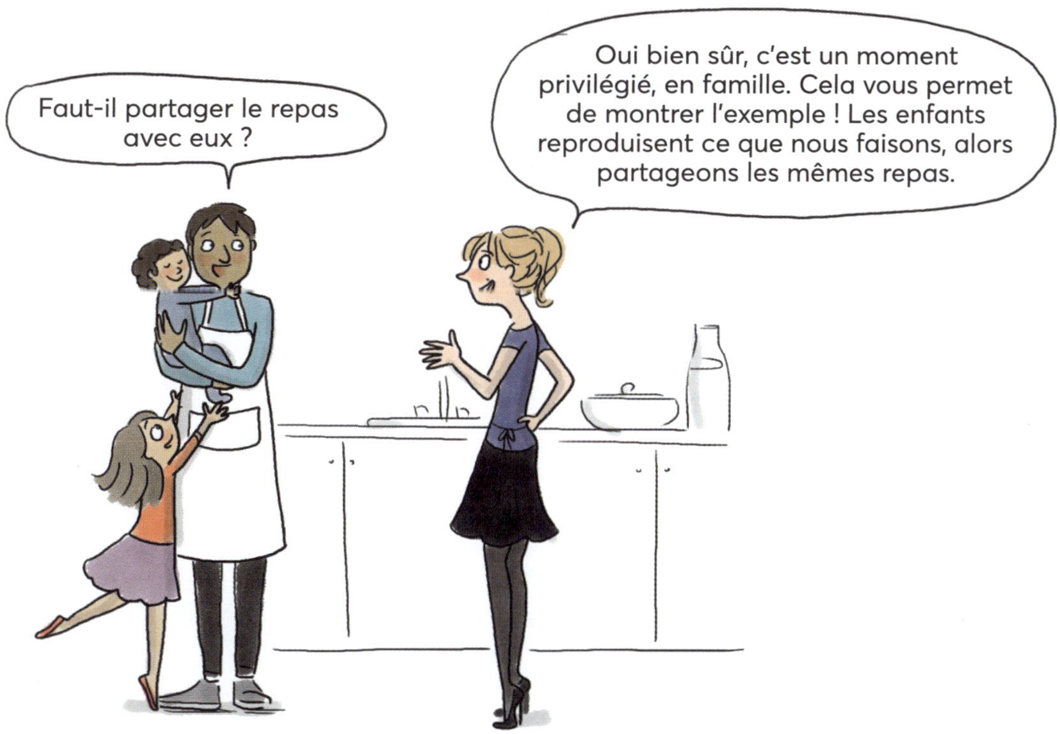
Faut-il partager le repas avec eux ?
Oui bien sûr, c'est un moment privilégié, en famille. Cela vous permet de montrer l'exemple ! Les enfants reproduisent ce que nous faisons, alors partageons les mêmes repas.

Vous préparez un repas équilibré pour vos enfants mais pas pour vous ?… Erreur, vous méritez également de manger équilibré !

Il est important de prendre le temps de manger, c'est-à-dire de discuter en famille, de mastiquer, de déguster, et surtout de ne pas presser les enfants pour qu'ils finissent leur assiette ! Laissez-les aller à leur rythme ! Ils finiront s'ils ont encore faim. Les enfants ressentent la satiété. Les presser ou les obliger à terminer peut avoir une incidence sur leur comportement alimentaire d'adulte ! La conséquence est bien souvent un trouble du comportement alimentaire et un certain mal-être lié aux repas.

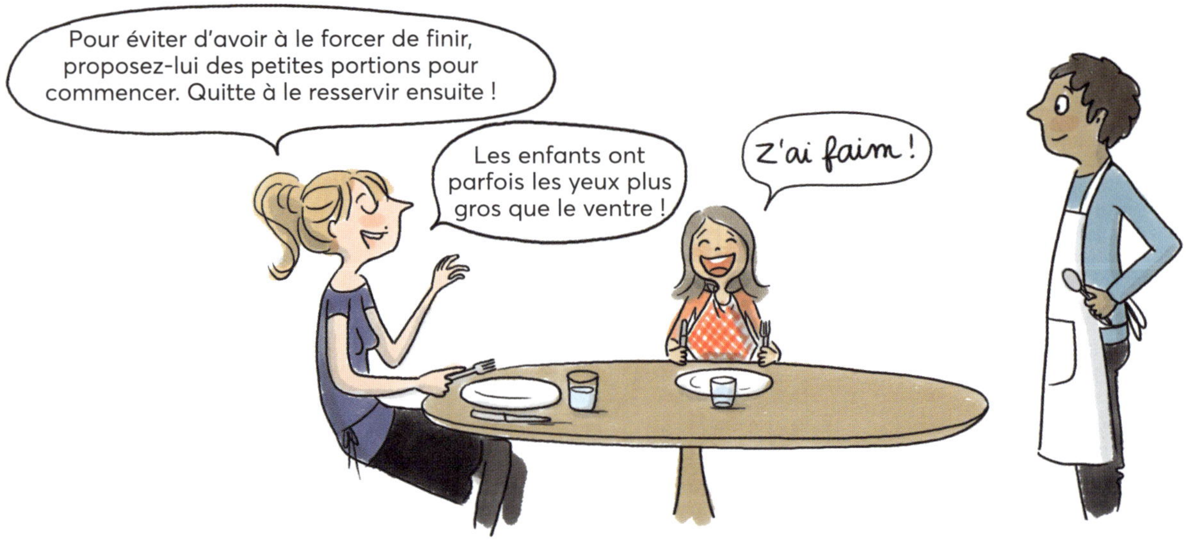
Pour éviter d'avoir à le forcer de finir, proposez-lui des petites portions pour commencer. Quitte à le resservir ensuite !
Les enfants ont parfois les yeux plus gros que le ventre !
Z'ai faim !

1. Le petit déjeuner

Le petit déjeuner est un repas très important pour l'équilibre alimentaire. Prendre un petit déjeuner permet de bien démarrer la journée et d'apporter au corps suffisamment de nutriments essentiels, comme les vitamines, minéraux… Il met en condition votre enfant et lui permet d'avoir une meilleure fonction cognitive, une bonne mémoire et de garder une bonne attention, une bonne concentration. Si votre enfant ne veut rien manger le matin, instaurez l'habitude du petit déjeuner à partager en famille le week-end et proposez-lui des aliments qu'il apprécie.

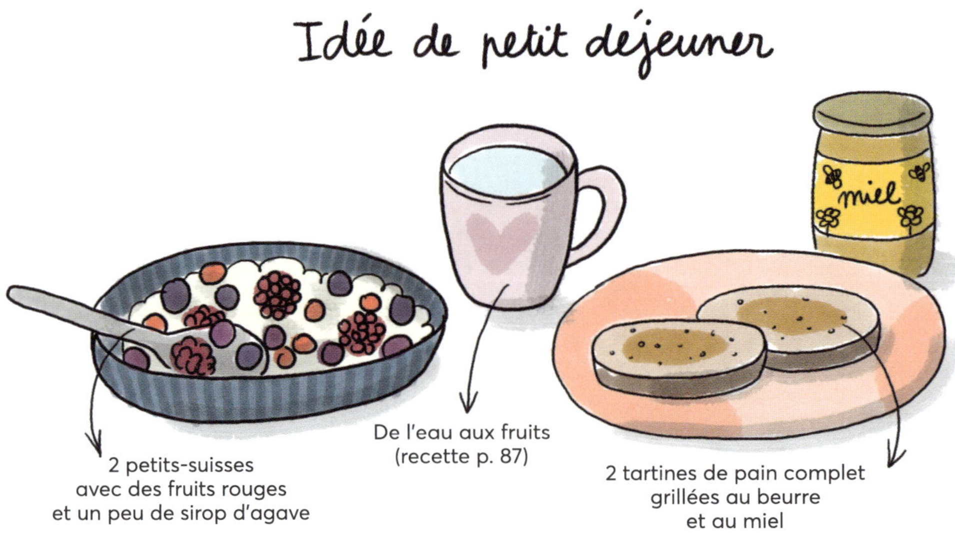
Idée de petit déjeuner
miel
2 petits-suisses avec des fruits rouges et un peu de sirop d'agave
De l'eau aux fruits (recette p. 87)
2 tartines de pain complet grillées au beurre et au miel

Attention, préférez des céréales de petit déjeuner peu sucrées, en limitant les formes très sucrées (chocolatées, au miel…) ou grasses et sucrées (céréales fourrées).
Astuce : prenez une poignée des céréales sucrées que vos enfants préfèrent et complétez avec des céréales nature.

Attention aux jus de fruits ! (Voir p. 40).

2. Le déjeuner

Le repas du midi sert à faire le plein d'énergie pour la fin de journée. Il permet de rester concentré ! Il existe deux situations : soit votre enfant mange à la maison, soit il mange à la cantine. Dans ce cas, s'il ne mange rien, il existe des astuces ! Préparez-lui un goûter à emporter sous forme de sandwich avec une compote en dessert. Anticipez sur le petit déjeuner et proposez-lui un repas complet.

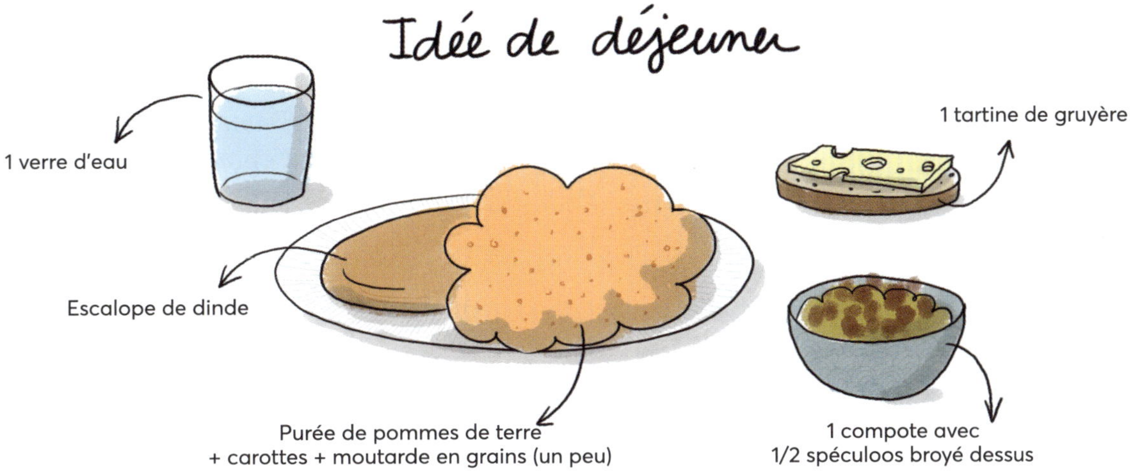
Idée de déjeuner
1 verre d'eau
1 tartine de gruyère
Escalope de dinde
Purée de pommes de terre
+ carottes + moutarde en grains (un peu)
1 compote avec
1/2 spéculoos broyé dessus

3. Le dîner

Quand il rentre de l'école, pensez à lui demander ce qu'il a mangé pour pouvoir équilibrer avec le repas du soir.
L'heure du repas est à déterminer en fonction de l'heure du coucher : en effet, il faut compter entre 2 et 3 heures de digestion entre le repas et le coucher. Donc, si votre enfant doit dormir à 21 heures, il doit dîner entre 18 et 19 heures. C'est la même chose pour les adultes !

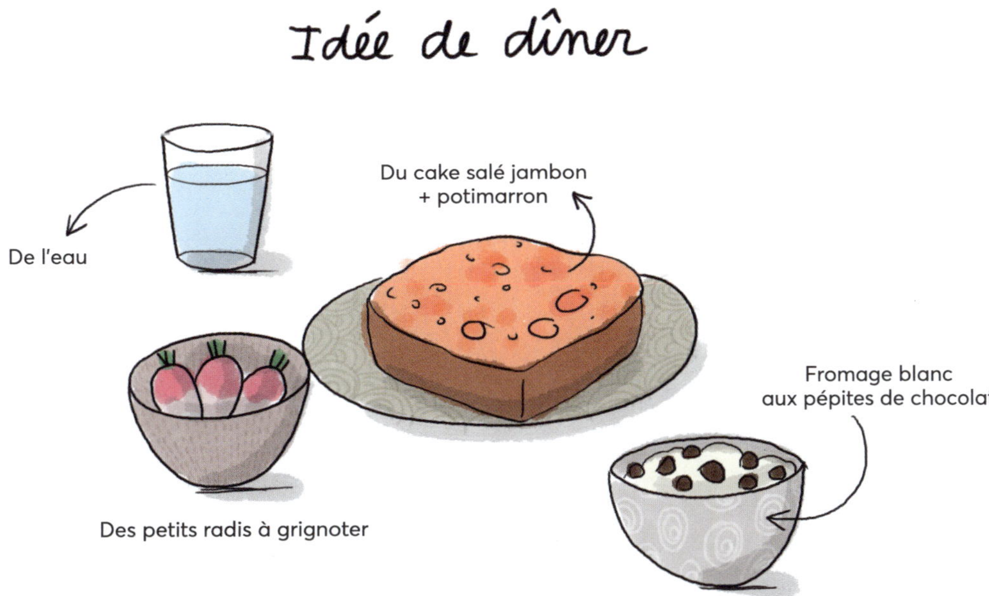
Idée de dîner
Du cake salé jambon
+ potimarron
De l'eau
Fromage blanc
aux pépites de chocolat
Des petits radis à grignoter

LE GOÛTER

Le goûter est un repas important pour les enfants car il permet d'apporter de l'énergie entre le repas du midi et le repas du soir. Sinon, ce serait trop long pour eux !
En principe, le goûter doit être composé de 2 aliments, parmi : fruits, produits laitiers, produits céréaliers. Les aliments seront pris en petites quantités et éloignés du repas du soir.

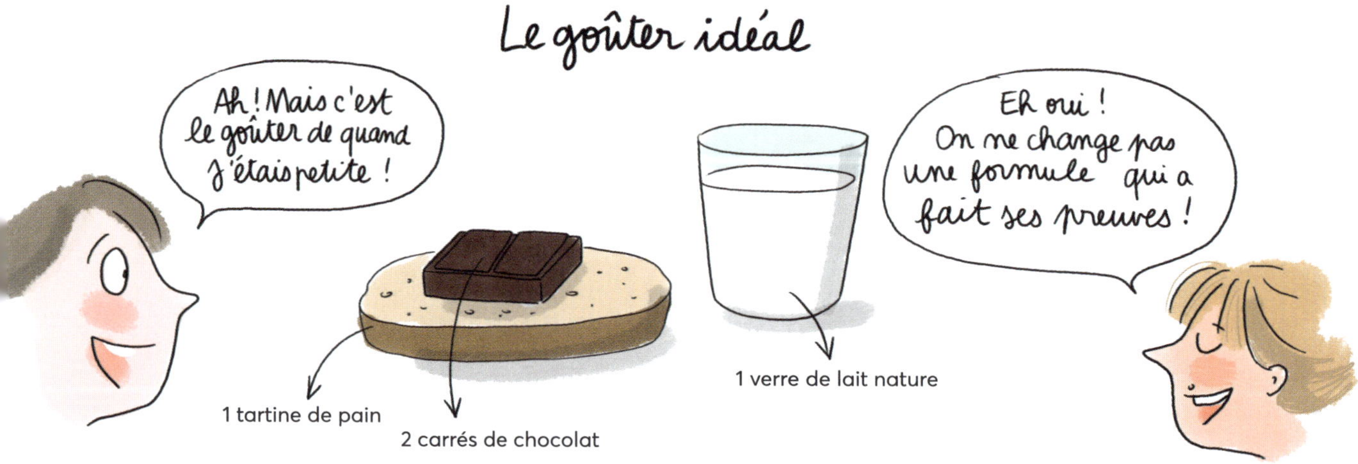

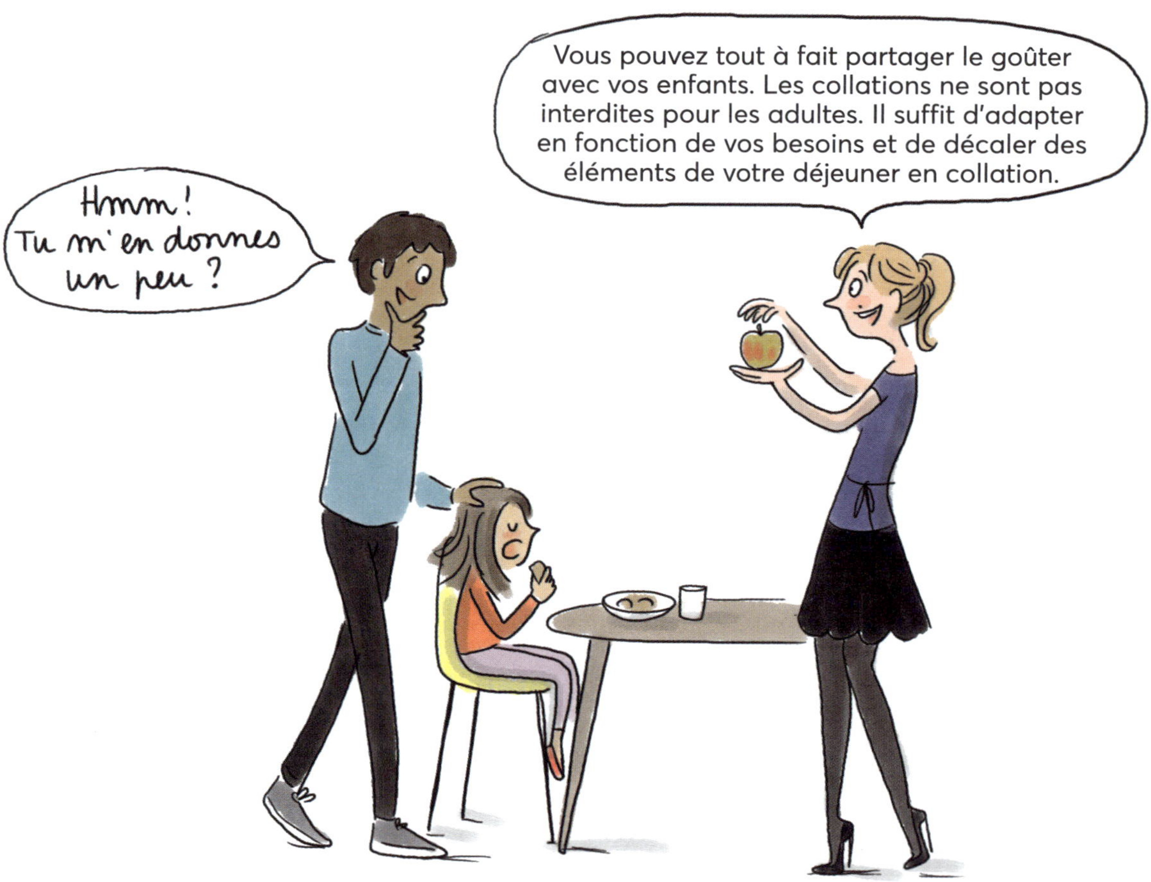

COMMENT GÉRER UN ENFANT DIFFICILE ?

Chaque fois que vous préparez un repas, votre enfant boude un ingrédient ou votre plat ? Ne vous inquiétez pas, le refus de certains aliments n'est pas préjudiciable à sa santé. Les goûts évoluent avec l'âge et il suffit de veiller à lui donner des équivalences dans la même famille d'aliments et de suivre ces petits conseils.

1. Montrer l'exemple

Veillez à consommer vous-même des légumes à chaque repas et privilégiez les fruits en dessert. Montrez-lui que vous aimez les aliments que vous lui donnez !

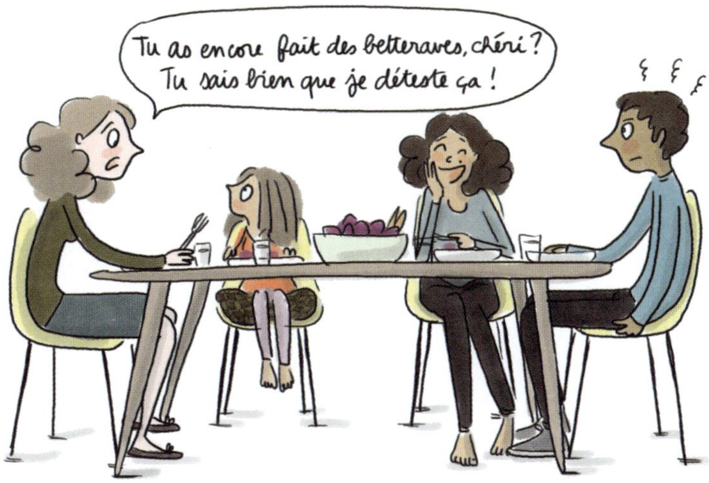
Tu as encore fait des betteraves, chéri ? Tu sais bien que je déteste ça !

2. L'impliquer

Emmenez-le au marché, montrez-lui les produits que vous achetez. Faites-les-lui sentir, toucher et les mettre dans votre panier. Planifiez une recette avec lui !
Emmenez-le dans une cueillette de fruits et légumes, vous lui ferez découvrir les saisons, vous l'aiderez à comprendre la notion de cueillette et l'importance de ne pas gâcher.

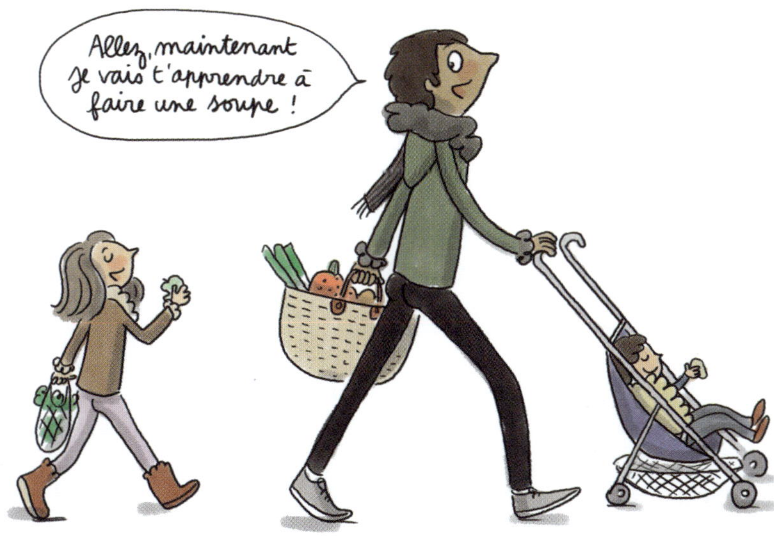
Allez, maintenant je vais t'apprendre à faire une soupe !

Faites participer votre enfant à la préparation des repas. Suivant son âge, confiez-lui quelques tâches, en l'aidant, bien sûr ! Il peut vous aider à éplucher ou couper des légumes, garnir une pâte à tarte, remuer une sauce ou une préparation à gâteau. C'est très valorisant pour lui de prendre part à la préparation des repas avec vous. Il finira sûrement par goûter ce qu'il a préparé !

3. Persévérer

Votre enfant refuse catégoriquement de manger un aliment ? Ne laissez pas tomber. Ne le forcez pas, mais persévérez. Un nouvel aliment doit être représenté plusieurs fois avant qu'il l'aime ! Présentez-lui chaque fois l'aliment préparé et cuit de la même manière. « En moyenne, cinq fois. Car il/elle a besoin de temps pour s'approprier un aliment qu'il/elle ne connaît pas », explique Nathalie Rigal, spécialiste de la psychologie de l'enfant et du goût.

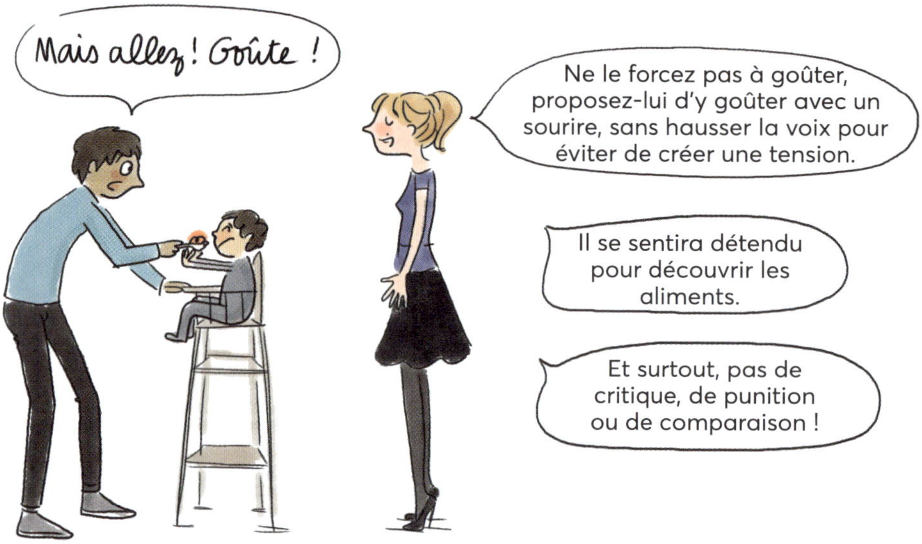

Mais allez ! Goûte !
Ne le forcez pas à goûter, proposez-lui d'y goûter avec un sourire, sans hausser la voix pour éviter de créer une tension.
Il se sentira détendu pour découvrir les aliments.
Et surtout, pas de critique, de punition ou de comparaison !

4. Évitez les pièges !

Restez maître du choix des repas, ce n'est malgré tout pas lui qui fait les menus !
Votre enfant a un système de régulation énergétique fondé sur la faim, la satiété, le rassasiement. Ne le forcez pas à finir son assiette s'il n'a plus faim. Cela risque de l'habituer à manger au-delà de ses besoins. Il peut en revanche ne plus avoir faim pour le plat principal, mais avoir suffisamment d'appétit encore pour manger un yaourt et un fruit.

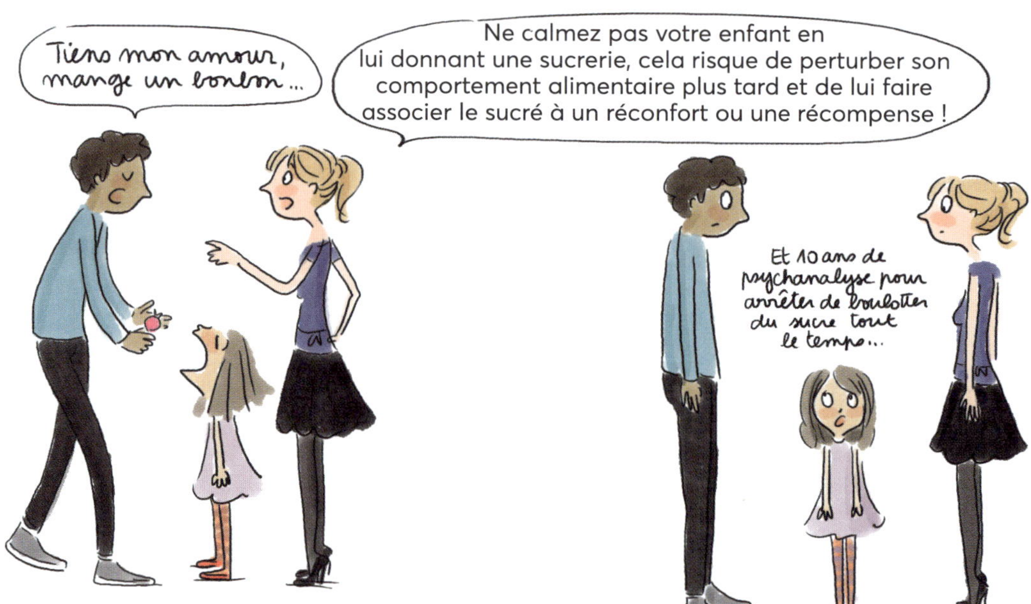

Tiens mon amour, mange un bonbon...
Ne calmez pas votre enfant en lui donnant une sucrerie, cela risque de perturber son comportement alimentaire plus tard et de lui faire associer le sucré à un réconfort ou une récompense !
Et 10 ans de psychanalyse pour arrêter de boulotter du sucre tout le temps...

Si la situation n'évolue pas après 10 ans, pensez à consulter un psychologue.

LES PIÈGES À DÉJOUER

Puisque vos enfants découvrent le goût, ils aiment particulièrement tout ce qui est flatteur au palais, le gras, le sucre et le sel. Les produits de grande consommation sont trop riches en gras, sucre et sel, mais contiennent également des mauvaises choses comme les additifs. Tout cela n'est pas bon pour leur santé. Alors, pourquoi ne pas privilégier des produits plus naturels, les remplacer par des aliments simples, ou simplement cuisiner maison… pour limiter les dégâts ?

1. Les céréales

Préparez vous-même votre granola, cela vous permettra de maîtriser les quantités de sucre de vos céréales et, le plus important : vous saurez ce qu'il y a dedans !

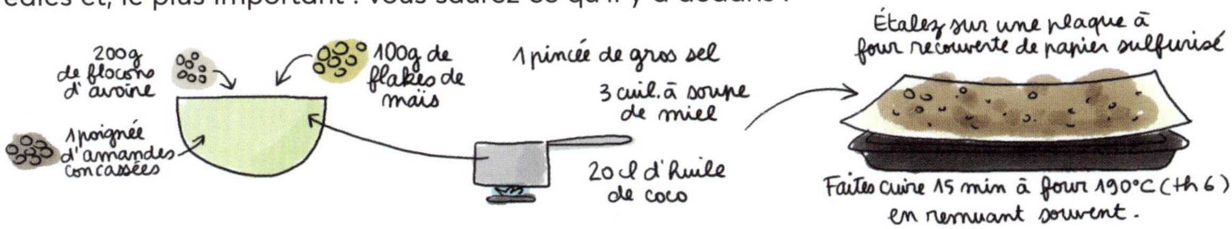
200g de flocons d'avoine
100g de flakes de maïs
1 poignée d'amandes concassées
1 pincée de gros sel
3 cuil. à soupe de miel
20 cl d'huile de coco
Étalez sur une plaque à four recouverte de papier sulfurisé
Faites cuire 15 min à four 190°C (th 6) en remuant souvent.

2. Le cacao

Évitez les chocolats tout prêts, ils sont trop sucrés ! Ajoutez 1 cuillerée à café de sucre complet, cela suffit. Vous pouvez également préparer un chocolat chaud à l'ancienne en faisant fondre du chocolat…

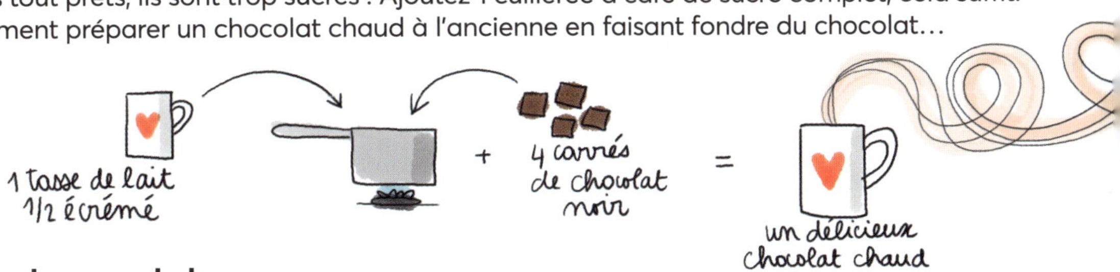
1 tasse de lait 1/2 écrémé
+
4 carrés de chocolat noir
=
un délicieux chocolat chaud

3. Les cordons-bleus

Vos enfants adorent, mais évitez de les acheter tout prêts, ce sont des aliments très gras à cause de la panure et salés, qui contiennent peu de protéines. Privilégiez une escalope panée maison !

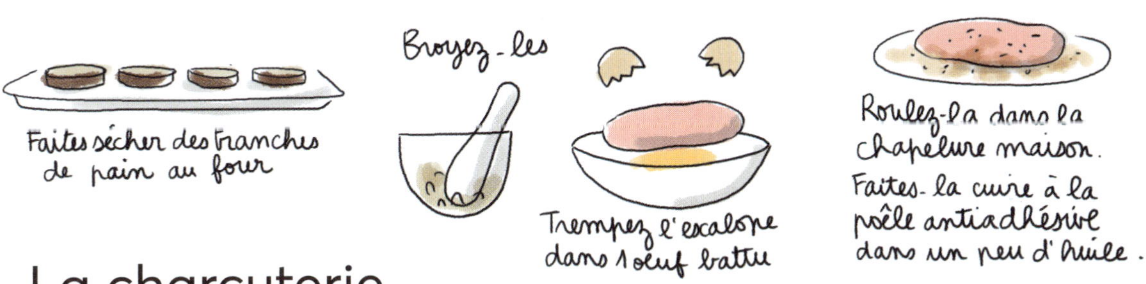
Faites sécher des tranches de pain au four
Broyez-les
Trempez l'escalope dans 1 oeuf battu
Roulez-la dans la chapelure maison.
Faites-la cuire à la poêle antiadhésive dans un peu d'huile.

4. La charcuterie

Attention à la charcuterie ! Vos enfants aiment mais ce sont des produits à consommer occasionnellement car ils sont riches en graisses saturées et en sel. De plus, on retrouve beaucoup de nitrites dans la charcuterie !

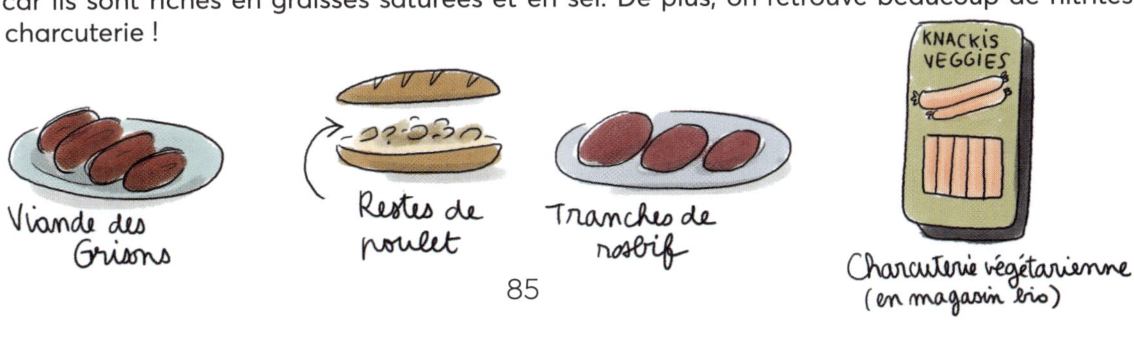
Viande des Grisons
Restes de poulet
Tranches de rosbif
KNACKIS VEGGIES
Charcuterie végétarienne (en magasin bio)

5. Les desserts

Évitez au maximum les desserts industriels et privilégiez des desserts faits maison, ils vous garantissent moins de sucre et pas d'additifs ! En plus, ils sont faciles à faire !

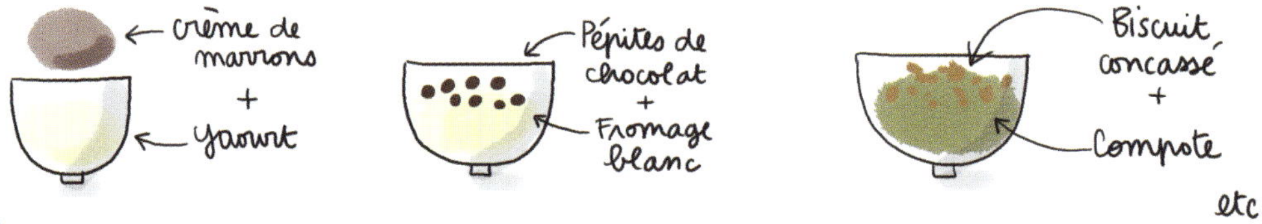

crème de marrons
+
yaourt
Pépites de chocolat
+
Fromage blanc
Biscuit concassé
+
Compote
etc.

6. Le pain

Vous pouvez donner à votre enfant une tranche de pain en début de repas et une tranche en fin de repas s'il a encore faim, pour éviter qu'il ne mange que cela !

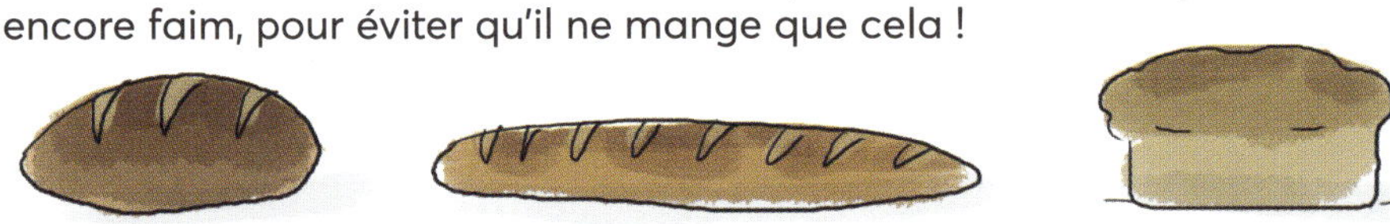

7. Les crêpes fourrées

Évitez les crêpes fourrées industrielles, elles sont riches en sucres et en additifs. Préparez des crêpes à l'avance ! Vous pourrez les garnir de confiture ou de chocolat pour le goûter. Congelez-les pour en avoir rapidement !

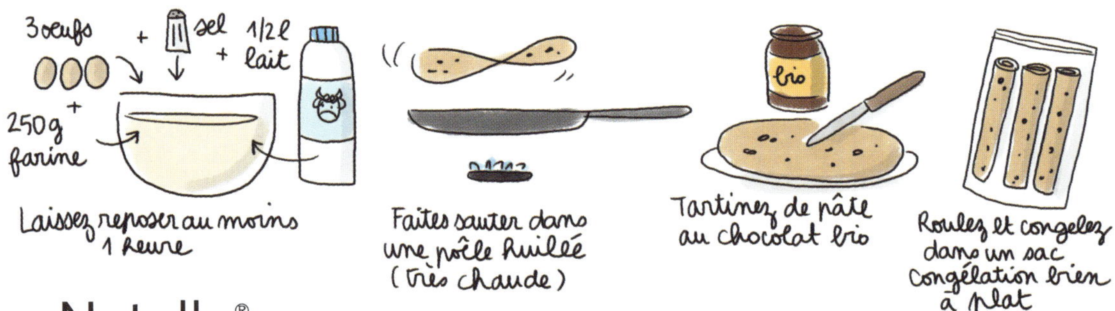

3 oeufs
+
sel
+
1/2 l lait
250 g farine
Laissez reposer au moins 1 heure
Faites sauter dans une poêle huilée (très chaude)
bio
Tartinez de pâte au chocolat bio
Roulez et congelez dans un sac congélation bien à plat

8. Le Nutella®

Remplacez la pâte à tartiner industrielle par une tranche de pain avec du chocolat en morceaux ! Vous pouvez aussi préparer une tartine avec une fine couche de beurre et du chocolat en poudre ou râpé dessus.

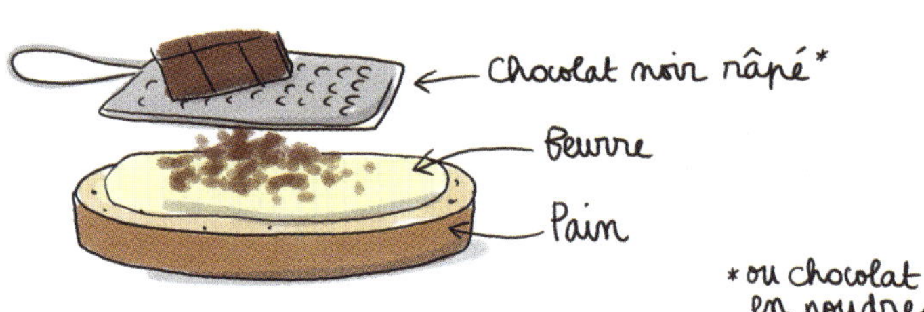

Chocolat noir râpé*
Beurre
Pain
* ou chocolat en poudre

9. Les frites et les chips

Faites vos frites et chips maison ! Elles seront délicieuses cuites au four et moins grasses car c'est vous qui maîtrisez la quantité d'huile !

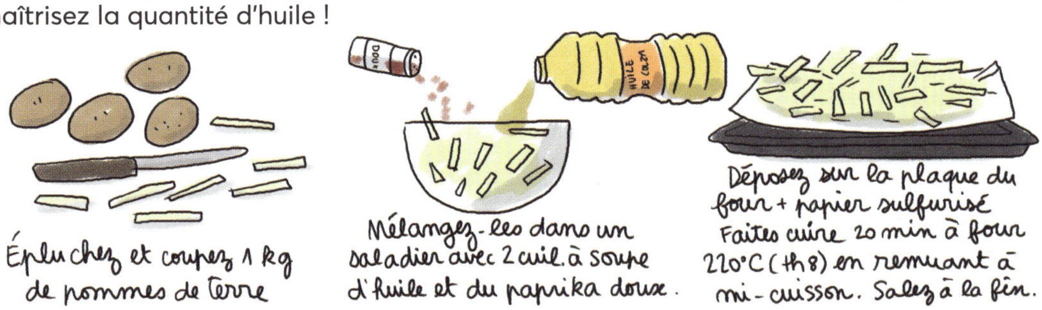

Épluchez et coupez 1 kg de pommes de terre
Mélangez-les dans un saladier avec 2 cuil. à soupe d'huile et du paprika doux.
Déposez sur la plaque du four + papier sulfurisé
Faites cuire 20 min à four 220°C (th8) en remuant à mi-cuisson. Salez à la fin.

ZOOM SUR

Les boissons sucrées

Les boissons sucrées vous apportent en moyenne 7 sucres par portion. C'est beaucoup trop. Une consommation trop importante de sucre peut favoriser une prise de poids, un diabète…

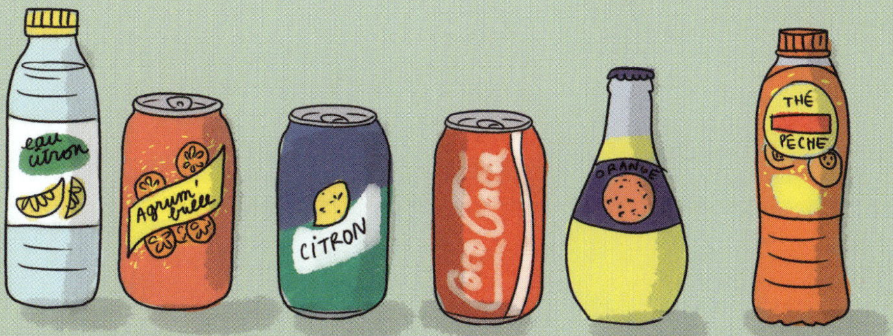
eau citron
CITRON
ORANGE
THÉ
PÊCHE

Que vous apportent les boissons sucrées ?

Rien ! Elles sont dangereuses pour la santé. Leurs promesses inscrites sur les emballages vous rassurent mais elles sont trompeuses, voire mensongères : « riche en vitamines », « remplace votre fruit » ou « eaux aux fruits » ne garantit pas que les produits sont sains. Seule la liste des ingrédients est digne de foi. Une seule cannette de boisson énergisante contient environ 3 cuillerées à soupe de sucre ! Mais, plus encore, c'est la combinaison sucre / caféine / taurine qui menace votre santé.

Que risque-t-on en consommant des boissons sucrées ?

Le sucre ingéré en excès s'accumule dans l'organisme sous forme de graisses, perturbe le métabolisme et augmente les risques de maladies cardio-vasculaires, de diabète de type-2 et d'obésité. Les sodas mettent en péril la santé dentaire : leur forte acidité détruit l'émail dentaire et augmente le risque de caries.

Qu'en est-il des boissons "light" ?

Elles ne sont pas moins nocives : elles modifient les comportements alimentaires et augmentent l'appétit. Il est préférable de consommer occasionnellement des boissons maison, telles que fruits pressés, eaux de fruits, eau plate ou gazeuse avec un peu de sirop.

Voici quelques idées de « détox water ».
Le principe : faire macérer des fruits (que vous ne consommerez pas) dans de l'eau pour l'aromatiser. En macérant, les fruits libèrent des vitamines et des antioxydants qui participent à une bonne digestion au niveau du foie. Bien entendu, c'est surtout un moyen de s'hydrater correctement, sans sucre.

Detox water

Vous avez seulement besoin d'une bouteille transparente pour apercevoir vos fruits, d'eau, et de fruits.

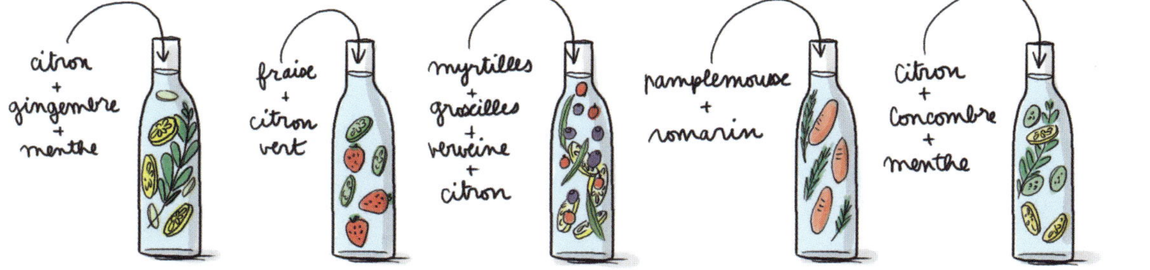
citron + gingembre + menthe
fraise + citron vert
myrtilles + groseilles + verveine + citron
pamplemousse + romarin
citron + concombre + menthe

Laissez infuser les ingrédients toute une nuit au frais dans l'eau. Consommez dans les 24 h à condition de les conserver au frais.

IDÉE REÇUE n° 5

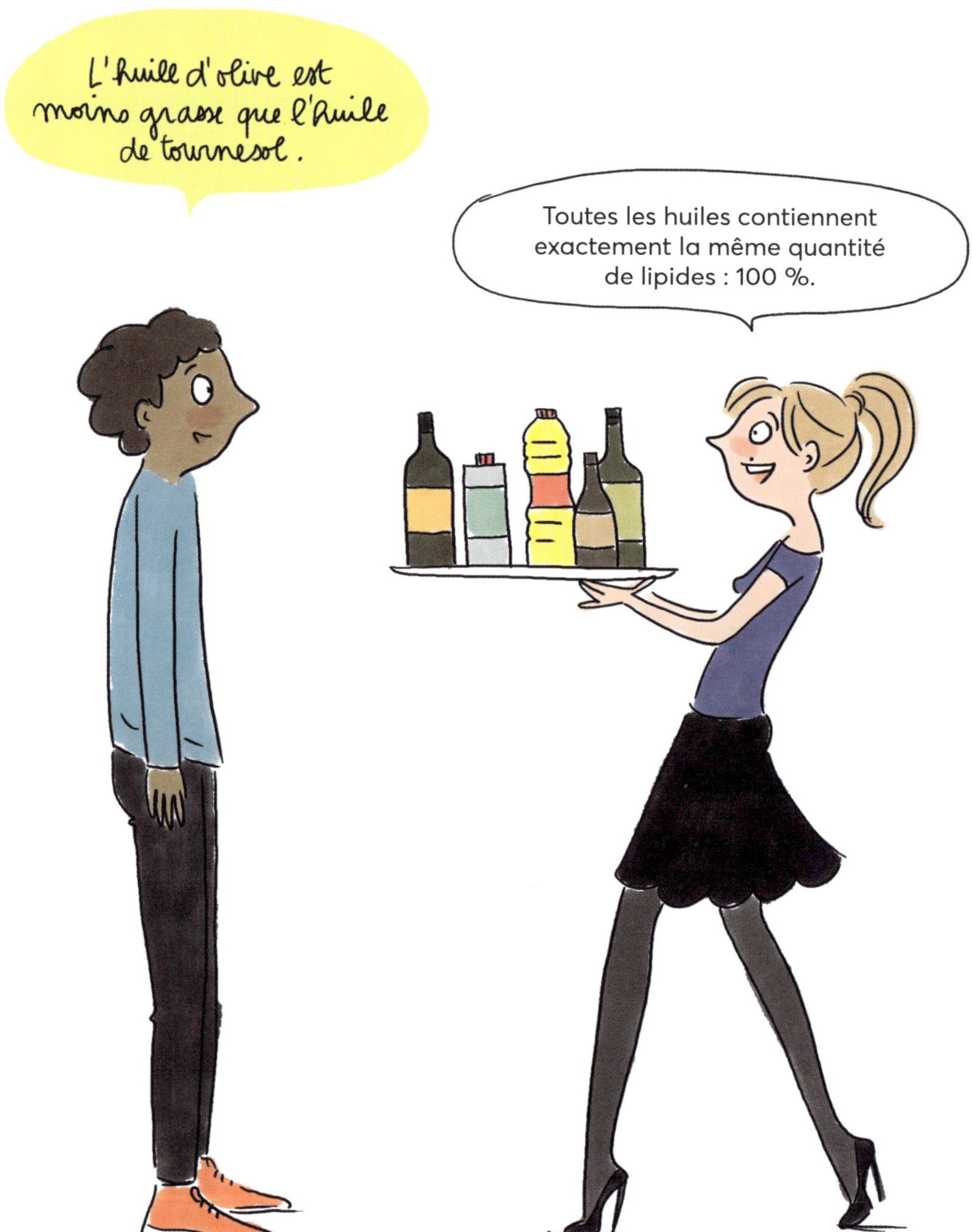
L'huile d'olive est moins grasse que l'huile de tournesol.
Toutes les huiles contiennent exactement la même quantité de lipides : 100 %.

IDÉE REÇUE n° 6

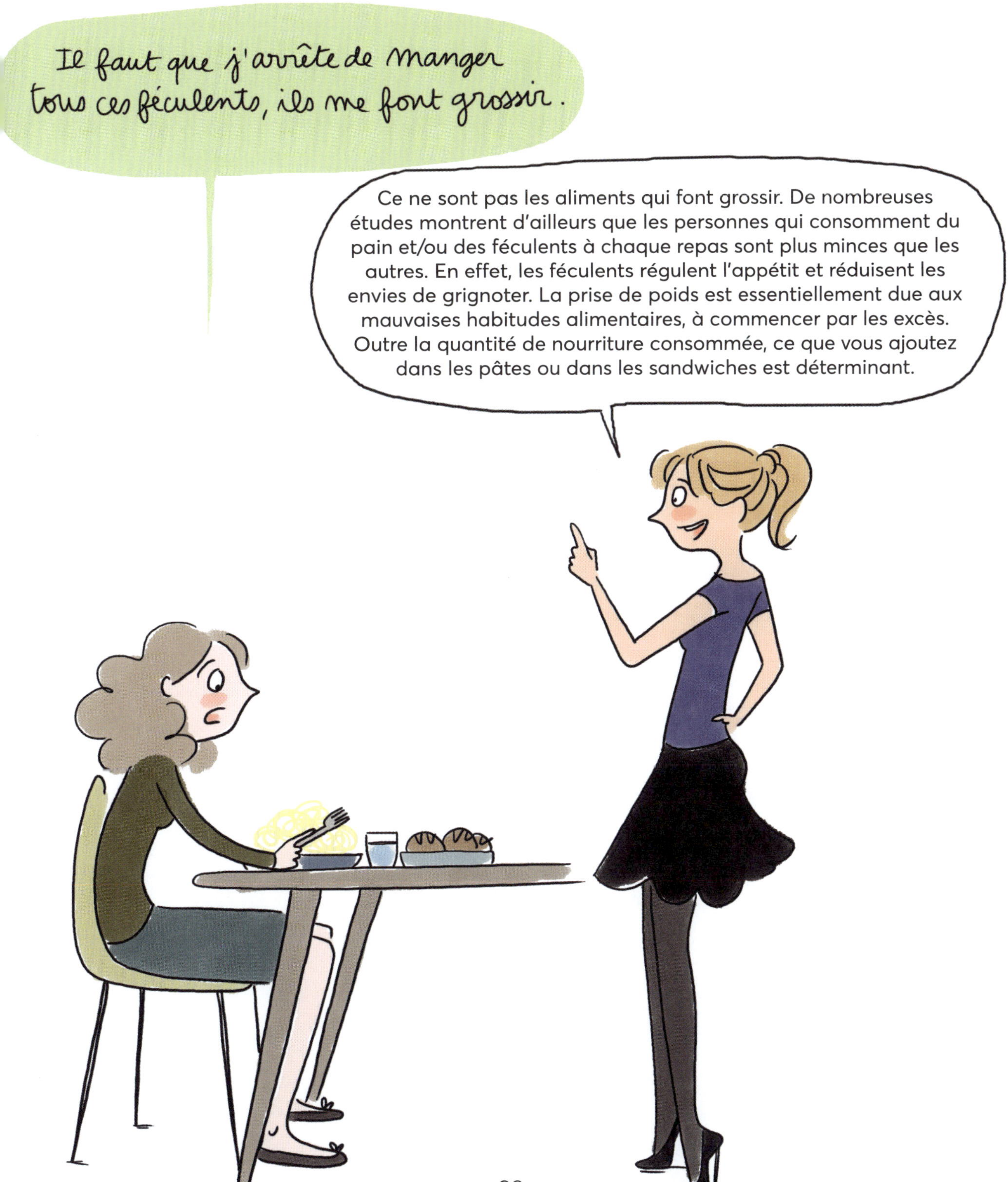
Il faut que j'arrête de manger tous ces féculents, ils me font grossir.
Ce ne sont pas les aliments qui font grossir. De nombreuses études montrent d'ailleurs que les personnes qui consomment du pain et/ou des féculents à chaque repas sont plus minces que les autres. En effet, les féculents régulent l'appétit et réduisent les envies de grignoter. La prise de poids est essentiellement due aux mauvaises habitudes alimentaires, à commencer par les excès. Outre la quantité de nourriture consommée, ce que vous ajoutez dans les pâtes ou dans les sandwiches est déterminant.

Votre activité professionnelle occupe une majeure partie de votre temps.
Vous êtes nombreux à devoir manger sur votre lieu de travail. C'est prouvé :
une alimentation équilibrée vous aide à être plus efficace et plus en forme pour affronter vos journées de travail.
Le midi, vous avez peu de temps, vous avez à votre disposition un restaurant d'entreprise, vous devez déjeuner avec des clients au restaurant, vous êtes en déplacement, ou encore vous travaillez en horaires décalés. Toutes ces situations sont autant de risques de mauvaises habitudes alimentaires, et donc sources de déséquilibre. Pourtant, il vous suffit de suivre quelques principes simples pour manger équilibré au bureau !
You can do it !

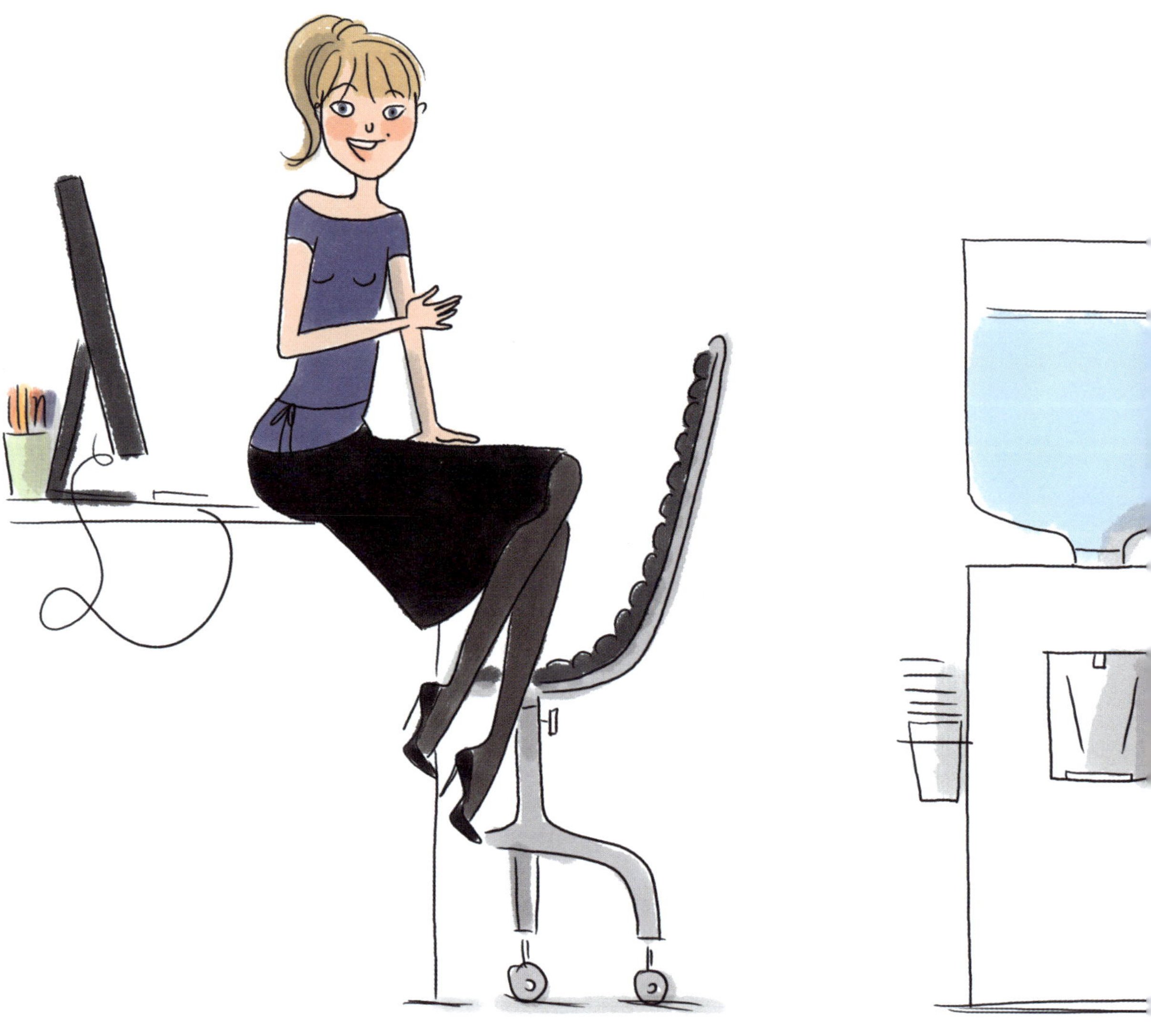

AU BUREAU

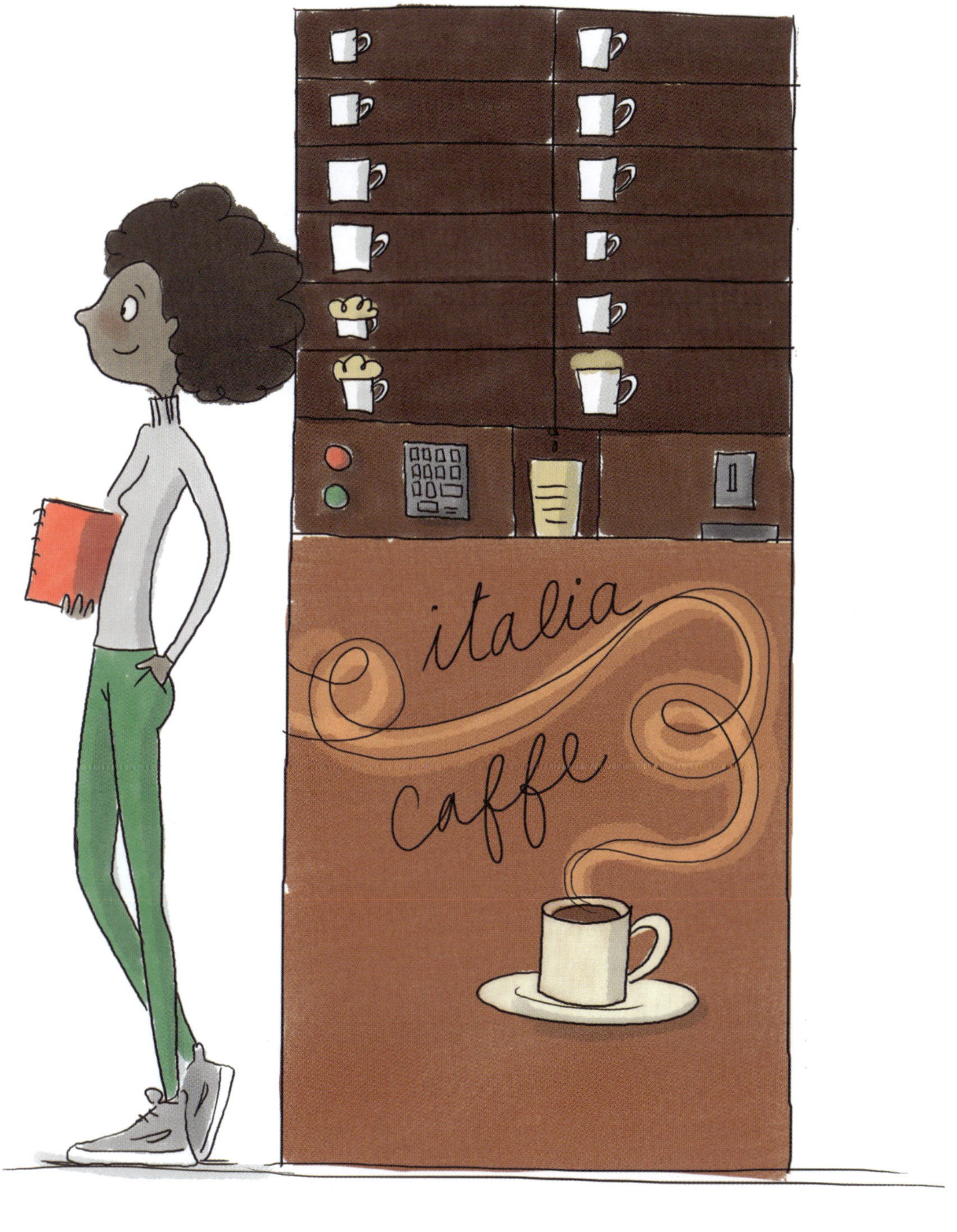

LE PETIT DÉJEUNER

Après un jeûne nocturne, votre corps a besoin de se réhydrater et de faire le plein d'énergie !

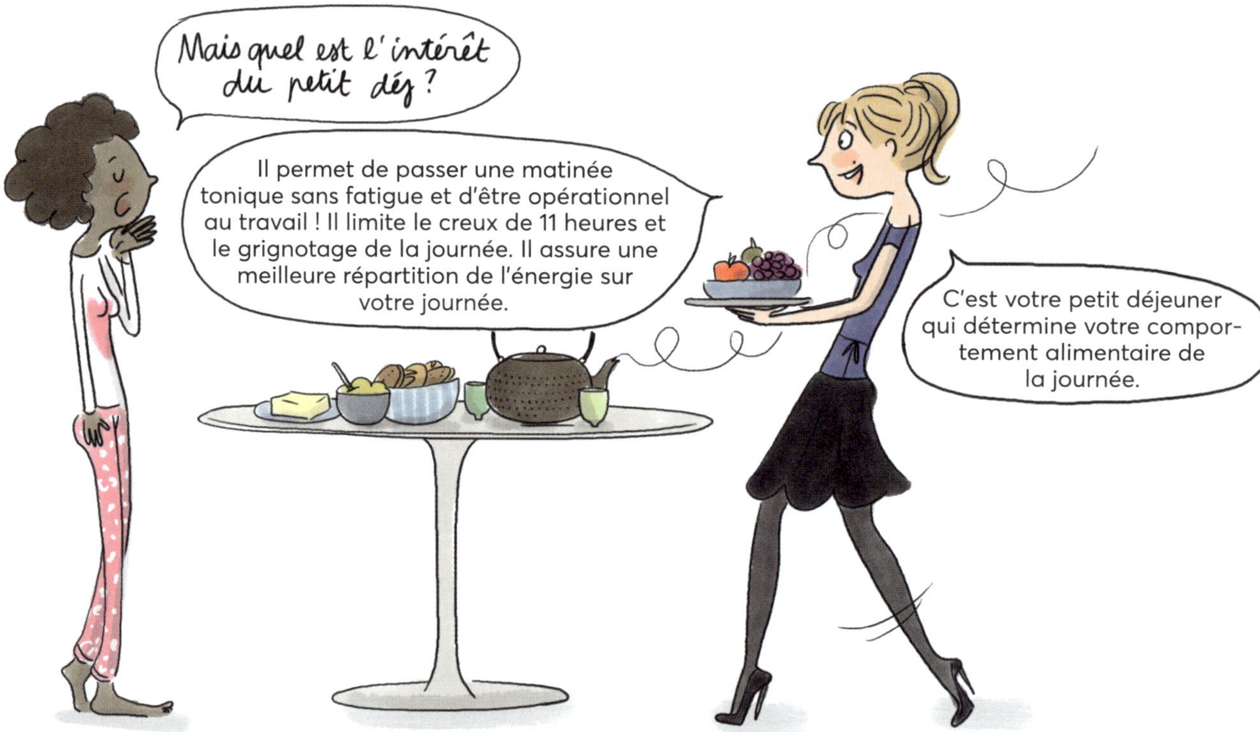
Mais quel est l'intérêt du petit déj ?
Il permet de passer une matinée tonique sans fatigue et d'être opérationnel au travail ! Il limite le creux de 11 heures et le grignotage de la journée. Il assure une meilleure répartition de l'énergie sur votre journée.
C'est votre petit déjeuner qui détermine votre comportement alimentaire de la journée.

Que doit comporter le petit déj ?

Un produit laitier pour son apport en calcium et protéines animales. Le fromage, riche en protéines, est un bon atout contre les fringales.
Un fruit pour son apport en vitamines, minéraux, fibres (pour faciliter le transit) et antioxydants. Privilégiez les fruits riches en vitamine C pour vous donner un coup de pep's ! Agrumes, kiwi, mangue, papaye… Attention, le jus sera moins intéressant car vous ne mastiquez pas. Il sera digéré plus vite.
Un produit céréalier (pains, céréales et biscottes) vous apportera l'énergie indispensable en début de journée. Privilégiez-le avec un index glycémique bas pour que votre organisme utilise l'énergie progressivement et ainsi éviter la fringale ou le grignotage. Le top : le pain viking (pain noir aux céréales), il rassasie parfaitement, à privilégier si votre matinée est longue et très active. Si vous devez choisir des céréales, préférez les müeslis ou les flocons d'avoine bio.
Le beurre sur les tartines apporte des vitamines A et D. N'oublions pas de nous faire plaisir ! **Le miel et la confiture** sont autorisés en quantité modérée !

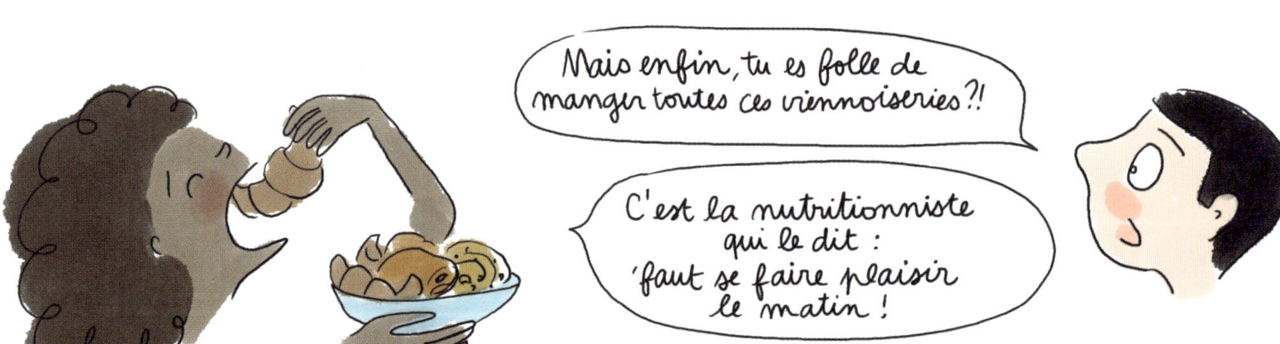
Mais enfin, tu es folle de manger toutes ces viennoiseries ?!
C'est la nutritionniste qui le dit : 'faut se faire plaisir le matin !

Vous êtes à court d'idée ou vous avez envie de varier vos petits déj ?

Sucré-salé :

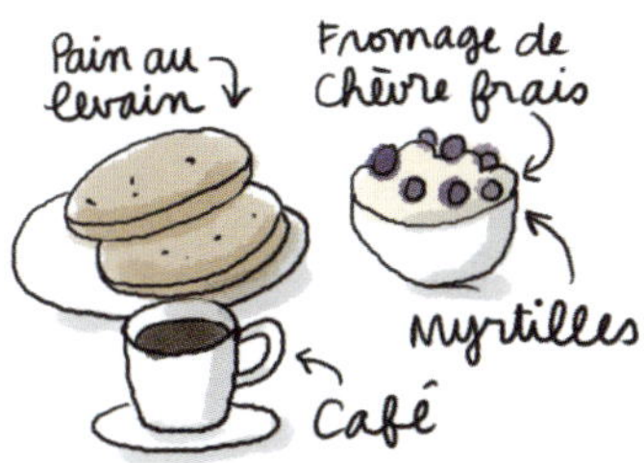
Pain au levain
Fromage de chèvre frais
Myrtilles
Café

Plaisir :

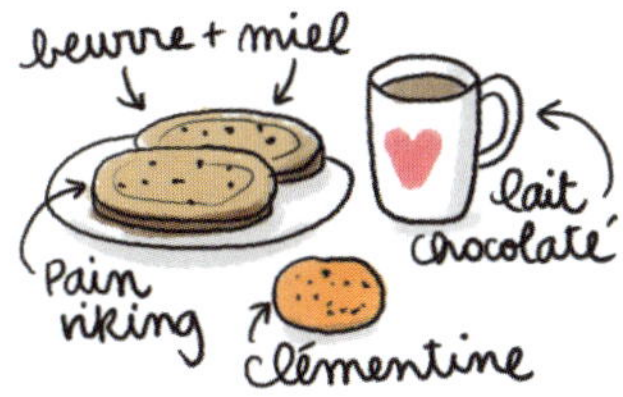
beurre + miel
lait chocolaté
Pain viking
clémentine

Rassasiant :

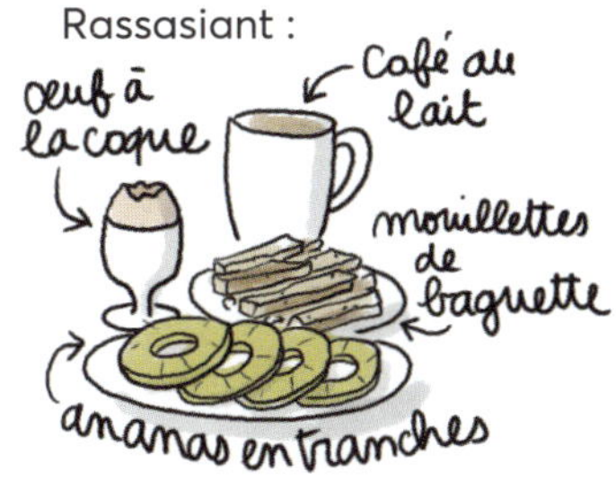
oeuf à la coque
Café au lait
mouillettes de baguette
ananas en tranches

Riche en fibres et énergie :

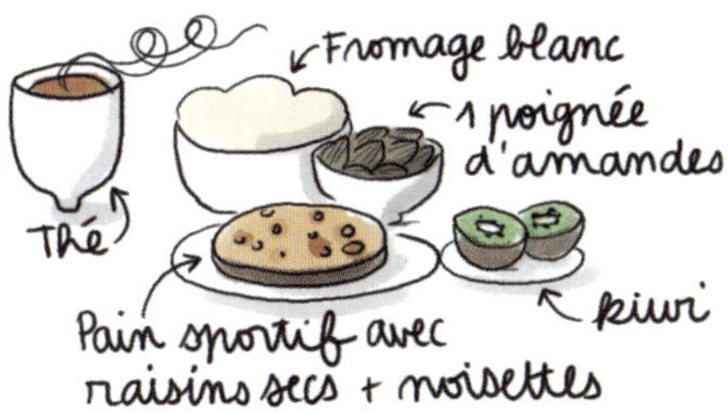
Fromage blanc
1 poignée d'amandes
Thé
kiwi
Pain sportif avec raisins secs + noisettes

Protéiné pour matinée longue ou horaires décalés :

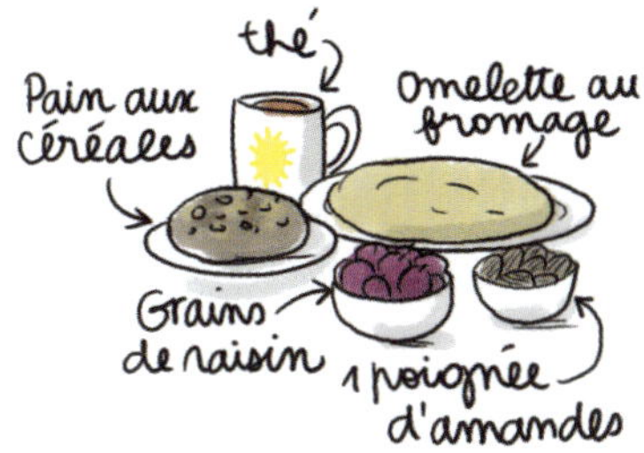
thé
Pain aux céréales
Omelette au fromage
Grains de raisin
1 poignée d'amandes

Gourmand :

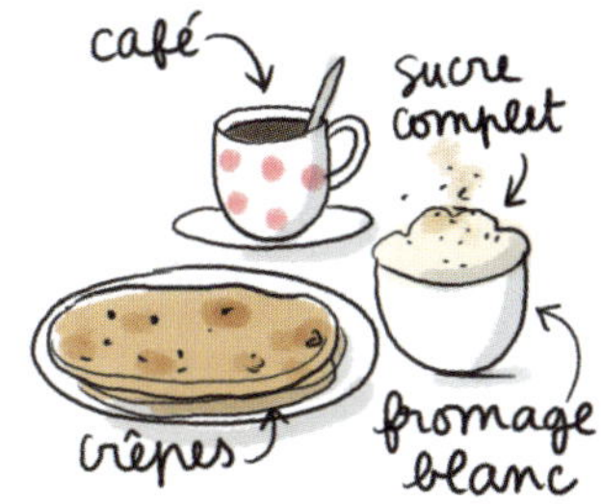
café
sucre complet
crêpes
fromage blanc

Lorsque vous êtes stressé, privilégiez un petit déjeuner digeste :

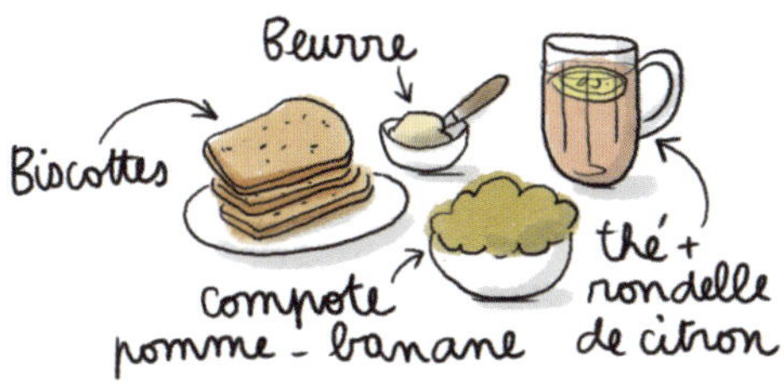
Beurre
Biscottes
thé + rondelle de citron
compote pomme - banane

Sans lait :

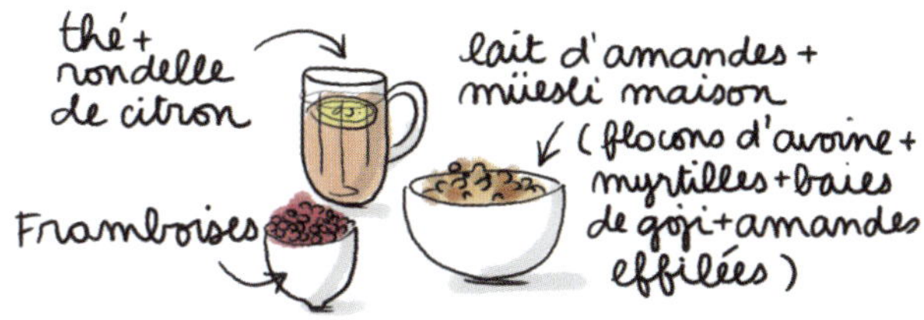
thé + rondelle de citron
lait d'amandes + müesli maison
(flocons d'avoine + myrtilles + baies de goji + amandes effilées)
Framboises

Comment faire si vous n'avez pas faim ?

Le matin, vous n'avez pas d'appétit, vous êtes pressé et angoissé par le trajet du boulot ou vous êtes stressé par votre travail. On trouve toujours de bonnes excuses pour sauter ce repas ! Mais ne pas déjeuner le matin peut provoquer de la fatigue, un manque d'attention et vous pousser à grignoter. Voici quelques solutions :

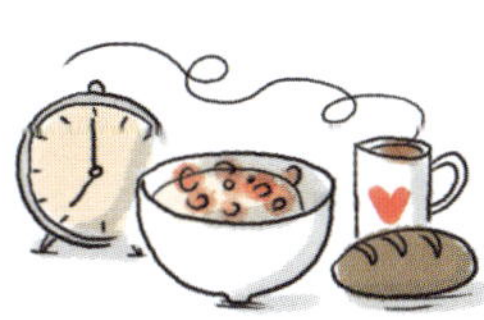

Dînez léger et suffisamment tôt.

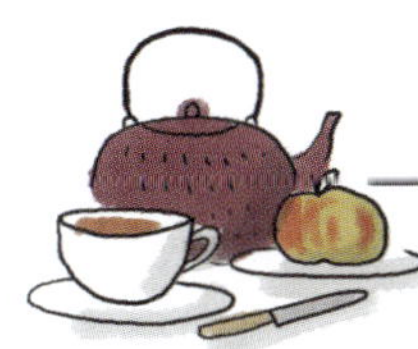

Préparez la veille votre table de petit déjeuner.

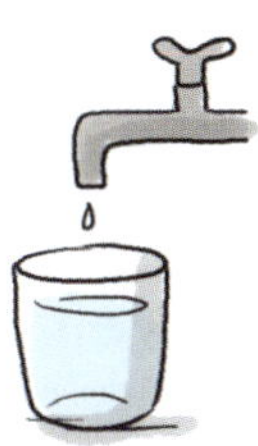

Commencez par boire un grand verre d'eau pour réveiller votre système digestif.

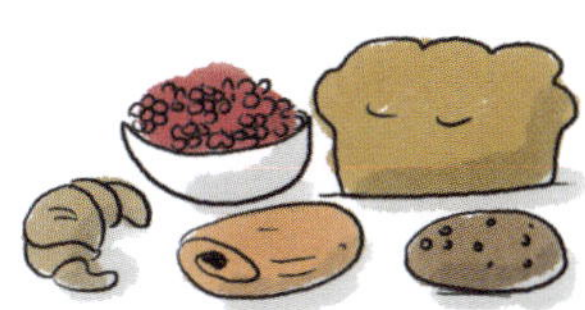

Variez les plaisirs ! Alternez entre du pain, des biscottes, des céréales, mais aussi parfois une viennoiserie si cela vous fait envie.

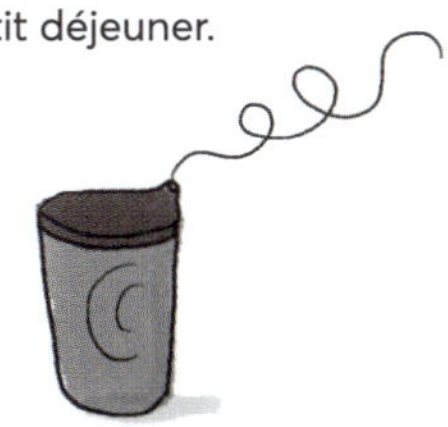

Prenez votre boisson chaude en arrivant au travail.

Emportez une collation à consommer au bureau : briquette de jus de fruits ou compote en gourde, yaourt, ou petit cake maison aux fruits secs.

LE DÉJEUNER

Il est très important de s'arrêter manger dans le calme, à table, mais surtout de faire une vraie pause, même courte ! C'est un repas essentiel qui vous permet de recharger les batteries pour la suite de la journée.

1. Sur place

Le restaurant d'entreprise

C'est une solution pratique pour une alimentation équilibrée et parfois à thème pour varier. Choisissez un plat principal et adaptez en fonction votre entrée et votre dessert, sans oublier de prendre un morceau de pain et de l'eau.

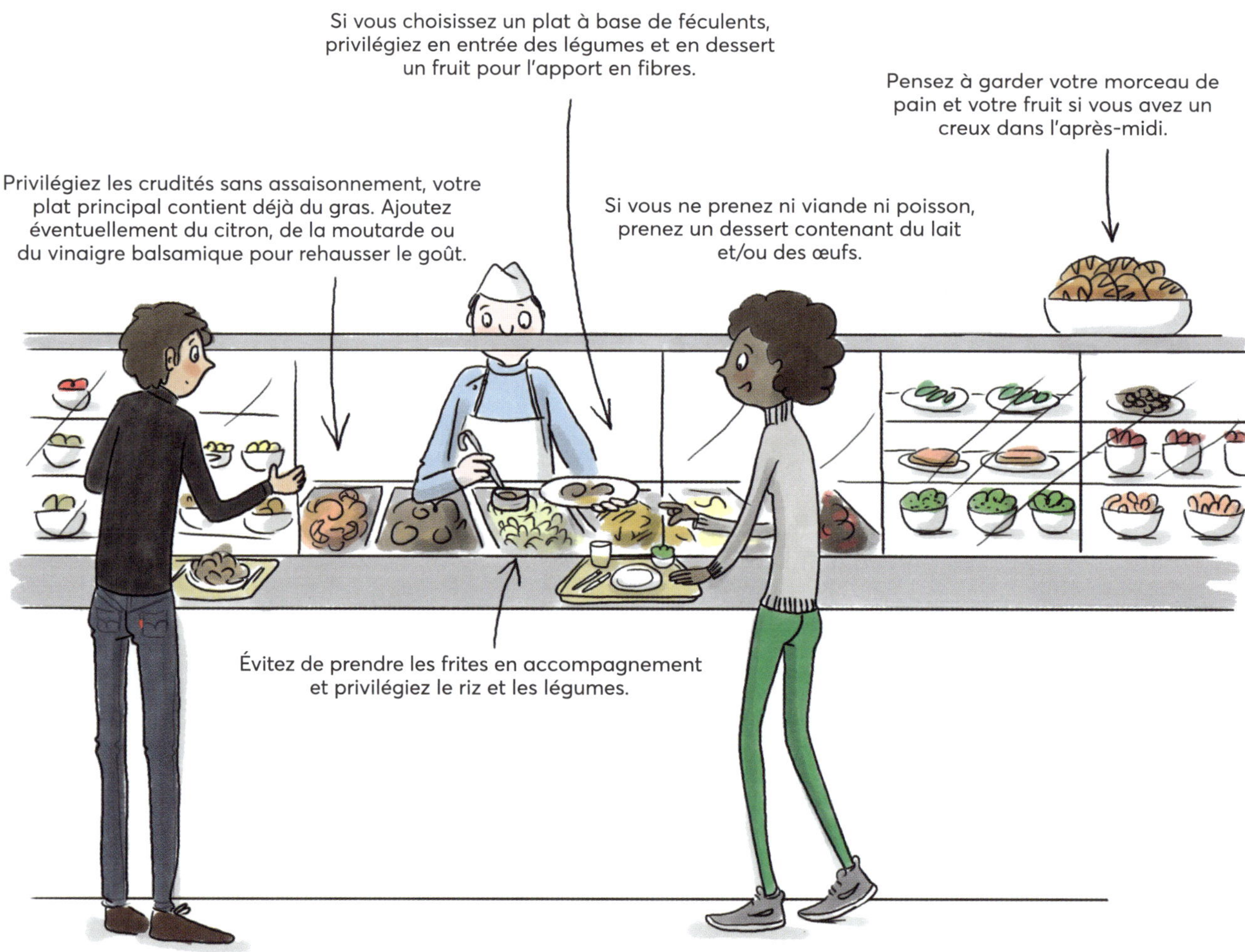

Si vous choisissez un plat à base de féculents, privilégiez en entrée des légumes et en dessert un fruit pour l'apport en fibres.
Pensez à garder votre morceau de pain et votre fruit si vous avez un creux dans l'après-midi.
Privilégiez les crudités sans assaisonnement, votre plat principal contient déjà du gras. Ajoutez éventuellement du citron, de la moutarde ou du vinaigre balsamique pour rehausser le goût.
Si vous ne prenez ni viande ni poisson, prenez un dessert contenant du lait et/ou des œufs.
Évitez de prendre les frites en accompagnement et privilégiez le riz et les légumes.

La digestion de produits gras, de fritures est difficile et lente. Si vous mangez des frites le midi, vous serez plus fatigué dans l'après-midi et moins efficace au travail. Pour vous donner une idée, il faut environ 3 heures à votre estomac pour digérer un repas équilibré, léger en gras. Il faudra compter minimum 6 à 7 heures pour un repas plus riche et avec des frites !

Il est important de prendre le temps de mâcher pour bien assimiler les nutriments et mieux digérer. Vous ne vous en sentirez que mieux pour affronter le reste de votre journée !

Le sandwich

Il peut arriver que vous n'ayez pas le temps de déjeuner à cause d'une réunion de dernière minute ou tout simplement une charge de travail exceptionnelle. Dans ce cas, vous pouvez opter pour le sandwich. Mais, attention, cela doit rester occasionnel.
Le sandwich est principalement composé de pain, qui est moins intéressant que des féculents en termes de satiété. Il contient également moins de légumes, donc moins de fibres. La quantité de viande ou de poisson est souvent insuffisante.
Vous pouvez aussi prévoir votre propre sandwich, avec du pain complet par exemple, une tranche de jambon et quelques feuilles de salade verte.

Mon sandwich idéal :

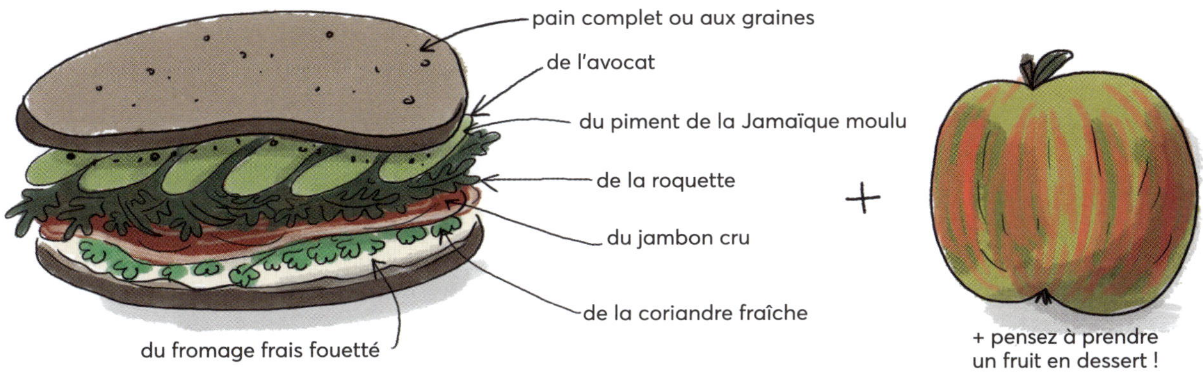

Un sandwich, c'est un repas complet. Il doit comporter toutes les catégories d'aliments, mais doit aussi être assaisonné comme un plat, avec des herbes, des aromates, voire des épices !
Même si vous êtes concentré sur votre tâche, prenez le temps de mastiquer votre sandwich.

2. Au restaurant

Le restaurant classique

Choisissez à la carte, évitez la formule MENU, souvent trop riche. Si vous le pouvez, privilégiez un plat unique avec un café !

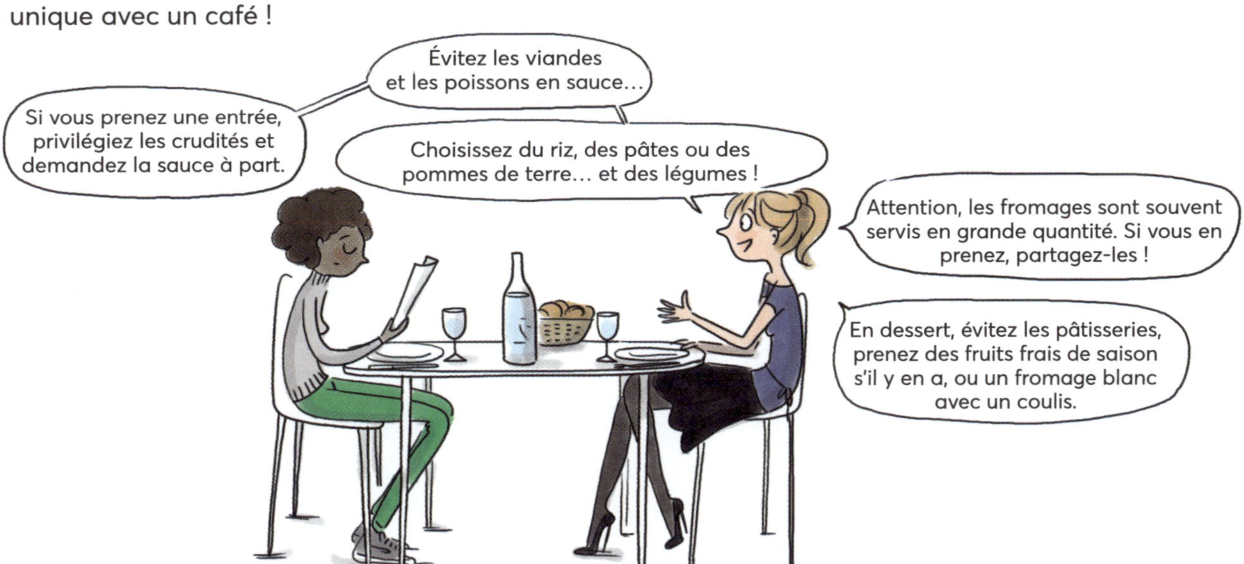
Si vous prenez une entrée, privilégiez les crudités et demandez la sauce à part.
Évitez les viandes et les poissons en sauce…
Choisissez du riz, des pâtes ou des pommes de terre… et des légumes !
Attention, les fromages sont souvent servis en grande quantité. Si vous en prenez, partagez-les !
En dessert, évitez les pâtisseries, prenez des fruits frais de saison s'il y en a, ou un fromage blanc avec un coulis.

Le restaurant "fast-food"

Les fast-foods sont pratiques si vous avez peu de temps, mais attention, cela doit rester occasionnel, pas plus d'une fois par mois ! En effet, les produits utilisés en restauration rapide sont souvent des « calories vides », c'est-à-dire pauvres en nutriments essentiels.
D'une manière générale, la nourriture qu'on y trouve est molle, et ne nécessite pas d'être mâchée, ce qui explique votre impression d'engloutir votre repas, et surtout que vous ayez vite faim derrière !

Le moins pire :

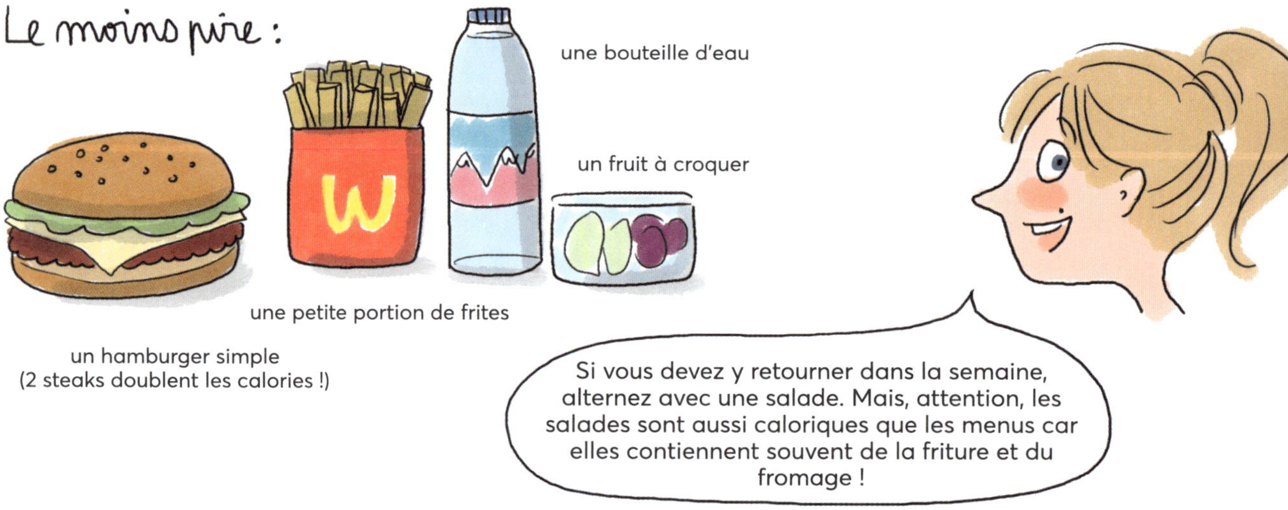

De façon générale, si vous mangez au restaurant, vous aurez mangé trop gras ! Il vous suffit, pour rattraper, de faire un repas (suivant) plus léger. Toutefois, pour ne pas non plus manquer d'énergie, allégez uniquement en gras. Évitez de rajouter une vinaigrette ou une noisette de beurre.

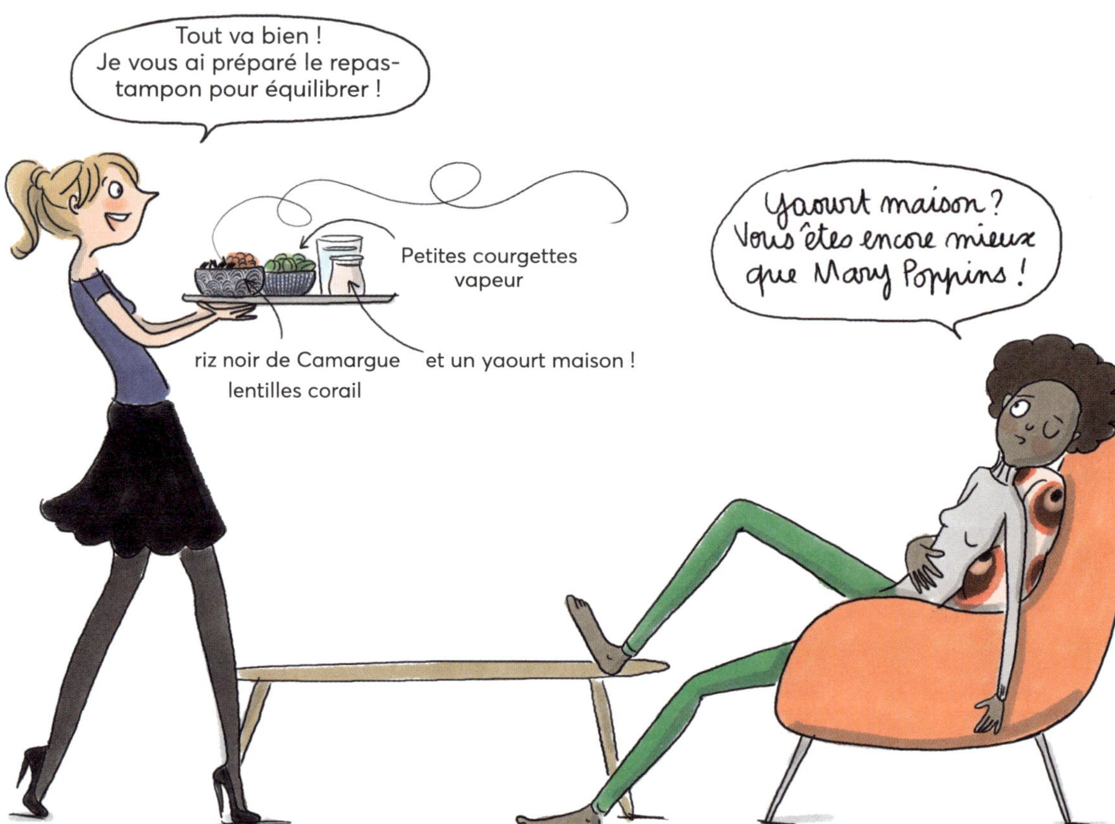
Tout va bien ! Je vous ai préparé le repas-tampon pour équilibrer !
Petites courgettes vapeur
riz noir de Camargue
lentilles corail
et un yaourt maison !
Yaourt maison ? Vous êtes encore mieux que Mary Poppins !

3. Je travaille de nuit

Le travail de nuit ou en horaires décalés, que ce soit pour une infirmière, un ouvrier ou un serveur, implique des rythmes très perturbants pour l'organisme. Votre corps n'est pas fait pour supporter une anarchie complète de vos prises alimentaires !
Envisagez de faire des repas plus légers et de rajouter des collations. Les repas et collations doivent être pris sur une fourchette horaire identique en journée de travail comme en journée de repos.

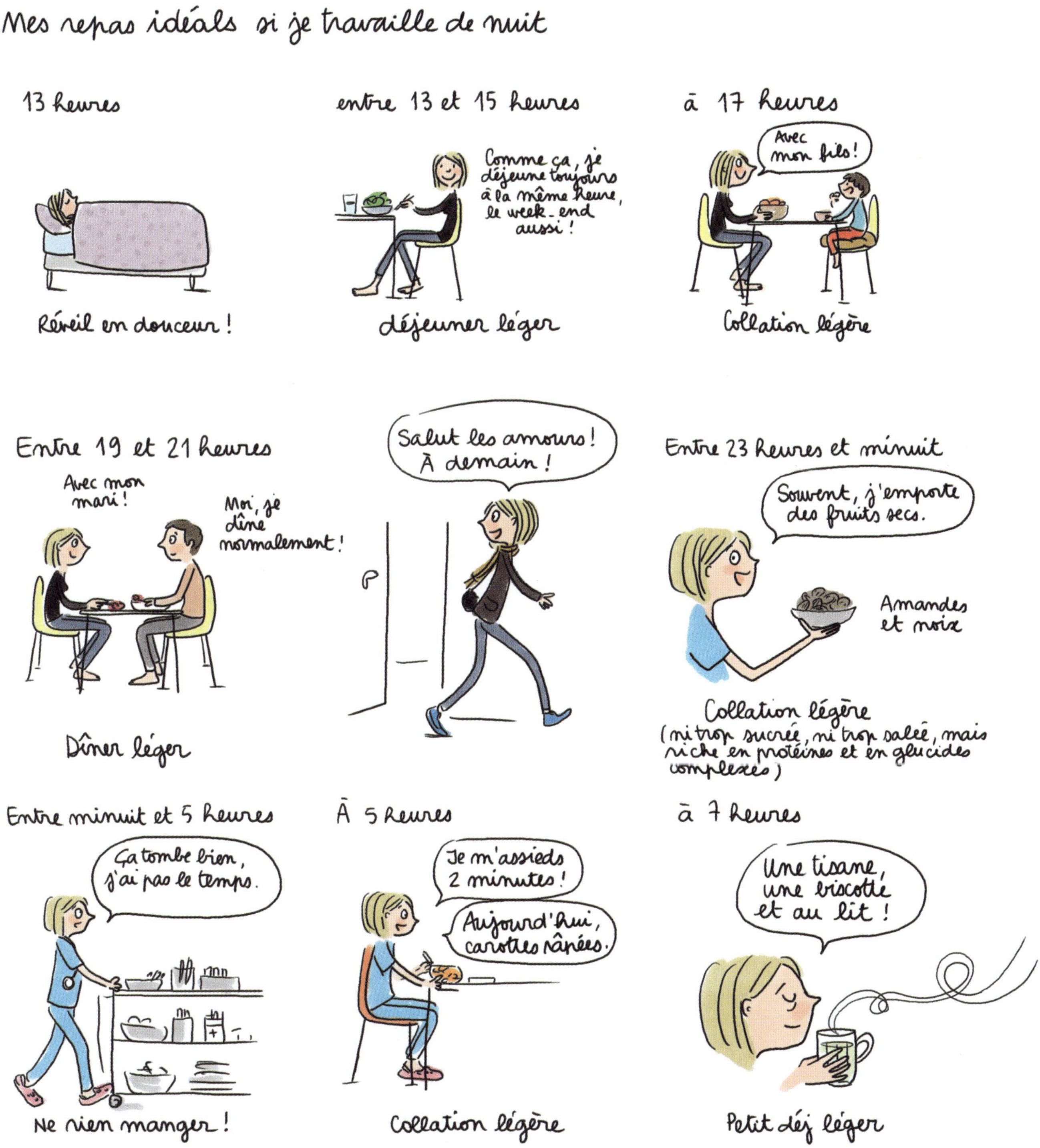

Mes repas idéals si je travaille de nuit
13 heures
Réveil en douceur !
entre 13 et 15 heures
Comme ça, je déjeune toujours à la même heure, le week-end aussi !
déjeuner léger
à 17 heures
Avec mon fils !
Collation légère
Entre 19 et 21 heures
Avec mon mari !
Moi, je dîne normalement !
Dîner léger
Salut les amours ! À demain !
Entre 23 heures et minuit
Souvent, j'emporte des fruits secs.
Amandes et noix
Collation légère (ni trop sucrée, ni trop salée, mais riche en protéines et en glucides complexes)
Entre minuit et 5 heures
Ça tombe bien, j'ai pas le temps.
Ne rien manger !
À 5 heures
Je m'assieds 2 minutes !
Aujourd'hui, carottes râpées.
Collation légère
à 7 heures
Une tisane, une biscotte et au lit !
Petit déj léger

EN DÉPLACEMENT

Si votre métier vous impose des missions, des déplacements professionnels, voici quelques astuces pour gérer vos repas loin de chez vous.

Le petit déjeuner

Il est important de privilégier un repas sain, équilibré et facile à digérer pour assurer sa journée de travail loin de chez soi. Si c'est un buffet, le danger est de manger trop sucré par la tentation de goûter à tout. Prenez votre petit déjeuner dans votre chambre pour ne pas être tenté, ou tenez-vous-en à votre petit déjeuner habituel. Et, une fois de temps en temps, vous pouvez prendre un petit déjeuner plus sucré pour le plaisir !

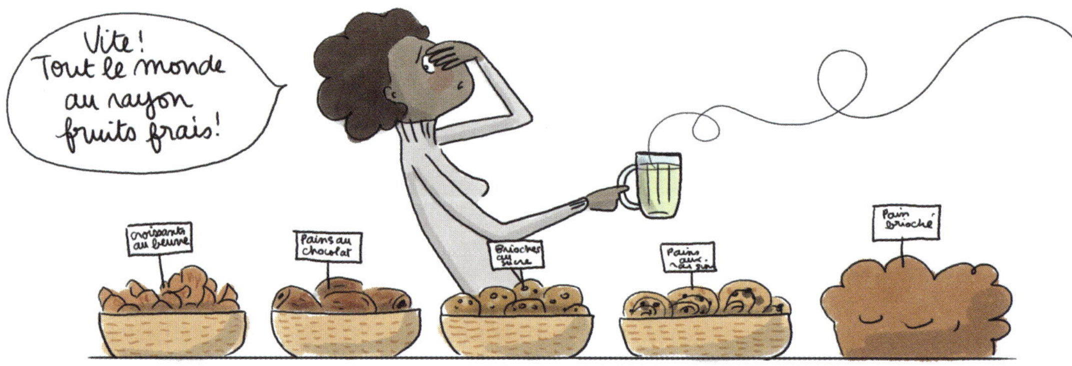
Vite ! Tout le monde au rayon fruits frais !
croissants au beurre
Pains au chocolat
Pain brioché

Les autres repas

S'ils sont pris au restaurant, les mêmes règles que pour le bureau sont à suivre (voir p. 95).

Évitez l'entrée, privilégiez le plat unique

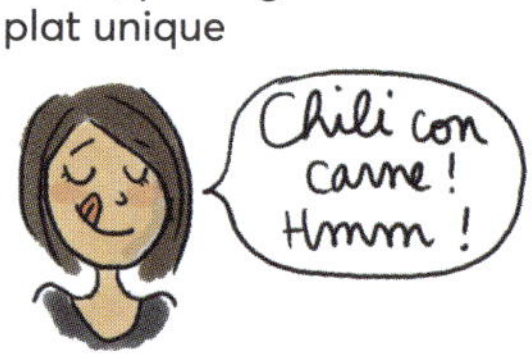
Chili con carne ! Hmm !

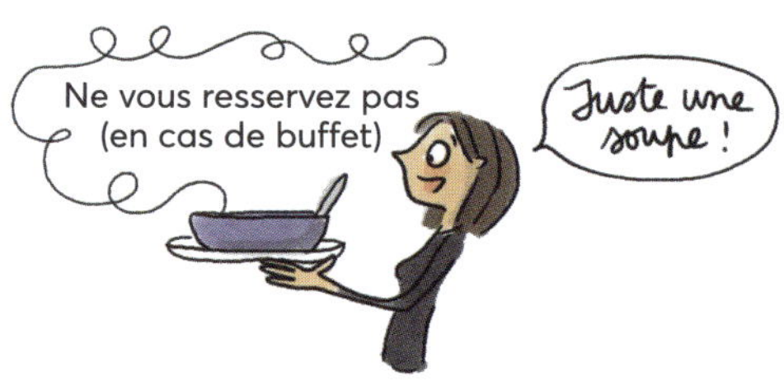
Ne vous resservez pas (en cas de buffet)
Juste une soupe !

Évitez le dessert

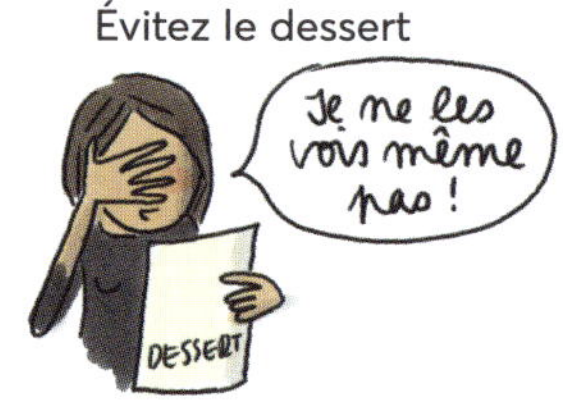
Je ne les vois même pas !
DESSERT

Ne prenez pas plus d'un verre de vin à table

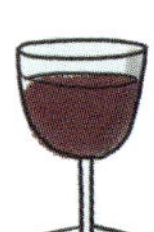

Préférez les grillades ou les poissons (même en sauce)

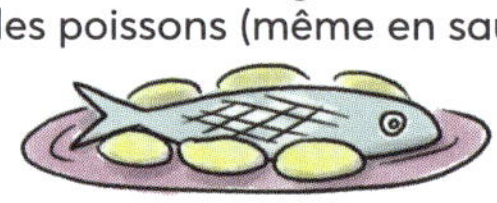

Privilégiez le café ou thé ou tisane avec un petit carré de chocolat pour la note sucrée !

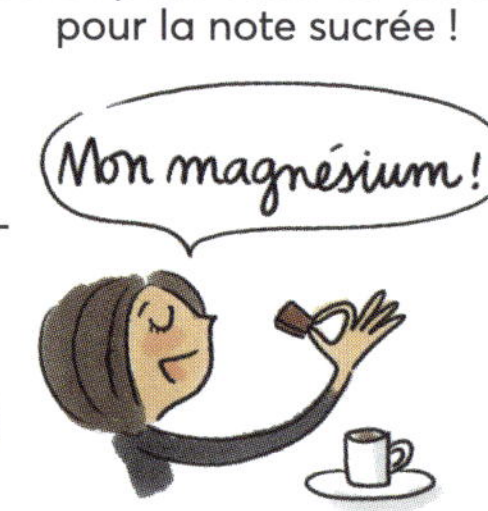
Mon magnésium !

Évitez le pain

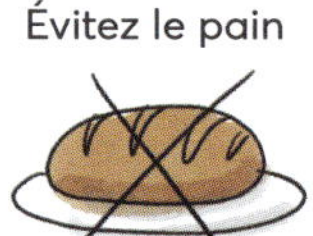

Buvez de l'eau

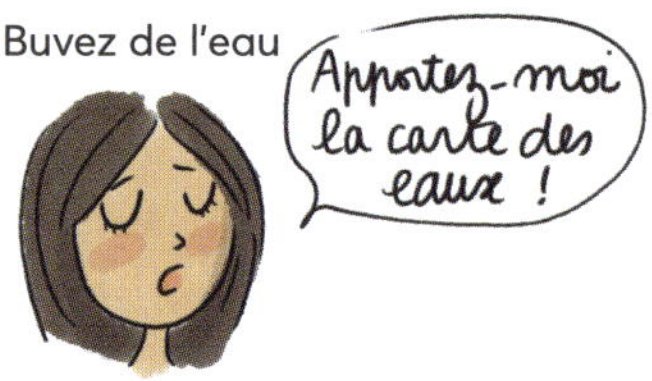
Apportez-moi la carte des eaux !

Privilégiez des accompagnements mixtes : féculents et légumes

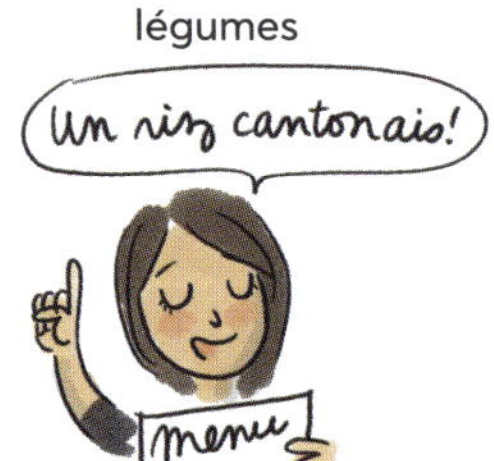
Un riz cantonais !
menu

ZOOM SUR

Le café

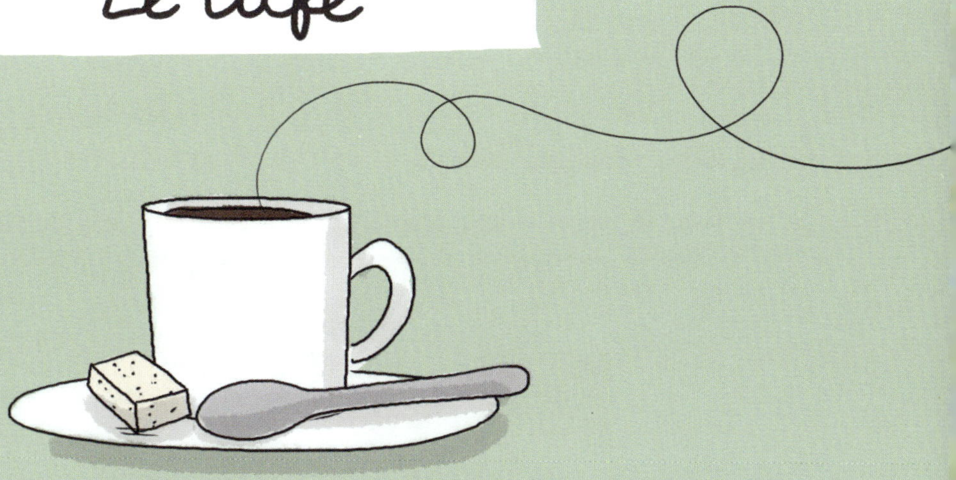

Vous êtes certainement au fait des effets physiologiques liés à la consommation de café. La caféine est le composant du café le plus connu. Cette molécule est un alcaloïde qui a plusieurs propriétés, notamment un effet stimulant sur votre corps. Elle permet d'améliorer votre attention, votre coordination, et favorise une bonne mémorisation. Elle augmente également le rythme cardiaque.

L'inconvénient est qu'elle trouble votre sommeil, en retardant l'endormissement et en perturbant le sommeil profond. Mieux vaut donc éviter de consommer un café dans les 6 heures qui précèdent le coucher.

Aujourd'hui, de nombreuses études se succèdent pour prouver que la consommation de café a autant d'effets bénéfiques sur la santé que d'effets négatifs. Cela varie en fonction des individus. Tout dépend de la fréquence de consommation. Le café étant un stimulant, n'en abusez pas !
On peut dire qu'en moyenne, mieux vaut éviter de dépasser la dose de 3 à 4 petits cafés expresso par jour.

Le café peut augmenter les risques cardio-vasculaires s'il est surconsommé ! Attention si vous fumez, ou que vous êtes en surpoids, que vous souffrez de cholestérol ou d'hypertension. Tous les facteurs sont alors réunis pour favoriser une maladie cardio-vasculaire.

Vous retrouverez la caféine dans les boissons à base de cola, le thé et les boissons énergisantes.

Pensez à prendre de bonnes habitudes

- Limitez la prise de café à 3 tasses par jour.
- Évitez le sucre dans le café (surtout si vous êtes un gros consommateur de café : beaucoup de café = beaucoup de sucre !).
- Évitez un café après 16 heures pour un meilleur sommeil.
- Privilégiez de l'eau en boisson !
- Optez plutôt pour des tisanes aux fruits ou aux épices toniques, comme le gingembre, la cardamome, la cannelle, le clou de girofle ou encore le poivre noir.
- Préparez par exemple un smoothie carotte-orange en mixant 50 g de carotte et 1 orange à jus.
- Buvez de l'eau additionnée de jus de citron !

LES PIÈGES AU BUREAU

Sur votre lieu de travail, vous avez déjà certainement croisé le chemin d'un distributeur ou participé à un anniversaire de collègue, ou encore à un pot de départ. Voici quelques conseils pour éviter le pire !

Le distributeur

Il doit rester du dépannage uniquement ! Si vous prenez l'habitude de consommer ces produits trop sucrés, vous risquez de favoriser la prise de poids et le développement de maladies type diabète…

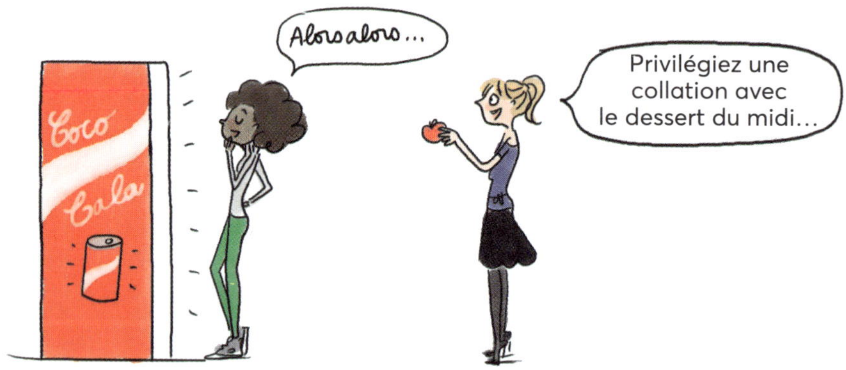

Coco Cala
Alorsalors…
Privilégiez une collation avec le dessert du midi…

Les anniversaires

Votre collègue a préparé une spécialité ? Goûtez mais une petite part…

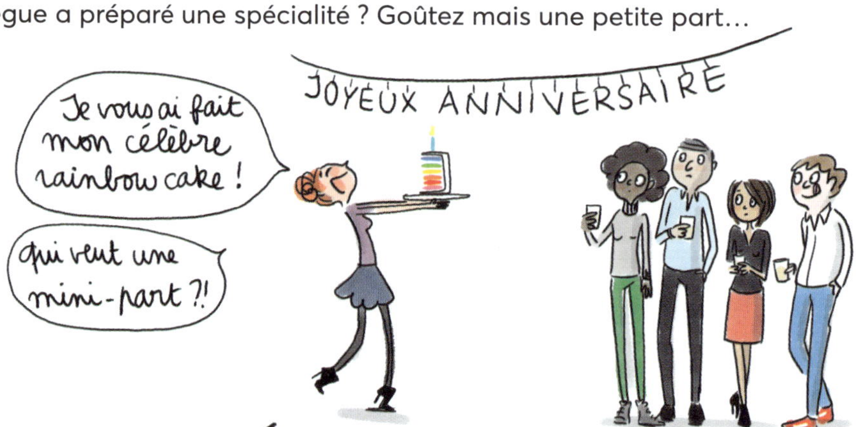

JOYEUX ANNIVERSAIRE
Je vous ai fait mon célèbre rainbow cake !
Qui veut une mini-part ?!

Les pots de départ

Attention à l'alcool ! Les occasions d'en boire peuvent vite revenir au bureau. Vous n'êtes pas obligé de prendre un verre, il suffit d'être présent pour l'événement en question ! Vous pouvez participer avec un verre de jus et considérer ainsi que vous avez pris votre fruit de la journée.

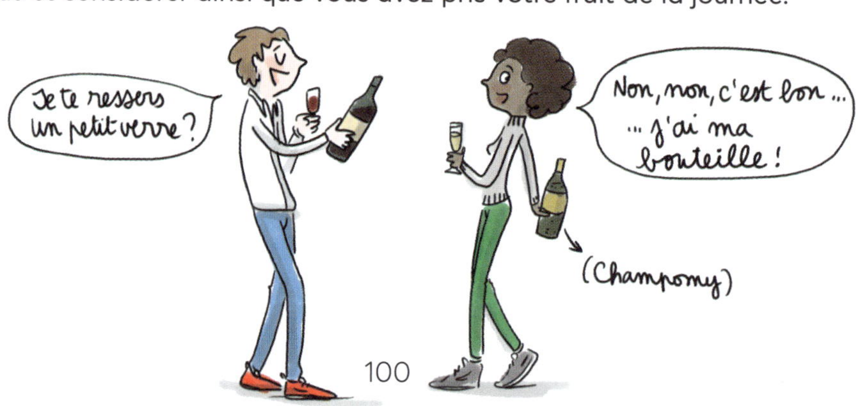

Je te ressers un petit verre ?
Non, non, c'est bon… … j'ai ma bouteille !
(Champomy)

ZOOM SUR

Les graines de chia

Les graines de chia sont très petites, elles ressemblent à des graines de pavot. De couleur brune ou beige, grise ou encore blanche, il existe plusieurs variétés, avec des goûts différents.

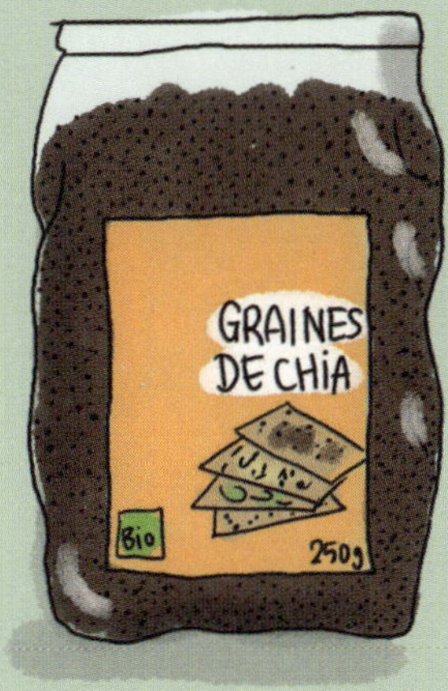

Que vous apportent les graines de chia ?

Les graines de chia sont une formidable source de bons acides gras avec 15 % d'oméga-3 et environ 8 % d'oméga-6. Les acides gras essentiels participent à la prévention des maladies cardio-vasculaires. Ils sont essentiels au bon fonctionnement de notre métabolisme, or notre organisme ne les fabrique pas.

Les graines de chia sont également riches en fibres et favorisent un bon transit intestinal.

Elles apportent des protéines, des vitamines du groupe B, notamment B9. Elles constituent un apport intéressant en calcium, magnésium et antioxydants.

Comment consommer les graines de chia ?

Composées d'acides gras, les graines de chia font partie des superaliments en matière grasse. Lorsqu'on les met en contact avec un liquide, on obtient une texture de bouillie.

Vous pouvez les saupoudrer sur une salade, un müesli, un produit laitier, les intégrer dans une pâte à pain, une sauce vinaigrette pour l'épaissir, un smoothie… Attention toutefois si vous avez le transit sensible, cela peut provoquer quelques ballonnements et inconforts digestifs.

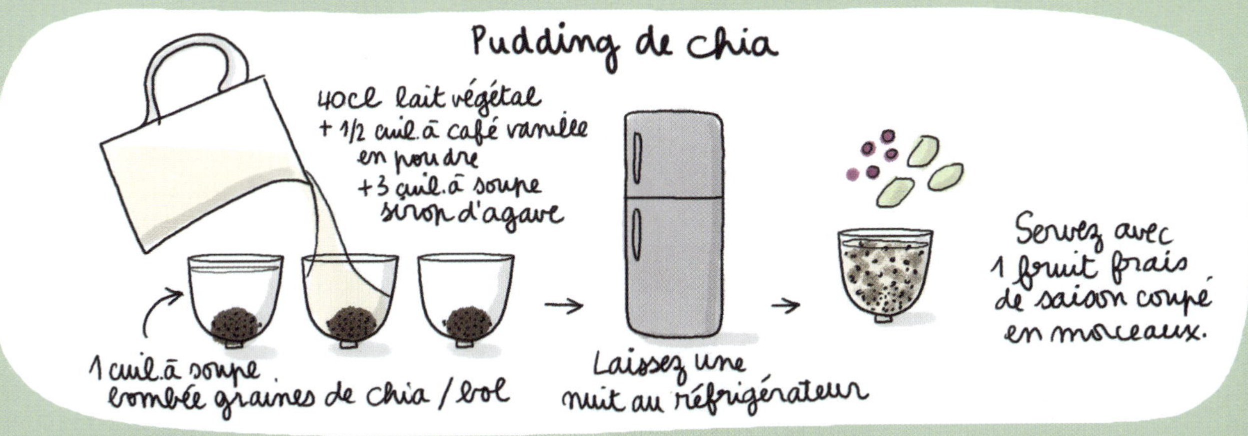

IDÉE REÇUE n°7

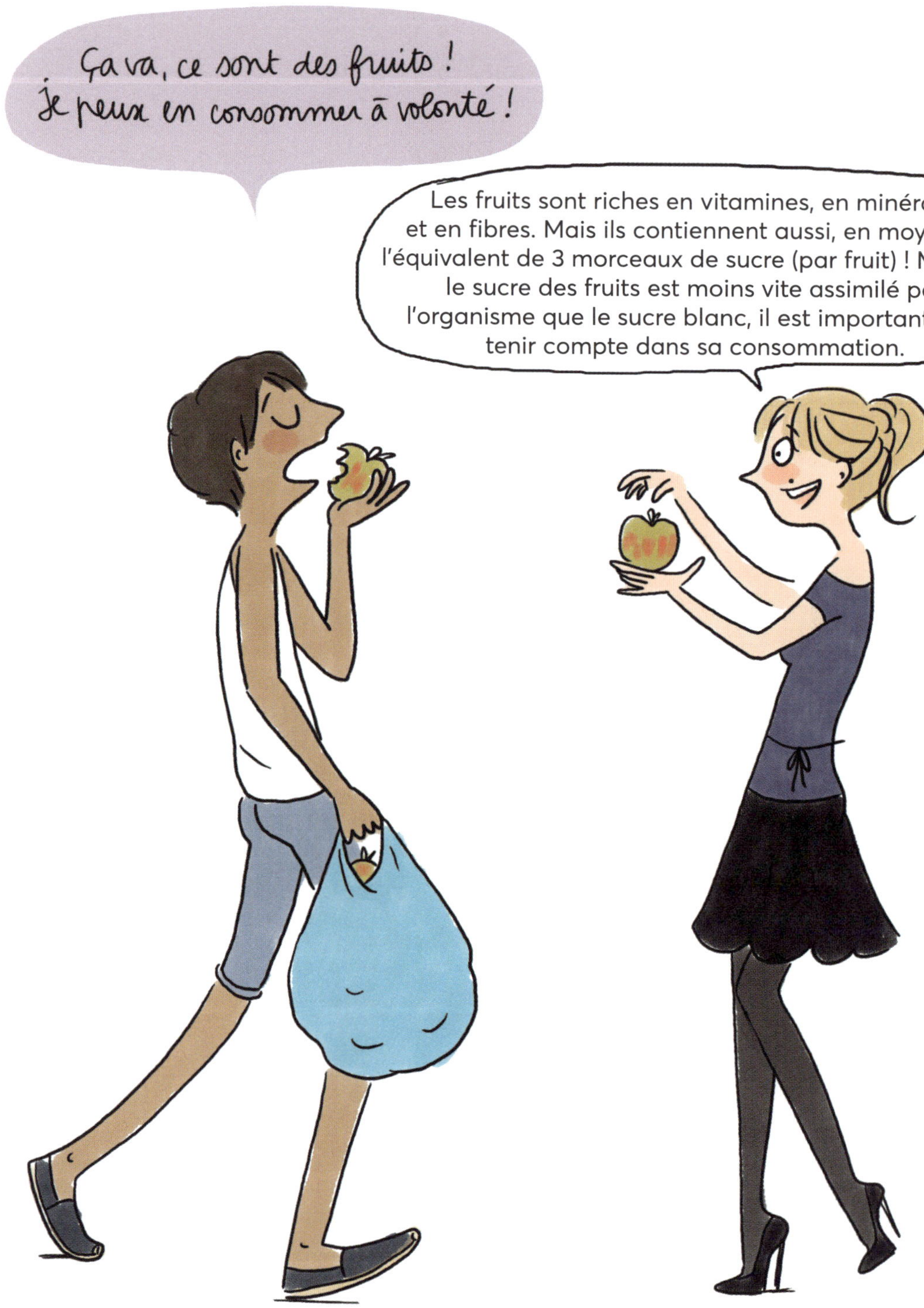
Ça va, ce sont des fruits ! Je peux en consommer à volonté !
Les fruits sont riches en vitamines, en minéraux et en fibres. Mais ils contiennent aussi, en moyenne, l'équivalent de 3 morceaux de sucre (par fruit) ! Même si le sucre des fruits est moins vite assimilé par l'organisme que le sucre blanc, il est important d'en tenir compte dans sa consommation.

IDÉE REÇUE n° 8

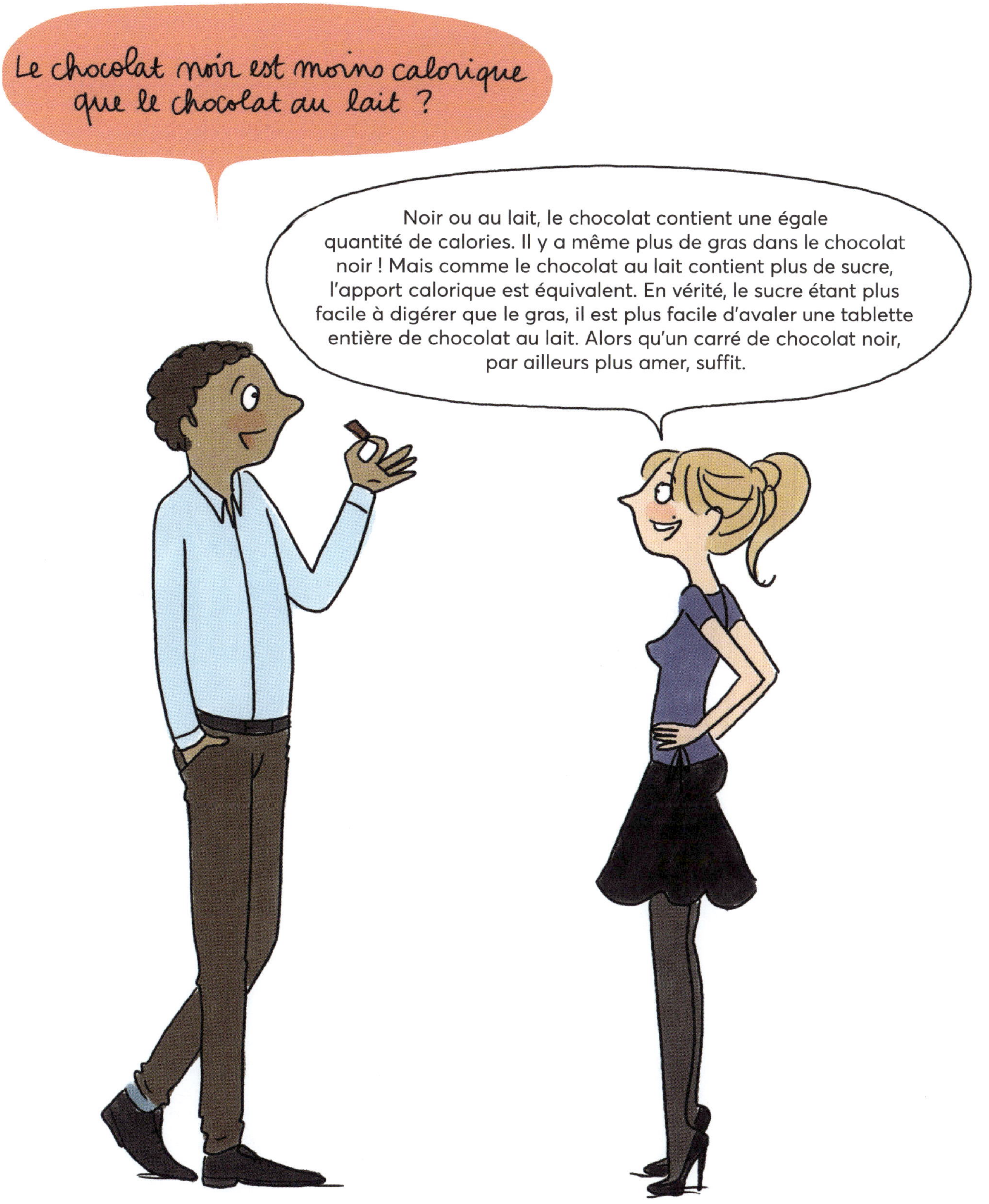
Le chocolat noir est moins calorique que le chocolat au lait ?
Noir ou au lait, le chocolat contient une égale quantité de calories. Il y a même plus de gras dans le chocolat noir ! Mais comme le chocolat au lait contient plus de sucre, l'apport calorique est équivalent. En vérité, le sucre étant plus facile à digérer que le gras, il est plus facile d'avaler une tablette entière de chocolat au lait. Alors qu'un carré de chocolat noir, par ailleurs plus amer, suffit.

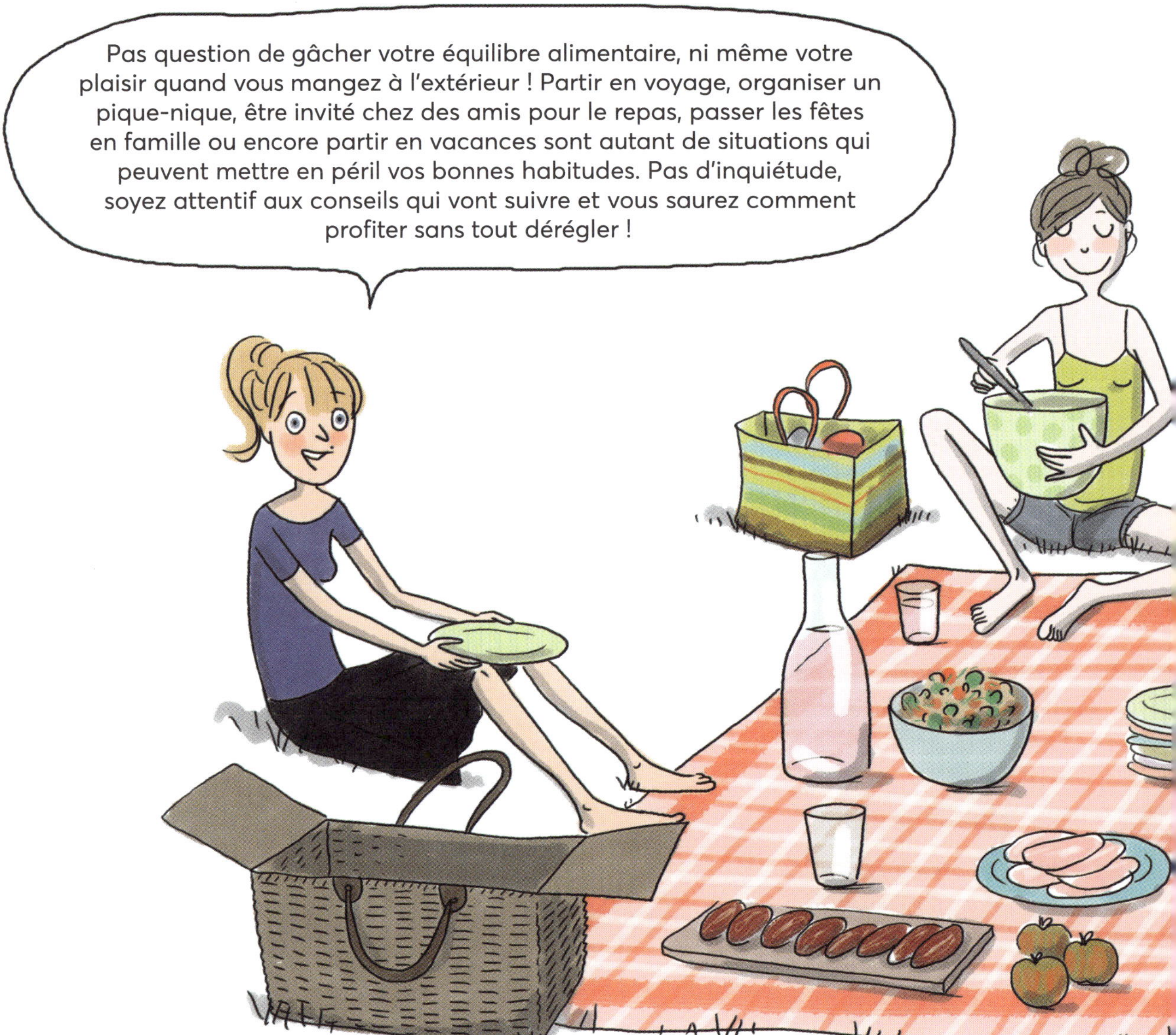
Pas question de gâcher votre équilibre alimentaire, ni même votre plaisir quand vous mangez à l'extérieur ! Partir en voyage, organiser un pique-nique, être invité chez des amis pour le repas, passer les fêtes en famille ou encore partir en vacances sont autant de situations qui peuvent mettre en péril vos bonnes habitudes. Pas d'inquiétude, soyez attentif aux conseils qui vont suivre et vous saurez comment profiter sans tout dérégler !

À L'EXTÉRIEUR

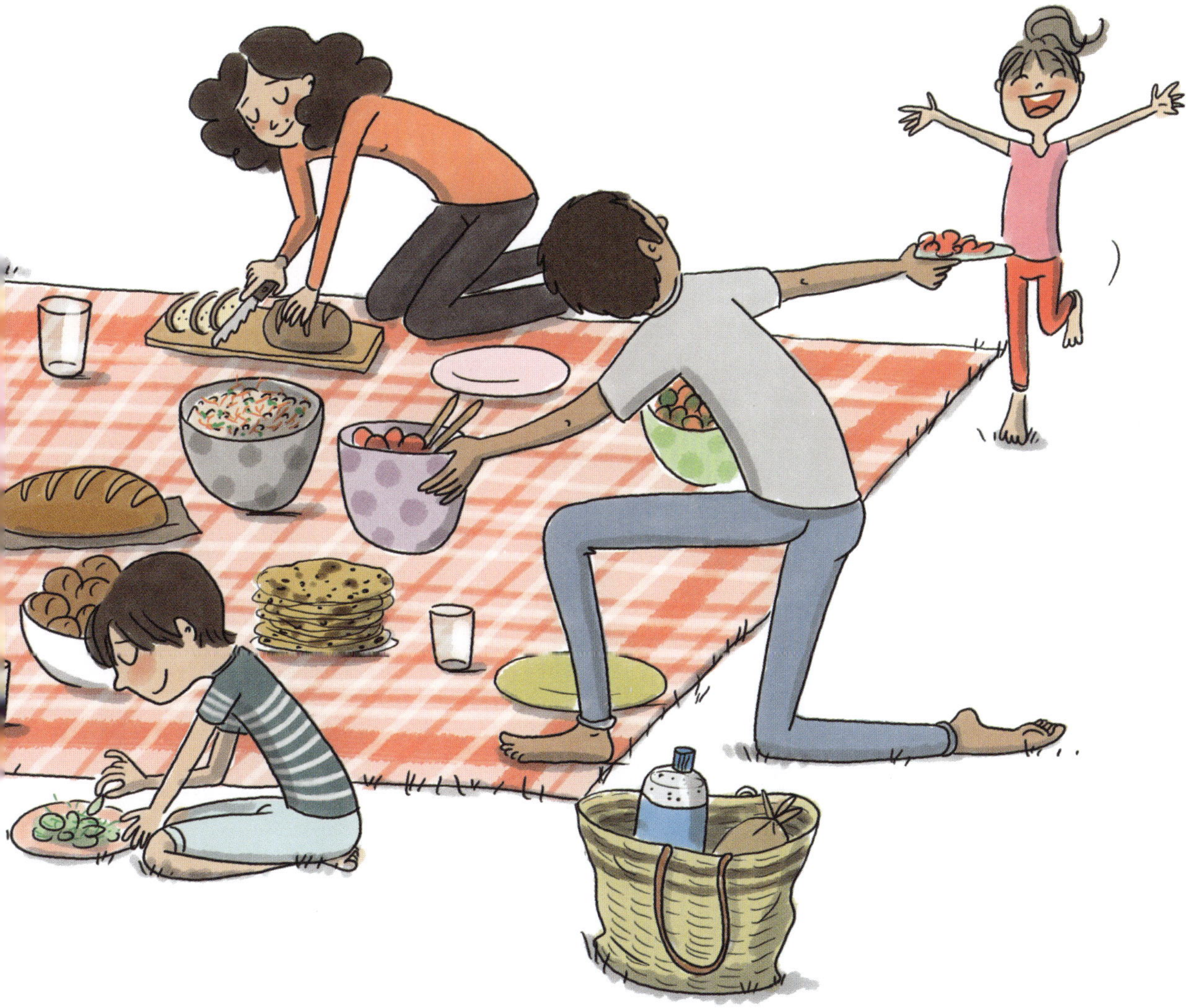

EN VOYAGE

Il arrive que votre métier vous impose un rythme de déplacements quotidiens. Mais nous voyageons aussi régulièrement, pour partir en vacances ou en week-end ou pour tout autre raison. Si le voyage est long, comment gérer les repas ? Comment les équilibrer ?

1. Dans le train

Si vous avez le temps, privilégiez le sandwich fait maison pour éviter la formule du wagon qui reste onéreuse. Vous pouvez également avoir sur vous quelques graines oléagineuses et fruits secs pour dépanner.

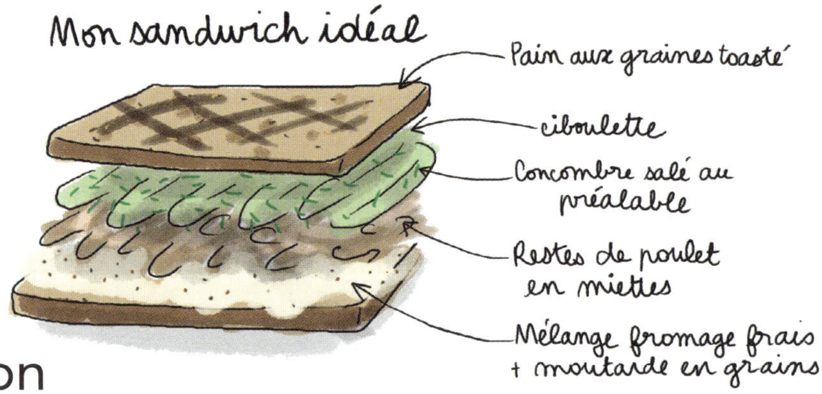
Mon sandwich idéal
Pain aux graines toasté
ciboulette
Concombre salé au préalable
Restes de poulet en miettes
Mélange fromage frais + moutarde en grains

2. Dans l'avion

Le décollage et l'atterrissage bouleversent votre système digestif. Votre estomac gonfle à la montée et dégonfle à la descente. Pour éviter tout inconfort digestif, évitez de consommer des fruits et légumes crus. La veille du vol, privilégiez les féculents et évitez les aliments complets pour faciliter la digestion.
Pendant le vol, buvez régulièrement de l'eau, limitez les boissons excitantes comme le thé ou le café. Évitez de boire de l'alcool et mangez léger.
Un plateau-repas vous sera servi et vous n'aurez pas le choix des préparations. Dans l'ensemble, ils sont assez complets et sont composés d'une entrée, d'un plat, d'un fromage et d'un dessert, sans oublier l'eau et le pain.

3. Le décalage horaire

Pour gérer le décalage horaire et éviter le fameux jet lag, mangez léger la veille du départ, buvez plus d'eau que d'habitude. Sur place, il vous suffit de vous caler sur les horaires des repas locaux. À l'arrivée, privilégiez un plat riche en protéines et matière grasse, des légumes et un peu de féculents en journée pour rester éveillé, et le soir un plat plus riche en féculents avec peu de matière grasse, peu de protéines et quelques légumes pour favoriser un bon endormissement.

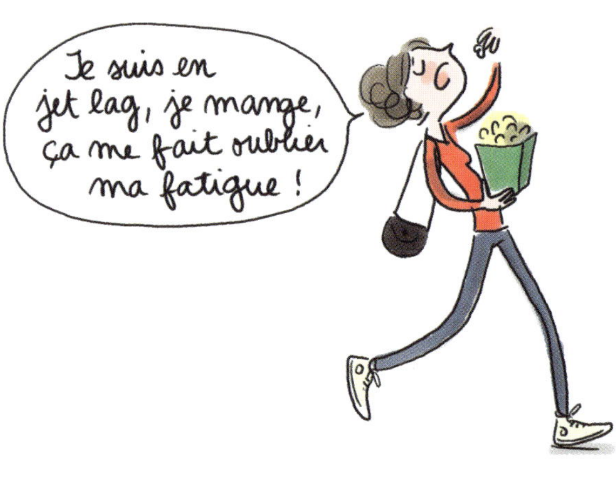
Je suis en jet lag, je mange, ça me fait oublier ma fatigue !

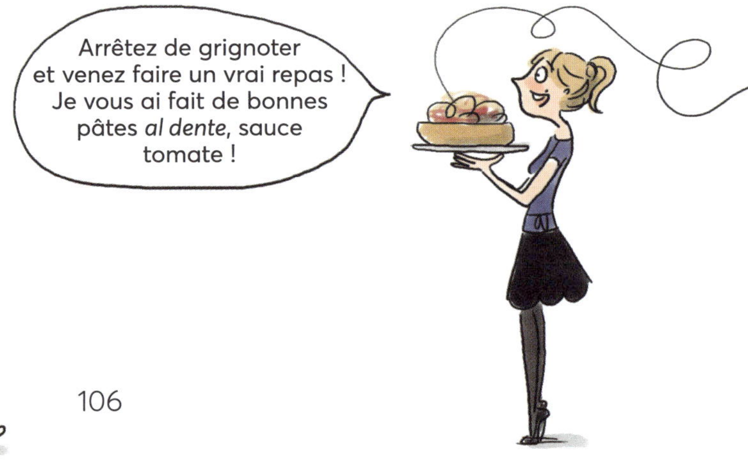
Arrêtez de grignoter et venez faire un vrai repas ! Je vous ai fait de bonnes pâtes *al dente*, sauce tomate !

4. En voiture

L'idéal est de préparer un panier-repas dans la glacière pour éviter d'acheter un sandwich sur l'autoroute. Un repas complet et facile à digérer pour éviter l'endormissement au volant ! Une salade composée avec peu de féculents, riche en protéines, en légumes et en matière grasse, sans oublier un yaourt et un fruit. Arrêtez-vous sur une aire de repos pour manger.

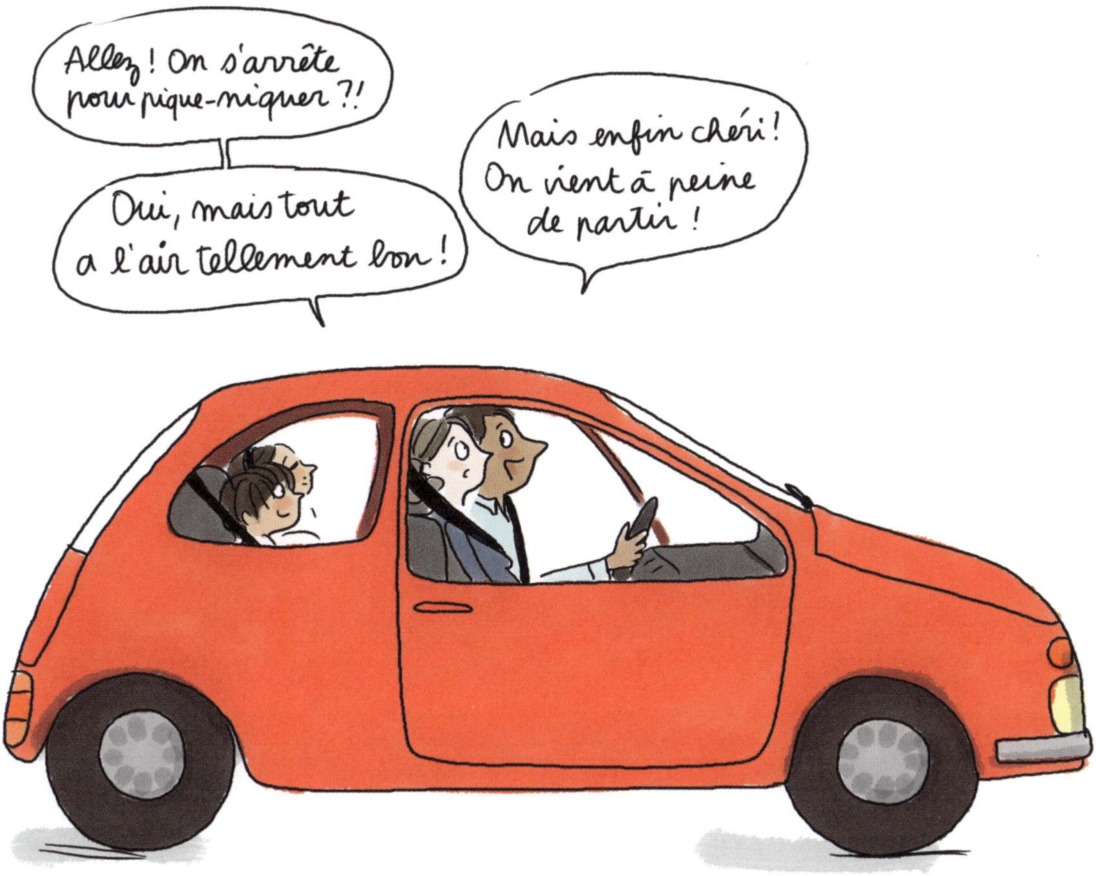
Allez ! On s'arrête pour pique-niquer ?!
Oui, mais tout a l'air tellement bon !
Mais enfin chéri ! On vient à peine de partir !

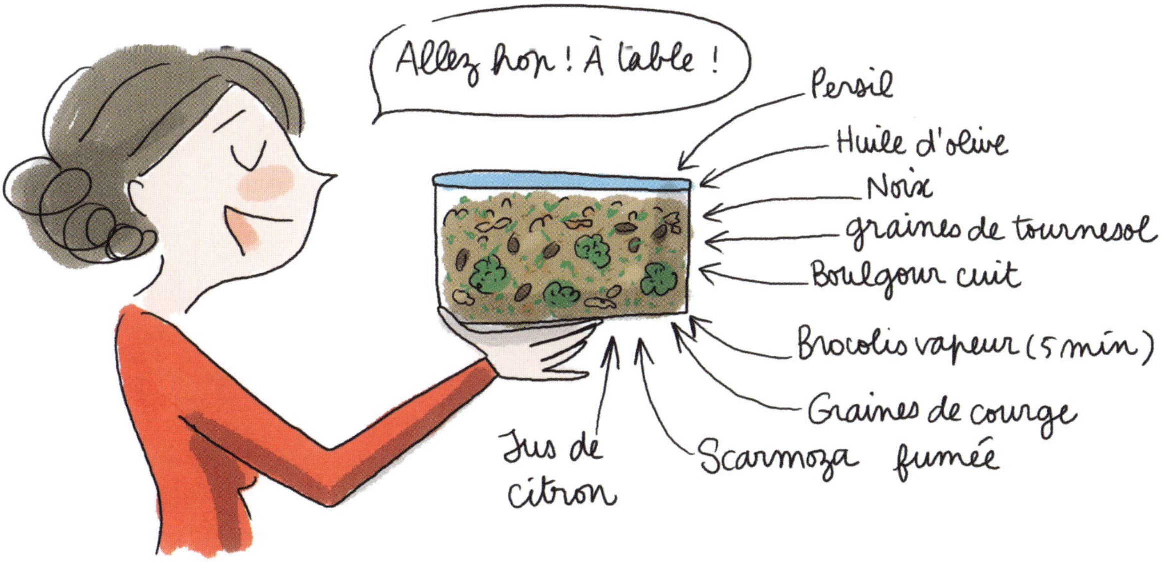

LE PIQUE-NIQUE

Dès que les beaux jours apparaissent, quoi de plus convivial que de déjeuner dehors ? Que ce soit en famille, entre amis, avec la classe ou les collègues, voici quelques idées sympas et faciles à préparer pour un pique-nique équilibré pour 4 personnes !

Crudités à croquer

tomates cerise, concombre, carottes

Tartinades avec du pain

houmous, caviar d'aubergine, tapenade…

Cake au jambon et aux herbes

Mélangez dans l'ordre
3 œufs + 150 g de farine +
1 sachet de levure + persil plat haché
+ ciboulette ciselée + coriandre hachée
+ estragon ciselé + 150 jambon blanc
en morceaux + 20 cl de crème fraîche
+ sel + poivre
Faites cuire 45 min à four 190°C (th. 7)

Petits sablés au chèvre

Mélanger dans l'ordre
100 g de bûche de chèvre
+ 40 g de beurre + 1 œuf battu
Ajoutez 100 g de farine + 1 pincée
de sel + 2 pincées de thym
Formez un boudin de 2,5 cm
de diamètre
Réfrigérez 1 heure
Faites cuire 18 min à four 190°C (th. 7)

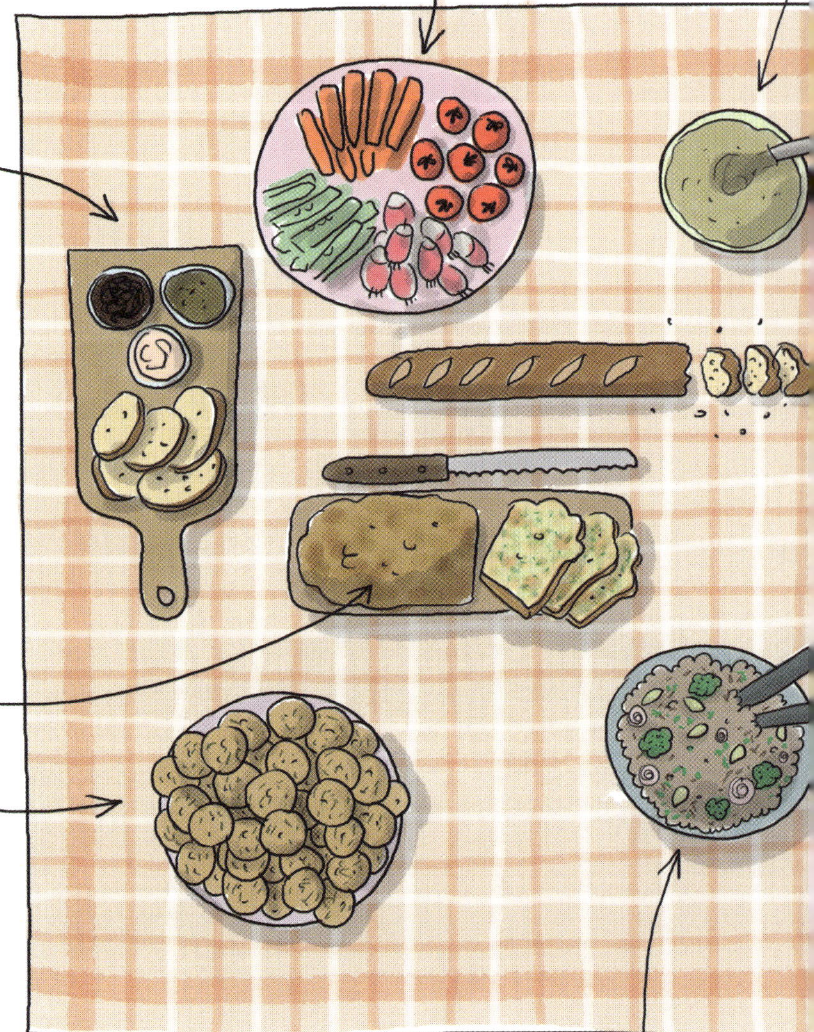

Salade boulgour-quinoa

Mélangez 200 g de boulgour cuit +
200 g de quinoa cuit + 1 avocat en
morceaux + 100 g de brocoli vapeur
+ coriandre ciselée + oignon frais
en fines rondelles + graines de cumin
+ sauce soja + 2 cuil. à soupe d'huile
d'olive + sel + poivre

Pensez aux aromates !
- *coriandre fraîche*
- *aneth*
- *menthe*
- *gomasio*
- *graines en tout genre*

Pensez aussi aux vinaigres et aux huiles aux goûts différents :
- *huile de sésame*
- *sauce soja*
- *vinaigre de framboise…*

Vinaigrette légère

1 cuil. à café de moutarde, 2 cuil. à soupe de vinaigre, 2 cuil. à soupe d'huile, 2 cuil. à soupe de jus de citron ou d'eau, sel, poivre, moulin 5 baies

Vinaigrette classique

1 cuil. à café de moutarde, 1 cuil. à soupe de vinaigre, 3 cuil. à soupe d'huile (colza, olive, noix), sel, poivre, moulin 5 baies

La sauce-crudité zéro matière grasse

1 fromage blanc 0 % ou 1 yaourt nature, 1 cuil. à café de jus de citron ou de vinaigre, 1 cuil. à café de moutarde, sel, poivre, fines herbes (ciboulette, basilic, Provence, aneth…), oignon ou échalote hachés ou câpres

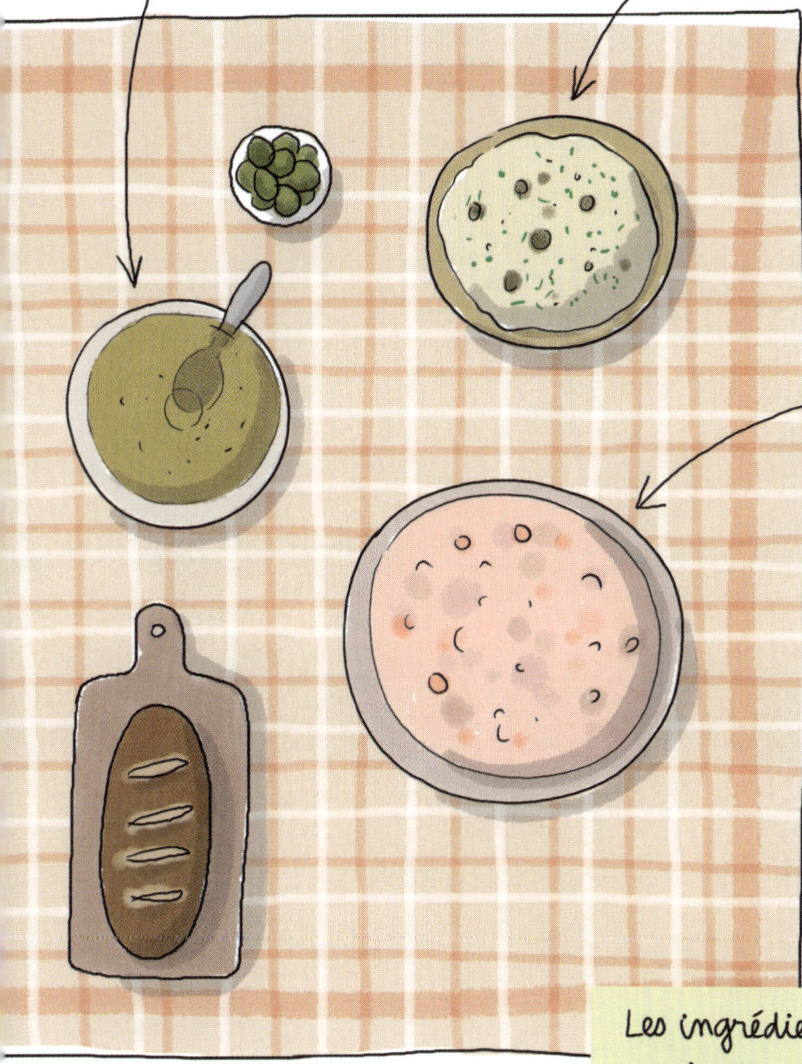

Le yaourt müesli de fruits

(À prévoir à l'avance)
Mélangez 4 yaourts, des fruits frais de saisons (par exemple 1 pêche, 1 abricot et des fruits rouges)
Ajoutez des fruits secs (noisettes, raisins)
Sucrez avec du miel.
Rajoutez un filet de sirop de cassis ou encore le jus d'1 orange.
Laissez reposer au frais 6 heures

Les ingrédients cool à mixer en salade :

- quinoa
- pousses d'épinards
- roquette
- fruits secs
- avocats
- oeufs durs
- lentilles
- céleri-branche
- crevettes
- champignons de Paris
- scarmoza fumée

Profitez de ce moment pour faire de l'activité physique en famille ! Apportez des ballons, des raquettes, des quilles. Bougez : jouez et faites des balades…

CHEZ LES AMIS

C'est un moment convivial où vous pouvez difficilement refuser de partager ou consommer ce qu'on vous propose.

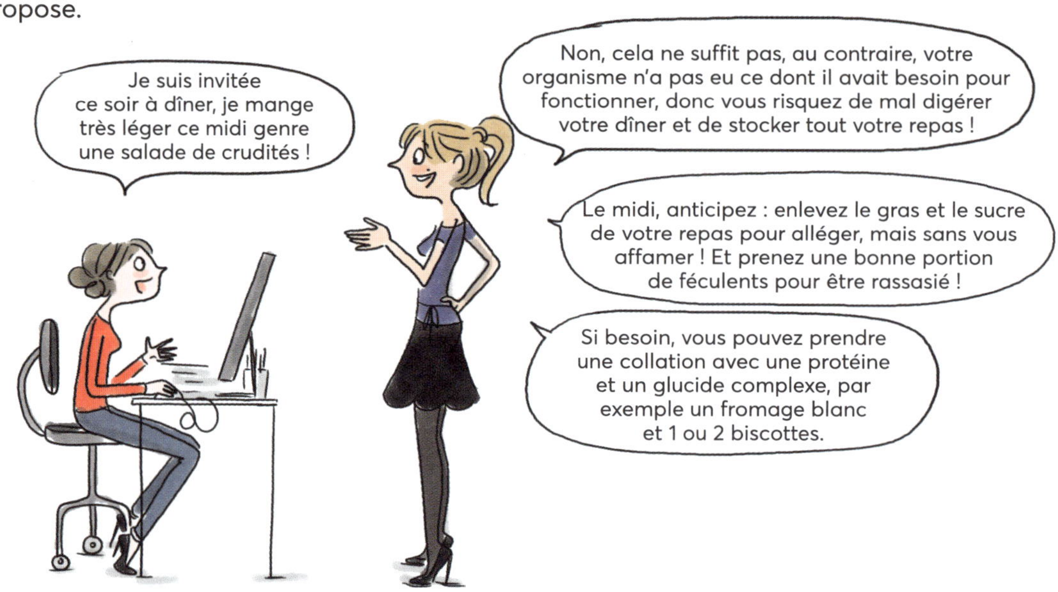
Je suis invitée ce soir à dîner, je mange très léger ce midi genre une salade de crudités !
Non, cela ne suffit pas, au contraire, votre organisme n'a pas eu ce dont il avait besoin pour fonctionner, donc vous risquez de mal digérer votre dîner et de stocker tout votre repas !
Le midi, anticipez : enlevez le gras et le sucre de votre repas pour alléger, mais sans vous affamer ! Et prenez une bonne portion de féculents pour être rassasié !
Si besoin, vous pouvez prendre une collation avec une protéine et un glucide complexe, par exemple un fromage blanc et 1 ou 2 biscottes.

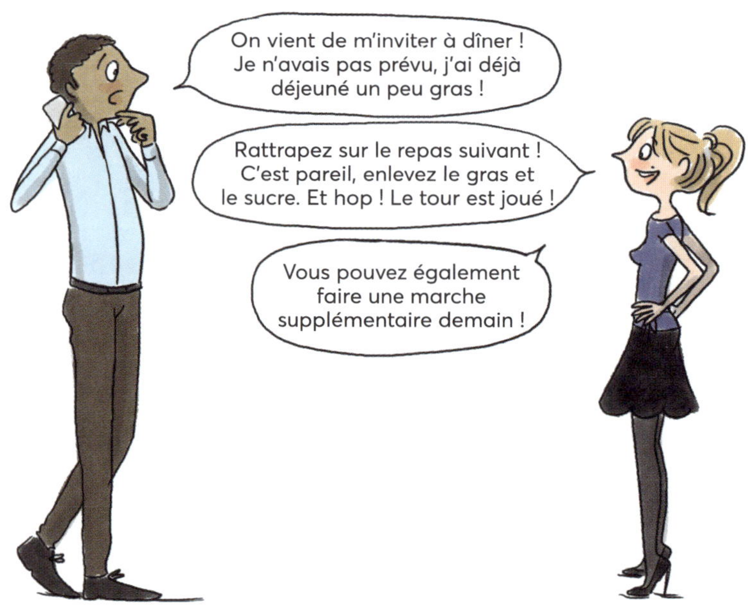
On vient de m'inviter à dîner ! Je n'avais pas prévu, j'ai déjà déjeuné un peu gras !
Rattrapez sur le repas suivant ! C'est pareil, enlevez le gras et le sucre. Et hop ! Le tour est joué !
Vous pouvez également faire une marche supplémentaire demain !

Et une idée de recette light pour le lendemain !

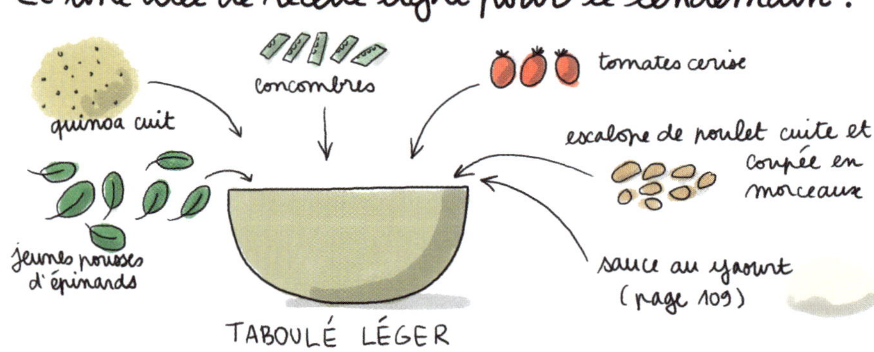

PENDANT LES FÊTES

Pendant les fêtes de fin d'année, les habitudes de vie sont différentes et l'équilibre de votre alimentation est mis à mal. Voici le schéma d'une alimentation équilibrée, avant, pendant et après…

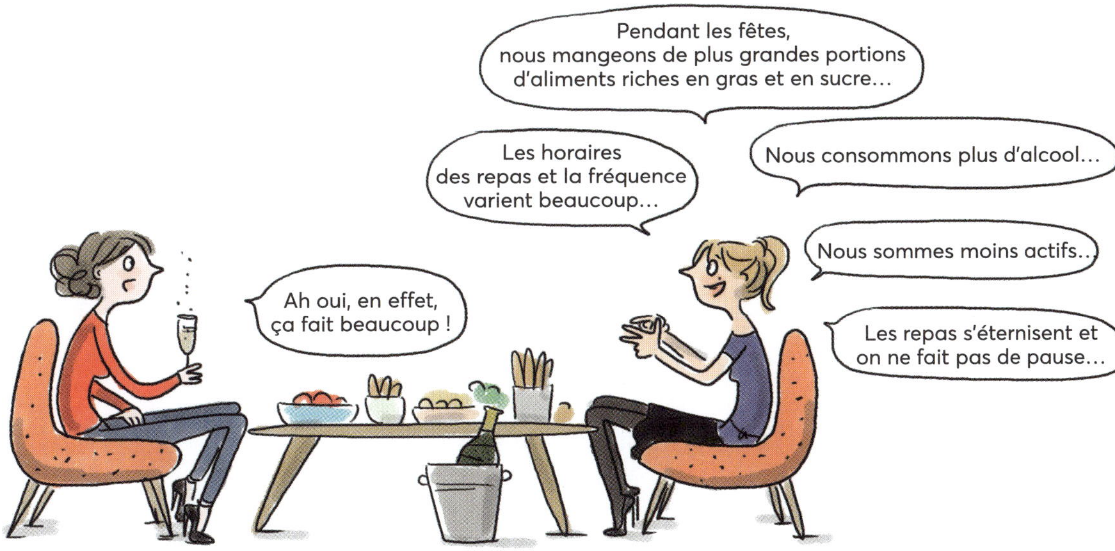

Pendant les fêtes, nous mangeons de plus grandes portions d'aliments riches en gras et en sucre…
Les horaires des repas et la fréquence varient beaucoup…
Nous consommons plus d'alcool…
Nous sommes moins actifs…
Les repas s'éternisent et on ne fait pas de pause…
Ah oui, en effet, ça fait beaucoup !

1. Quelques conseils généraux

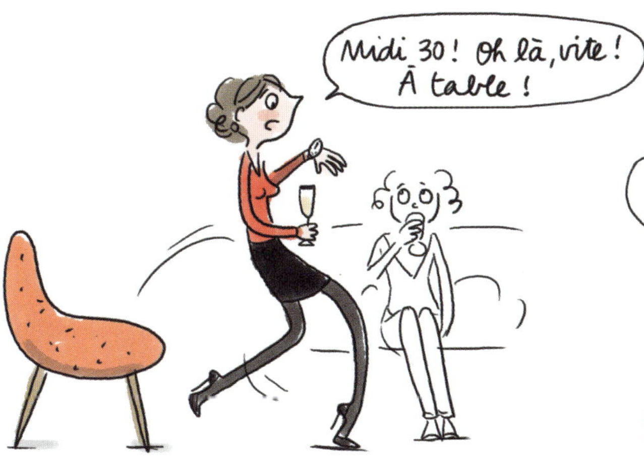

Midi 30 ! Oh là, vite ! À table !

Lorsque c'est possible, respectez vos horaires de repas habituels.

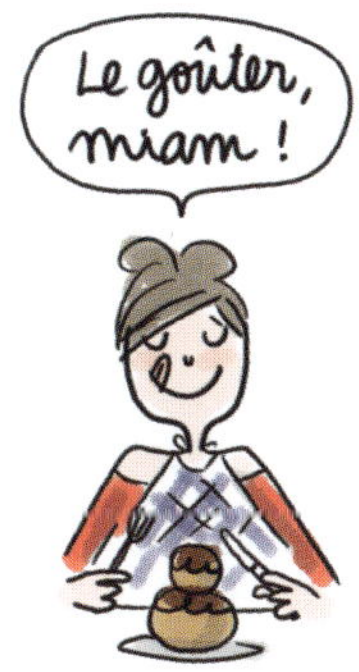

Le goûter, miam !

Évitez de sauter des repas.

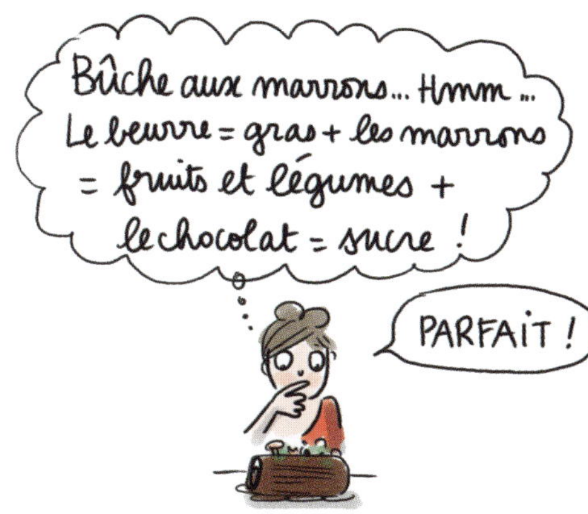

Bûche aux marrons… Hmm… Le beurre = gras + les marrons = fruits et légumes + le chocolat = sucre !
PARFAIT !

Gardez en tête votre schéma d'équilibre alimentaire.

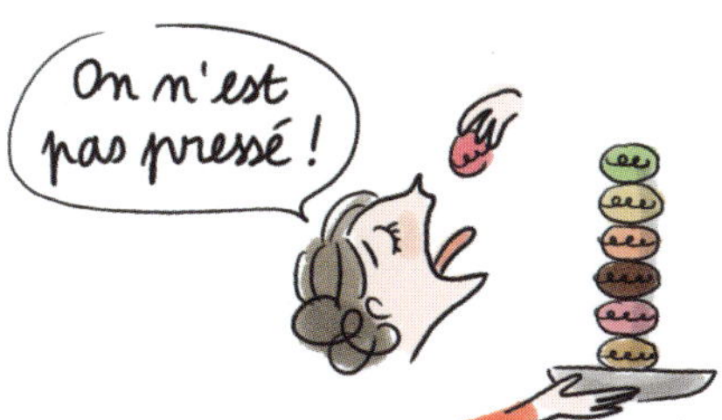

On n'est pas pressé !

Mangez lentement, écoutez vos sensations de faim et de satiété.

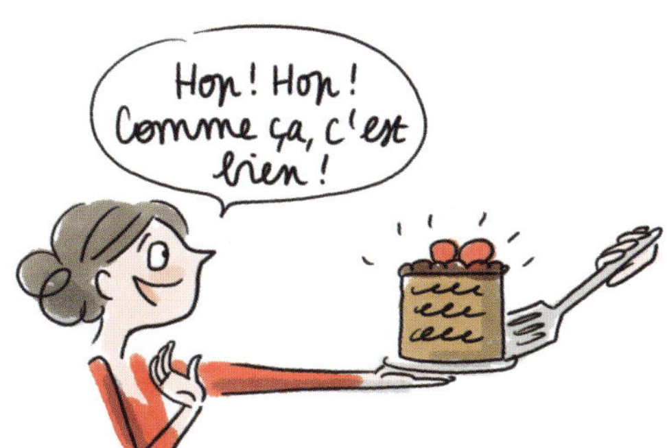

Hop ! Hop ! Comme ça, c'est bien !

Si vous prenez un dessert, privilégiez une petite part !

2. Les repas

Pendant les fêtes, les repas s'enchaînent en famille et cela peut être compliqué de respecter les règles de base. Quoi qu'il en soit, on essaie de manger léger avant ou après un repas lourd, et on privilégie le plus possible l'exercice dans la journée (marcher au moins 30 minutes par jour).

L'apéritif

Voir page 72.

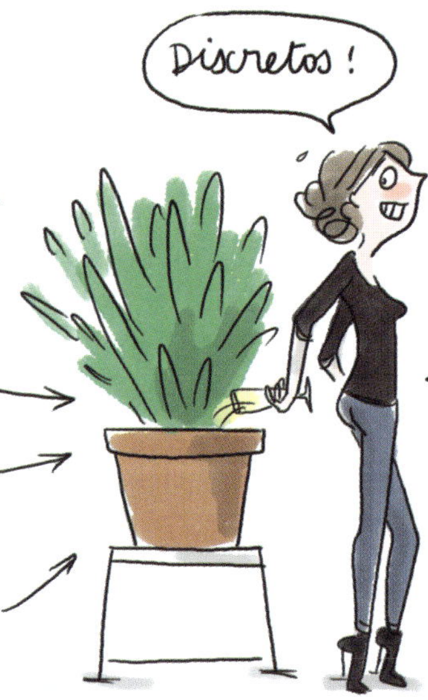
Discretos !
Si vous voulez éviter de boire, ne finissez pas votre verre afin d'éviter d'être resservi.
Essayez de ne pas boire à jeun.
Si vous buvez, choisissez les alcools les moins forts et simples (sans ajouts de sucres).
Alternez toujours un verre de vin et un verre d'eau.
Ne vous jetez par sur les gâteaux apéritifs.
Privilégiez les crudités à croquer.

Au cours du repas, d'une manière générale, mangez de tout mais en quantité raisonnable, pour ne pas avoir de difficultés à digérer. Essayez de ne pas vous resservir…

L'entrée

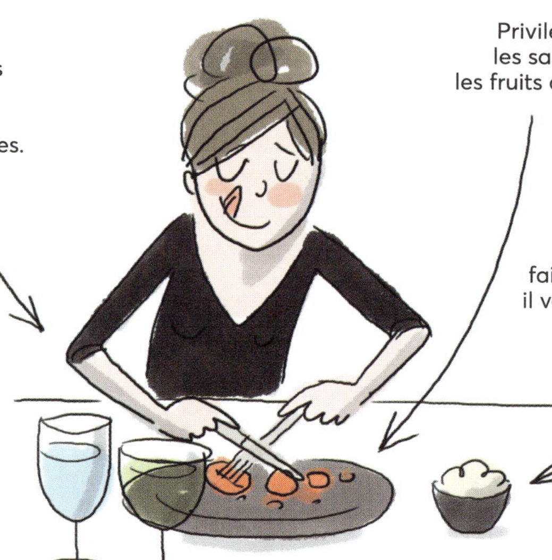
Oubliez les feuilletés et autres beignets qui sont trop riches en lipides et en glucides.
Privilégiez les verrines, les salades de crudités, les fruits de mer, les crustacés.
Si c'est vous qui recevez, faites une mayonnaise allégée, il vous suffit de remplacer l'huile par du fromage blanc.

Le plat principal

Si c'est vous qui cuisinez, choisissez des modes de cuisson sans ajout de matière grasse : rôti, four, vapeur…

Astuce : farcir une dinde avec un mélange de légumes permet d'attendrir la viande grâce à l'eau contenue dans les légumes.

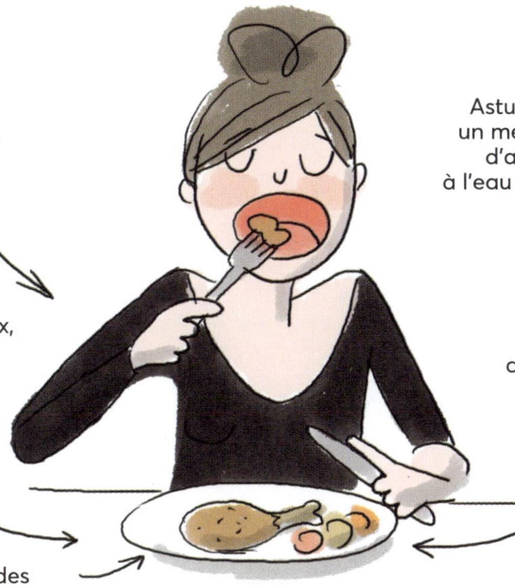

Si le plat principal est très copieux, optez pour un dessert léger avec des fruits, sans crème !

Revisitez des légumes d'antan, comme le topinambour, le panais, les navets blancs ou jaunes…

Les volailles sont des viandes peu grasses.

Le dessert

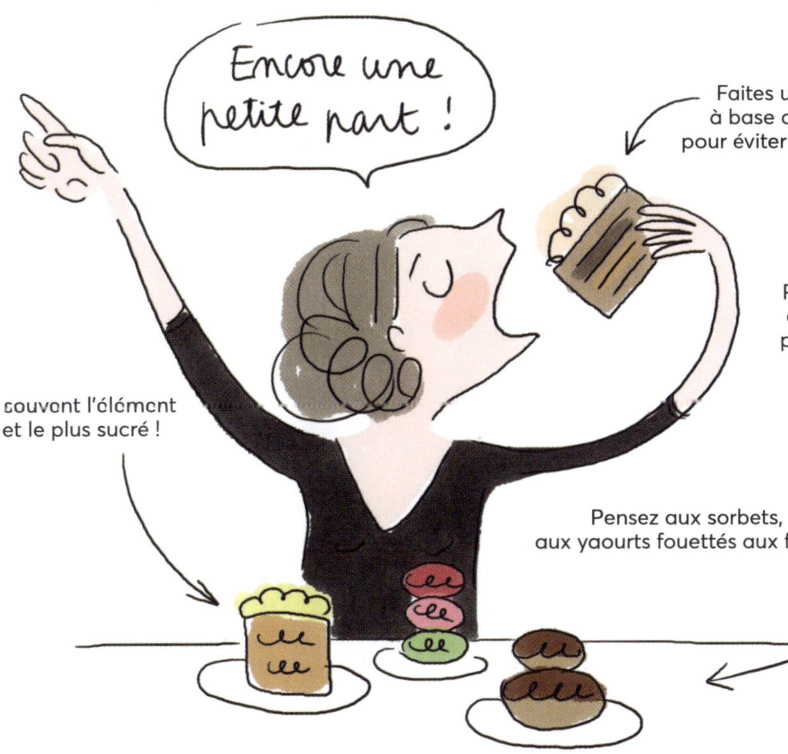

Faites une bûche de Noël à base de mousse de fruits pour éviter la crème au beurre…

Préparez un gâteau léger (par exemple, le gâteau au yaourt p. 38) accompagné d'un coulis de fruits rouges (surgelés).

Le dessert est souvent l'élément le plus riche et le plus sucré !

Pensez aux sorbets, aux yaourts fouettés aux fruits.

3. Après les fêtes

Reprenez une alimentation équilibrée et diversifiée, riche en fibres, en fruits et légumes. Limitez les graisses cuites et privilégiez les petites salades fraîcheur avec un filet d'huile. Préférez les viandes et poissons blancs accompagnés de légumineuses et céréales complètes.
Voici quelques idées de boissons pour vous aider à récupérer au niveau digestion.

Le bouillon de légumes

Sa richesse en minéraux et son effet diurétique vous aideront à éliminer et à digérer au plus vite. Privilégiez les légumes verts, le fenouil et le céleri.

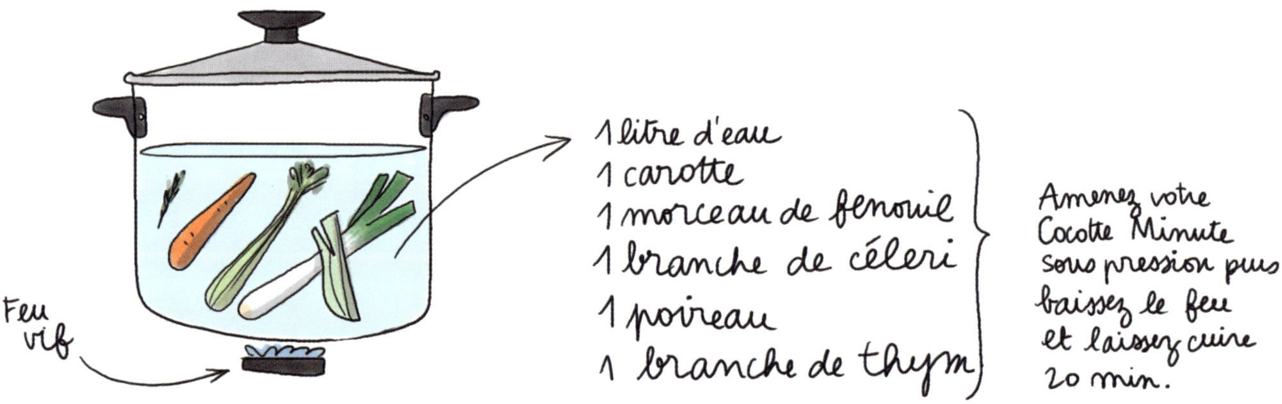

Le thé vert à la menthe

Le thé vert, par son action diurétique, vous aidera aussi à éliminer les excès.

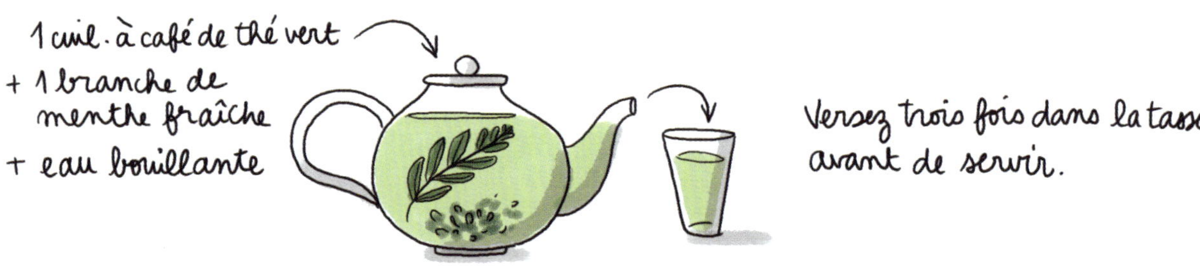
1 cuil. à café de thé vert
+ 1 branche de menthe fraîche
+ eau bouillante
Versez trois fois dans la tasse avant de servir.

Les infusions

Verveine, réglisse, anis étoilé, fenouil favorisent la digestion. Buvez une infusion par jour.

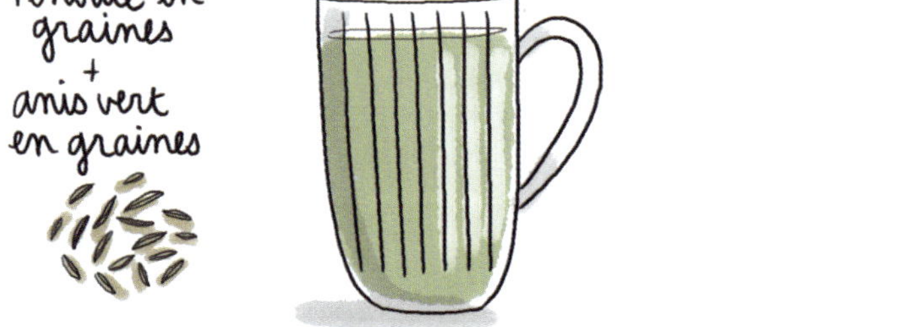
Fenouil en graines
+
anis vert en graines
Eau bouillante

PENDANT LES VACANCES

Pendant les vacances, il faut profiter, se relâcher et ne pas se prendre la tête. Ne soyez pas dans l'excès, mais bougez un maximum pour compenser une alimentation différente.

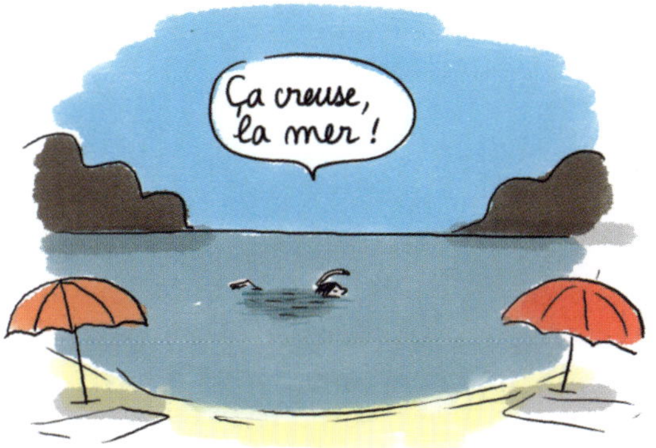
Ça creuse, la mer !

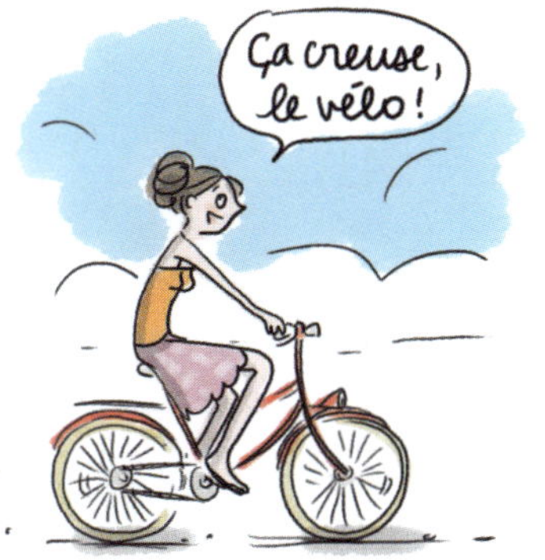
Ça creuse, le vélo !

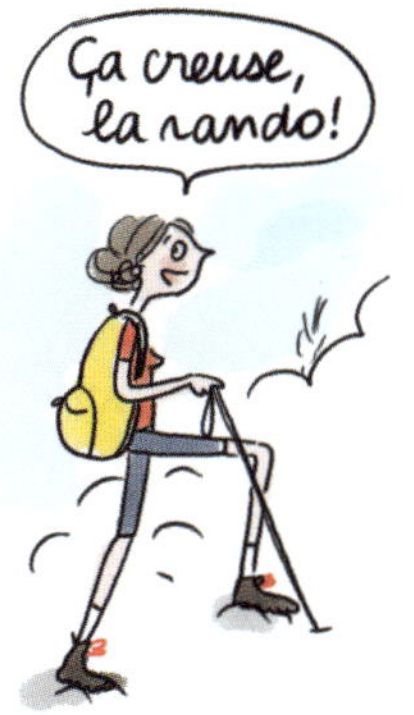
Ça creuse, la rando !

Allez nager en mer, partez marcher dans de longues balades, visitez les alentours, déplacez-vous à vélo, promenez-vous sur le bord de mer, faites des randonnées en montagne…

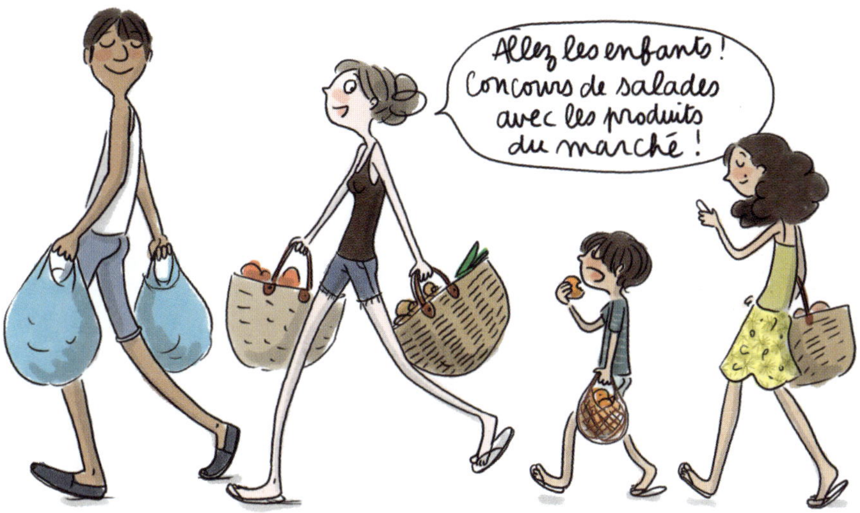
Allez les enfants ! Concours de salades avec les produits du marché !

Faites des repas simples, comme des salades composées, pour éviter de passer du temps en cuisine, avec des produits frais achetés sur les marchés locaux.

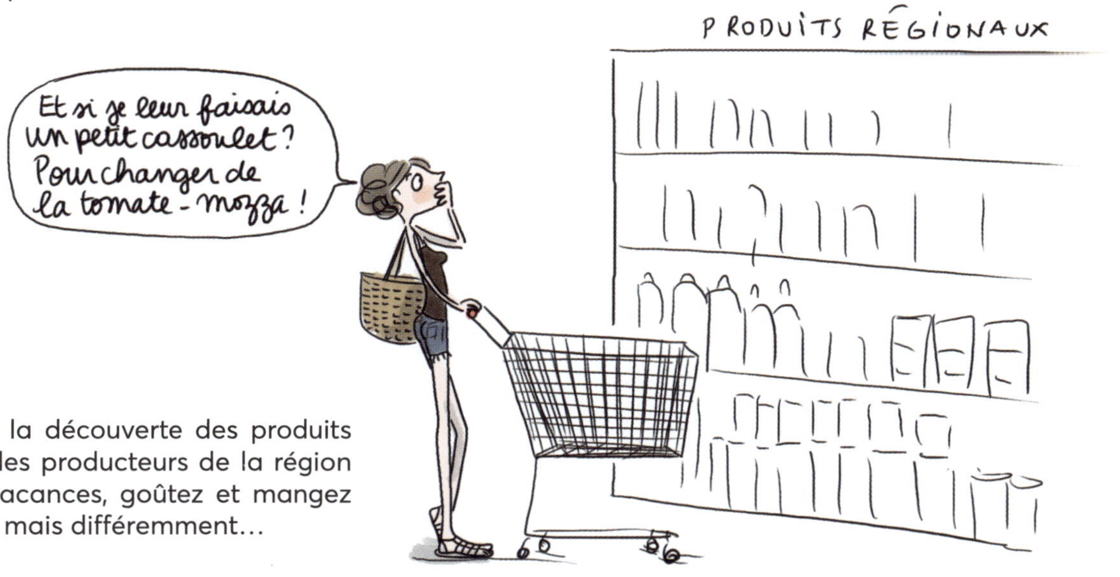
PRODUITS RÉGIONAUX
Et si je leur faisais un petit cassoulet ? Pour changer de la tomate-mozza !

Partez à la découverte des produits locaux, des producteurs de la région de vos vacances, goûtez et mangez équilibré mais différemment…

Le truc pour gagner du temps

Inutile d'éplucher les légumes-racines comme les carottes et les panais ! Brossez-les, lavez-les bien, vous gagnerez du temps et des vitamines (à condition de les acheter bio).

Apéro

Achetez vos noix de cajou nature et mettez-les au four, porte ouverte à 80 °C jusqu'à ce qu'elles dorent légèrement. Elles seront ainsi croustillantes et délicieuses. Vous pouvez aussi les saupoudrer de curry au préalable.

Utiliser les fanes

Achetez des carottes en botte et récupérez les feuilles, si elles sont bio. Les fanes, bien lavées et coupées en morceaux, feront un très bon potage avec 1 oignon et 1 pomme de terre.

Recette du guacamole aux fanes de carottes : mélangez avocat + citron pressé + fanes de carottes finement hachées + paprika + sel + poivre.

Épices

Les aromates, les herbes, les épices sont nos amis ! Ils permettent de relever le goût de tous les plats de base en évitant de rajouter du gras et du sel. Et ils ont l'avantage de vous apporter des nutriments essentiels comme des antioxydants, des minéraux et des vitamines.

Surgelés

Les légumes frais sont les meilleurs, mais les surgelés non préparés sont pratiques et aussi intéressants pour les vitamines et minéraux. D'une manière générale, pour les surgelés, évitez les produits transformés et cuisinés, choisissez des produits nature.

Légumes défraîchis

Il vous reste des légumes défraîchis au fond du bac à légumes ?
Faites-les tremper dans de l'eau toute la nuit au réfrigérateur et ils retrouveront leur éclat !

Légumes-fruits

Savez-vous que les légumes-fruits, tels que les tomates, les poivrons, les aubergines, les courgettes... doivent être conservés hors du réfrigérateur ? En effet, en dessous de 10 °C, ils se dégradent et perdent toutes leurs saveurs !

Chips de légumes

Carottes, betteraves, navets, radis noir, panais... peuvent être consommés occasionnellement en chips. Coupez les légumes en tranches très fines, ajoutez 1 cuillerée à soupe d'huile et des épices (sel, poivre, paprika, curry...) selon votre envie et enfournez sur du papier sulfurisé à 160°C (th. 5/6) environ 45 min. Quand les tranches se transforment en pétales et se décollent toutes seules, c'est prêt !

Lentilles corail

Les lentilles corail sont rapides à préparer ! Elles nécessitent moins de 15 minutes de cuisson et peuvent être assaisonnées d'épices et de noix de coco râpée.

Voici des idées de menus pour une semaine, au printemps ou en été*.

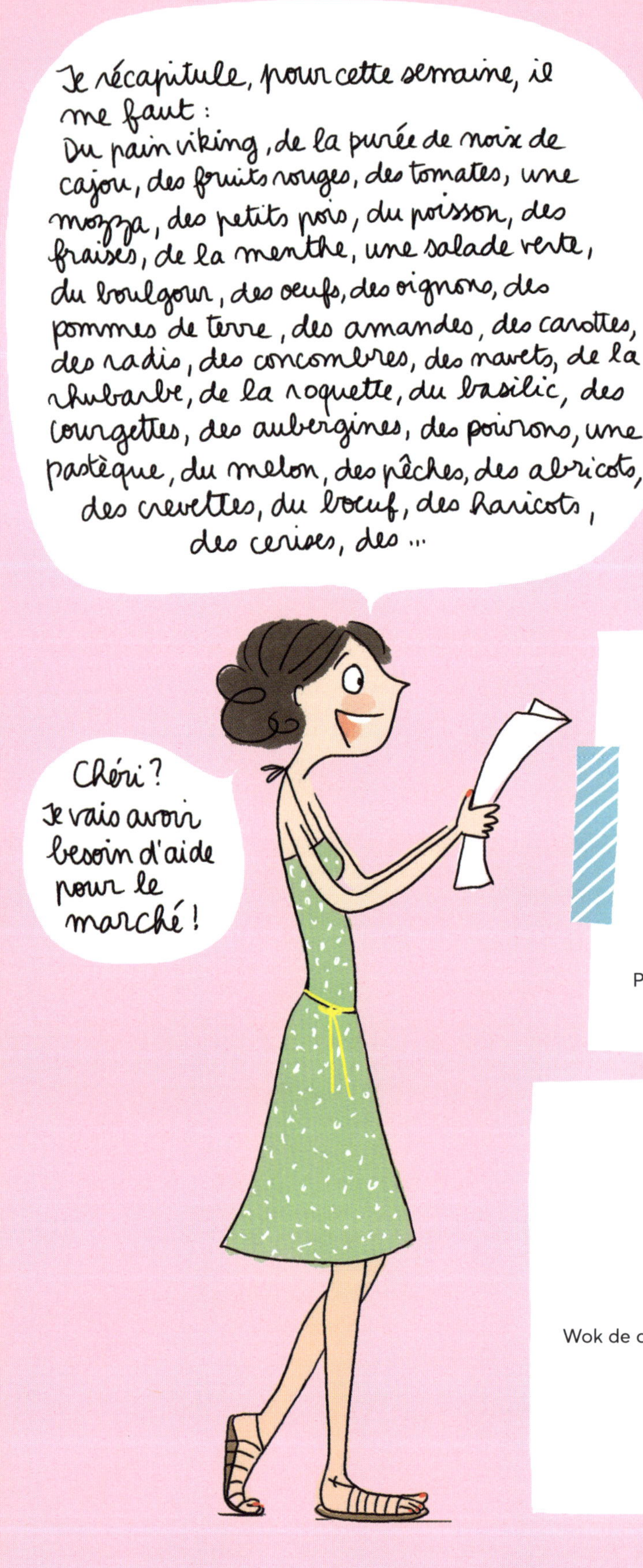
Je récapitule, pour cette semaine, il me faut :
Du pain viking, de la purée de noix de cajou, des fruits rouges, des tomates, une mozza, des petits pois, du poisson, des fraises, de la menthe, une salade verte, du boulgour, des oeufs, des oignons, des pommes de terre, des amandes, des carottes, des radis, des concombres, des navets, de la rhubarbe, de la roquette, du basilic, des courgettes, des aubergines, des poivrons, une pastèque, du melon, des pêches, des abricots, des crevettes, du boeuf, des haricots, des cerises, des ...
Chéri ? Je vais avoir besoin d'aide pour le marché !

Lundi

Petit déjeuner
Pain viking
Purée de noix de cajou
Smoothie de fruits rouges

Déjeuner
Salade de tomates et mozzarella
Dos de lieu noir et pois mange-tout vapeur
Salade de fraises à la menthe

Dîner
Salade verte et vinaigrette
Omelette aux oignons et pommes de terre
Yaourt velouté nature avec quelques framboises

Mardi

Petit déjeuner
Flocons d'avoine
Lait d'avoine
Myrtilles et amandes effilées

Déjeuner
Salade de quinoa, carotte, radis, noisettes
Yaourt aux fraises

Dîner
Concombres en salade
Poêlée de pommes de terre, carottes, navets et petits pois
Soupe de fraise à la rhubarbe

Mercredi

Petit déjeuner
Pain aux céréales et purée d'amandes
Smoothie fraises-framboises
Lait d'amande

Déjeuner
Salade de roquette, tomate, fraises et basilic
Wok de crevettes et nouilles sautées aux carottes, noix de cajou
Yaourt à la grecque avec fraises

Dîner
Tartare de dorade marinée
Mélange de trois riz, courgettes
Crumble de fruits rouges

Jeudi

Petit déjeuner
Granola maison
Lait d'amande

Déjeuner
Salade verte
Tartare de bœuf mariné, sauce soja, miel
Tian aubergines, courgettes, tomates et poivrons
Pastèque

Dîner
Soupe froide de carottes au cumin
Sauté de crevettes à la tomate pimentée
Sorbet melon, pêche

Vendredi

Petit déjeuner
Smoothie pêche-abricot, flocons et lait d'avoine

Déjeuner
Artichaut en salade
Couteaux et spaghettis, basilic et tomates cerise
Yaourt nature
Nectarine

Dîner
Melon
Omelette fromage et ciboulette
Mélange de boulgour, haricots verts
Cerises

Samedi

Petit déjeuner
Flocons de sarrasin et lait d'amande
Myrtilles, cassis, noisettes

Déjeuner
Salade de tomates
Poulet grillé, ratatouille et riz
Lait de coco aux fruits rouges

Dîner
Salade composée : concombre, tomate, œuf dur, comté, basilic
Compote de pêches

Dimanche

Petit déjeuner
Tarte aux fruits rouges
Thé vert

Déjeuner
Tartine de saumon fumé, fromage frais, concombre, aneth
Salade d'aubergines cuites, thym et oignon frais
Salade de fruits d'été

Dîner
Poulet grillé au gingembre et miso
Poêlée de chou-fleur et lentilles corail
Yaourt velouté nature
Pomme

* cette semaine est fictive, vous ne pourrez pas acheter les produits de printemps et d'été au même moment.

Lundi

Petit déjeuner
Pain viking
Purée de noix de cajou
Smoothie orange-passion

Déjeuner
Salade verte et vinaigrette maison
Mélange de boulgour et quinoa au curcuma et fondue de poireaux
Fromage de chèvre frais

Dîner
Bouillon de poireau, panais, patate douce et navet boule d'or
Tarte au potimarron
Yaourt velouté nature avec 1 cuillerée de crème de marrons

Mardi

Petit déjeuner
Flocons d'avoine et lait de riz
Fruits secs et amandes effilées

Déjeuner
Endives en salade, roquefort, noix et vinaigrette
Paupiette de saumon et lentilles vertes du Puy
Pamplemousse

Dîner
Soupe de brocolis
Risotto de quinoa et parmesan
Clémentines

Mercredi

Petit déjeuner
Pain aux céréales et purée d'amandes
Smoothie poire-gingembre
Thé fumé

Déjeuner
Coleslaw maison
Aiguillettes de poulet grillées aux amandes
Spaghettis complets avec fleurettes de brocoli
Yaourt à la grecque et kiwi

Dîner
Velouté de potimarron
Salade verte et vinaigrette

Jeudi

Petit déjeuner
Granola maison
Lait d'amande

Déjeuner
Salade de jeunes pousses
Sardines au naturel et mélange de trois riz et petits légumes
Comté

Dîner
Soupe de cresson et croûtons à l'ail
Salade verte
Purée de patates douces
Pain perdu

Voici des idées de menus pour une semaine, en automne ou en hiver*.

Vendredi

Petit déjeuner
Smoothie complet fruits et flocons d'avoine, lait d'avoine

Déjeuner
Pot-au-feu
Yaourt nature et clémentines

Dîner
Chou rouge râpé
Omelette aux herbes et parmesan
Poireau, céleri et brocoli vapeur, sauce tahini
Carpaccio d'orange à la cannelle

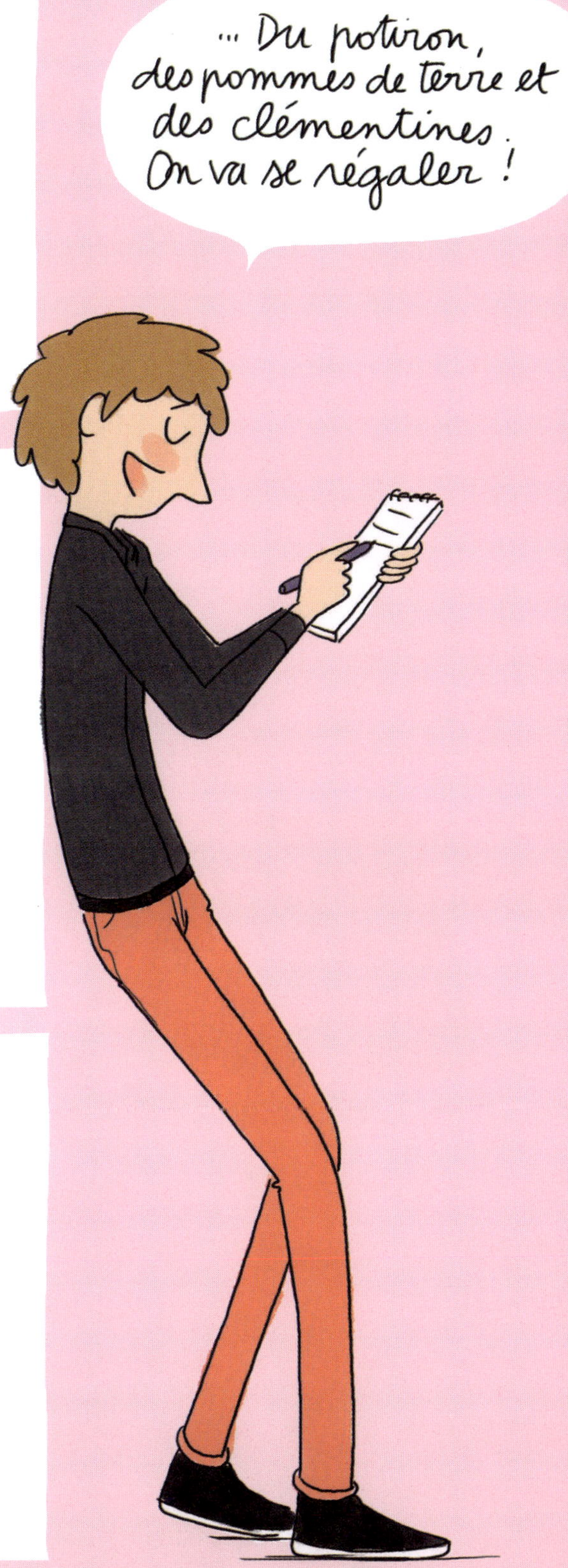
... Du potiron, des pommes de terre et des clémentines. On va se régaler !

Samedi

Petit déjeuner
Flocons de sarrasin
Lait d'amandes
Baies de goji et noisettes

Déjeuner
Houmous maison
Galettes de pois chiches
Poêlée de panais et pommes de terre
Fromage de chèvre frais
Pamplemousse

Dîner
Velouté de butternut à la châtaigne
Salade de jeunes pousses d'épinards
Yaourt velouté et compote pomme-coings

Dimanche

Petit déjeuner
Gâteau au yaourt
Thé vert

Déjeuner
Rôti de dinde
Risotto de crozets au fenouil
Panna-cotta au citron

Dîner
Salade verte et vinaigrette
Gratin de potiron et pommes de terre
Mélange cinq céréales au curcuma et huile de noisette
Clémentine

* cette semaine est fictive, vous ne pourrez pas acheter les produits d'automne et d'hiver au même moment.

LEXIQUE

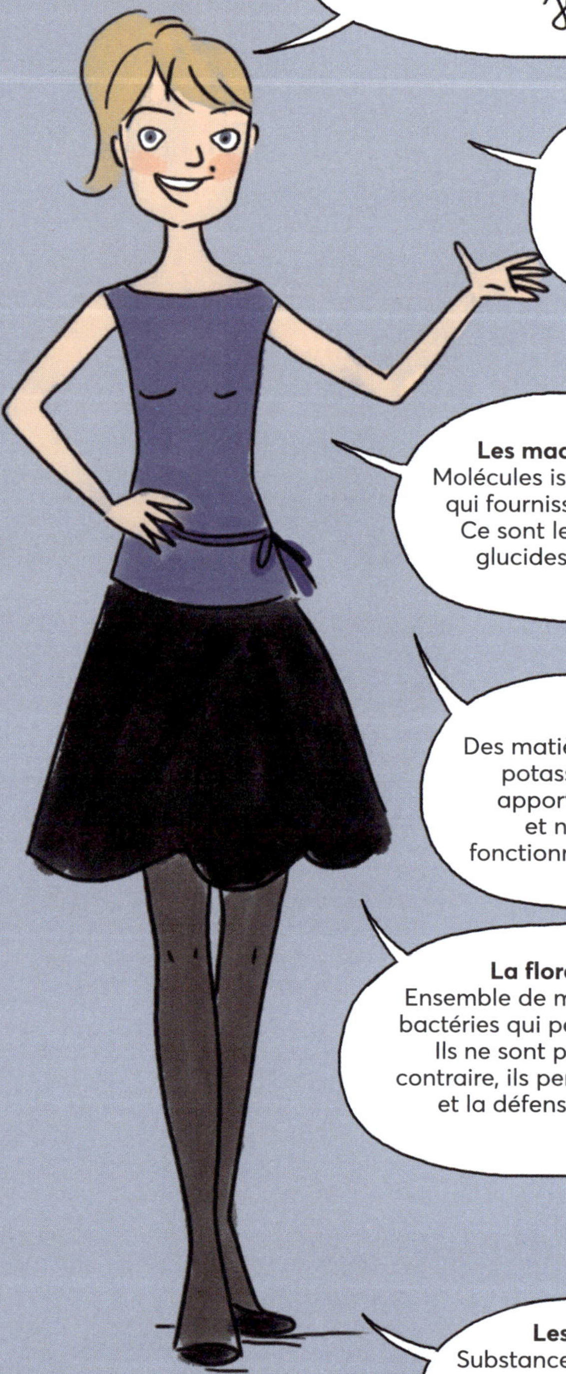
J'utilise beaucoup de termes techniques quand je parle... Et je parle beaucoup ! Alors pour être sûre que tout le monde comprenne parfaitement tout ce que je raconte...

Index glycémique
Mesure qui permet de classer les aliments selon leur impact sur la glycémie (taux de sucre dans le sang).

Les enzymes
Des protéines qui permettent d'accélérer les réactions biochimiques à l'intérieur de l'organisme.

Les macronutriments
Molécules issues des aliments qui fournissent de l'énergie. Ce sont les protéines, les glucides et les lipides.

La digestion
Processus de transformation mécanique et chimique des aliments en nutriments pour être assimilés par l'organisme.

Les minéraux
Des matières minérales (calcium, potassium, magnésium…) apportées par les aliments et nécessaires au bon fonctionnement de l'organisme.

Le métabolisme
Ensemble de processus chimiques au sein de l'organisme.

La flore intestinale
Ensemble de micro-organismes ou bactéries qui peuplent vos intestins. Ils ne sont pas dangereux, au contraire, ils permettent la digestion et la défense de l'organisme.

Les nutriments
Molécules qui peuvent être absorbées par l'organisme, issues de la digestion des aliments.

Les sucs digestifs
Substance chimique composée d'enzymes et produite par l'estomac pour faciliter la digestion des aliments.

Le cholestérol
C'est un corps gras que l'on trouve dans l'alimentation ou qui est produit par votre foie. Il est indispensable au fonctionnement de l'organisme, car il constitue notamment les membranes de vos cellules.

Le raffinage industriel
Processus de transformation des aliments qui supprime ou modifie des nutriments essentiels dans le but de conserver plus facilement les produits.

Les polyphénols
Catégorie de molécules principalement produites par les végétaux au pouvoir antioxydant.

L'insuline
C'est une hormone sécrétée par le pancréas pour diminuer le taux de glucose dans le sang en favorisant son utilisation par les tissus de l'organisme.

Le syndrome du côlon irritable
Cela désigne un trouble intestinal chronique caractérisé par des douleurs abdominales.

Les triglycérides
Des graisses issues de votre organisme et de certains aliments. Ils se situent principalement dans le tissu adipeux, ils constituent une réserve d'énergie. En excès, ils peuvent s'avérer néfastes pour la santé.

Le transit
Processus par lequel les aliments sont acheminés depuis l'estomac, en passant par les intestins pour être digérés et enfin être éliminés par le rectum sous forme de selles.

Défense immunitaire
Capacité de votre organisme à se défendre contre les agressions extérieures, comme les virus, les bactéries, les infections…

Une carence
C'est un manque ou une absence d'une substance, des minéraux ou oligoéléments, nécessaire au bon fonctionnement de l'organisme.

La satiété
Sensation que vous ressentez après un repas lorsque vous n'avez plus faim, qui est contrôlée par le cerveau.

Un antioxydant
C'est une molécule naturellement présente dans de nombreux aliments qui a pour rôle de ralentir le vieillissement des cellules de votre corps.

Voilà ! Maintenant, vous savez tout !

Vous l'aurez compris, adopter de bonnes habitudes alimentaires passe par la mise en place de certains réflexes dans votre vie quotidienne. Bien choisir ses aliments, connaître ses besoins, déjouer les pièges lorsque vous faites vos courses, bien vous organiser pour gagner du temps, autant d'astuces qui vous aideront à manger équilibré, varié et sain.
Vous verrez que ces conseils deviendront vite pour vous des réflexes. Si malgré tout, vous avez du mal à mettre en place les bonnes habitudes de ce guide, n'hésitez pas à demander conseil à un professionnel.

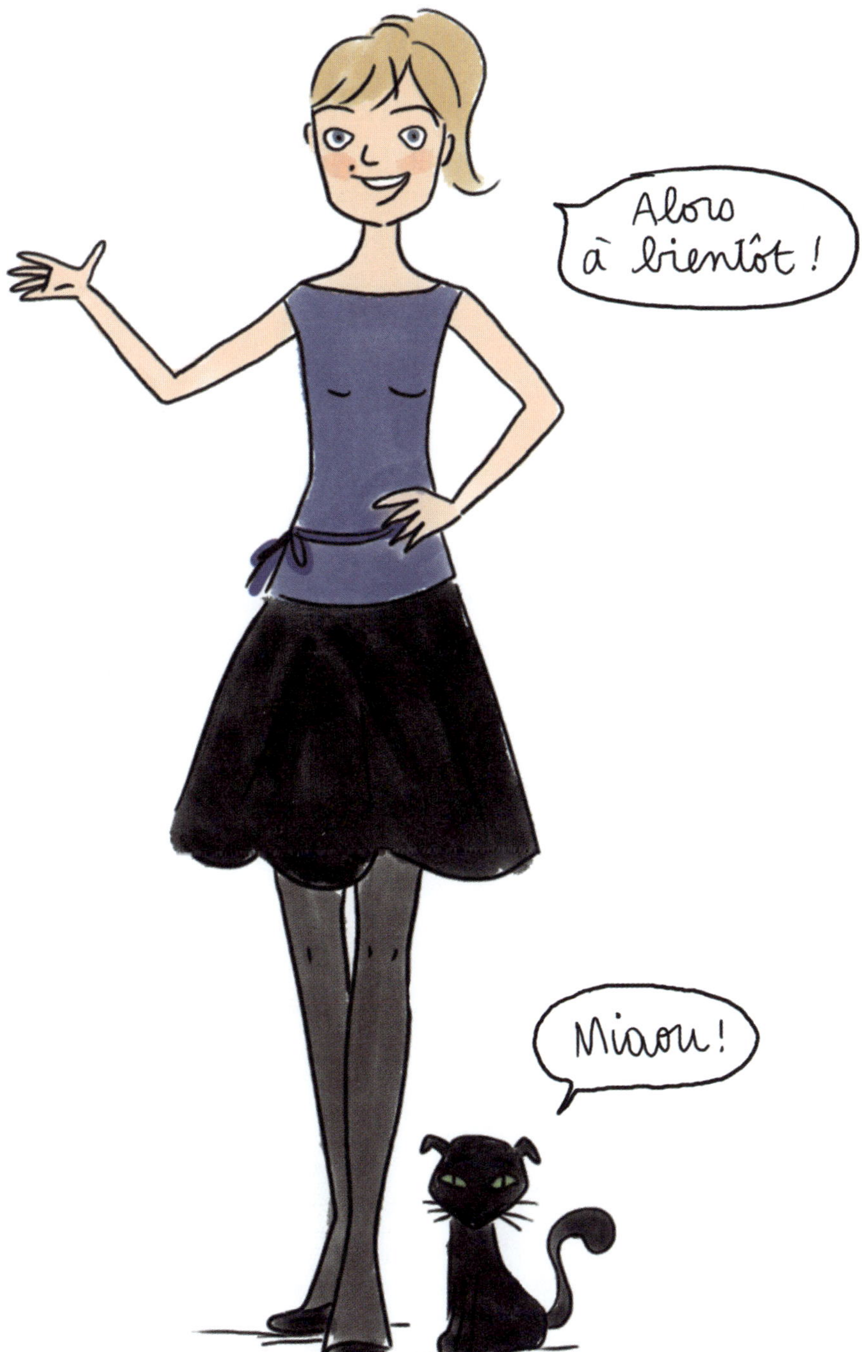
Alors à bientôt !
Miaou !

Quelques équivalences...

300 mg de calcium sont apportés par :

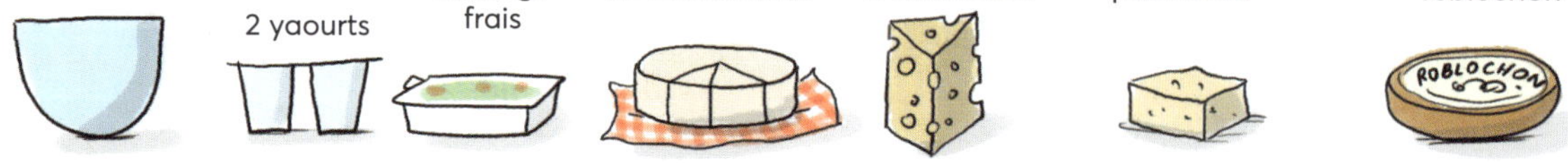

- 1 bol de lait
- 2 yaourts
- 300 g de fromage frais
- 60 g de camembert
- 30 g d'emmental
- 25 g de parmesan
- 60 g de reblochon

18 g de protéines sont apportés par

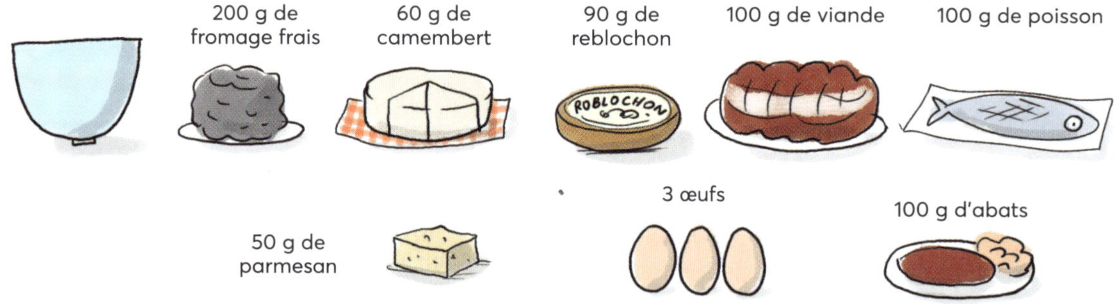

- 60 cl de lait
- 200 g de fromage frais
- 60 g de camembert
- 90 g de reblochon
- 100 g de viande
- 100 g de poisson
- 50 g de parmesan
- 3 œufs
- 100 g d'abats

10 g de lipides sont apportés par

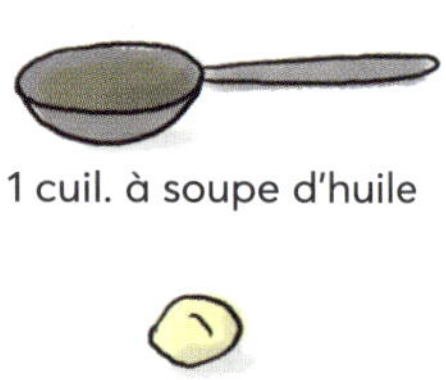

- 1 cuil. à soupe d'huile
- 1 noix de beurre ou margarine

20 g de glucides sont apportés par

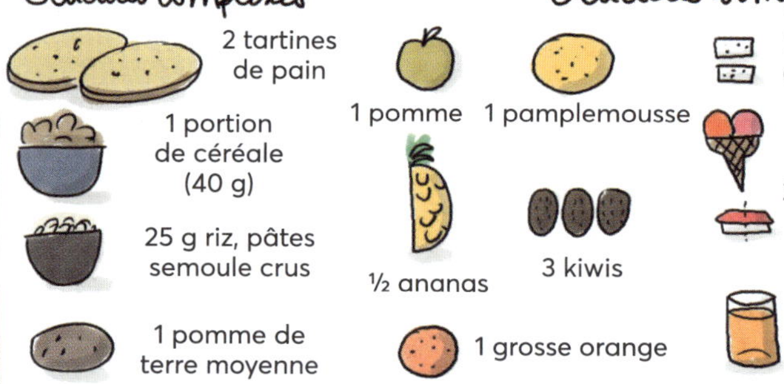

Glucides complexes

- 2 tartines de pain
- 1 portion de céréale (40 g)
- 25 g riz, pâtes semoule crus
- 1 pomme de terre moyenne

Glucides simples

- 1 pomme
- 1 pamplemousse
- ½ ananas
- 3 kiwis
- 1 grosse orange
- 2 morceaux de sucre n°4
- 2 boules de glace
- 2 cuil. à café rases de confiture
- 10 cl de boisson sucrée

1500 Kj (359 Kcal) sont apportées par

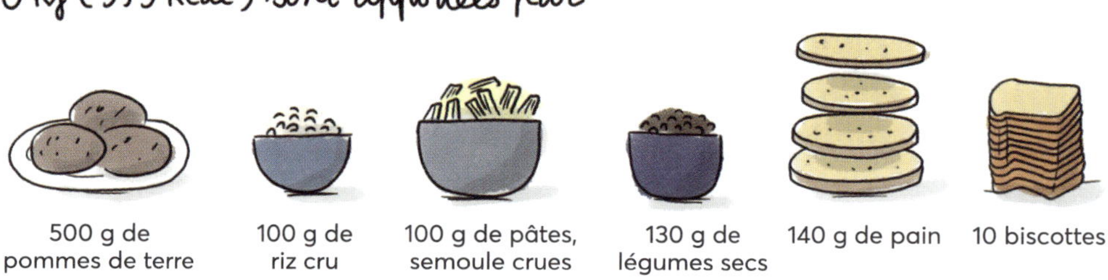

- 500 g de pommes de terre
- 100 g de riz cru
- 100 g de pâtes, semoule crues
- 130 g de légumes secs crus
- 140 g de pain
- 10 biscottes

INDEX DES RECETTES